PAT MANOCCHIA

MUSKELN

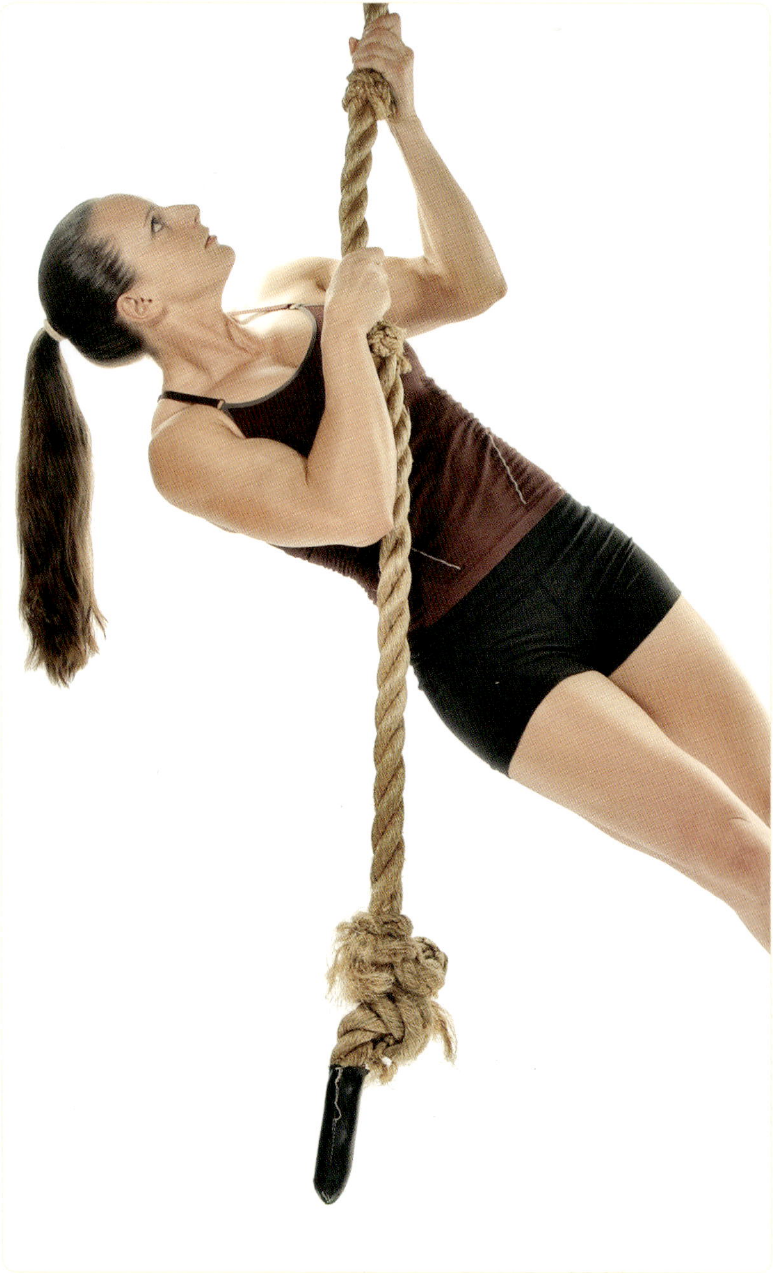

PAT MANOCCHIA

MUSKELN

Die Übungen, die Sie wirklich brauchen

südwest

IMPRESSUM

978-3-517-08927-0

1. Auflage 2014

Die deutsche Erstausgabe erschien 2008 im Südwest Verlag
unter dem Titel: Top5Workout.

Originaltitel: The 5 Ingredient Exercise Book

Das vorliegende Buch ist eine Übersetzung des im Original bei Hylas Publishing LLC,
129 Main Street, Suite C, Irvington, New York 10533, USA erschienenen Buches.

Hinweis: Das vorliegende Buch ist sorgfältig erarbeitet worden.
Dennoch erfolgen alle Angaben ohne Gewähr. Weder Autor noch Verlag
können für eventuelle Nachteile oder Schäden, die aus den im Buch gegebenen
Hinweisen resultieren, eine Haftung übernehmen.

Redaktionsleitung: Silke Kirsch

Projektleitung: Esther Szolnoki

Übersetzung: Clemens Sorgenfrey

Überarbeitung für diese Ausgabe: Isabella Kortz

Umschlaggestaltung: zeichenpool, München

DTP und Herstellung: buxdesign I Agentur für Konzeption, Gestaltung und Produktion

Fotografen: Jonathan Conklin, Robert Wright

Design und Illustrationen: Hwaim Holly Lee, Eunho Lee

Art Director: Gus Yoo

Models: Mark Tenore, Sydney Foster, Jamie Kovac, Rico Wesley, Matt Cohen

Druck und Verarbeitung: Těšínská tiskárna, Český Těšín
Printed in the Czech Republic

Verlagsgruppe Random House FSC® N001967

Das für dieses Buch verwendete
FSC®-zertifizierte Papier *Profimatt*
wurde produziert von Sappi Ehingen

MIX
Papier aus verantwortungsvollen Quellen
FSC® C005833
FSC www.fsc.org

www.suedwest-verlag.de

INHALT

EINLEITUNG

In Rhode Island nennen wir sie „gravy". An den meisten anderen Orten der Welt kennt man sie als „Tomatensauce". Aber wie auch immer man sie nennt, gibt es nur eine Sache, die darüber entscheidet, ob sie zu perfekt gekochten Rigatoni und einem großen Barolo passt. Diese eine Sache trennt das Gewöhnliche vom Außergewöhnlichen: die Zutaten. Natürlich spielt die Kochkunst eine Rolle, aber keine Kochkunst der Welt kann ranziges Olivenöl oder unreife Tomaten wettmachen.

Ich glaube, dass im Fitnessbereich den tatsächlichen „Zutaten" eines Trainingsprogramms zu wenig Aufmerksamkeit gewidmet wird. Meiner Meinung nach gehören fünf Zutaten zu einer ganzheitlichen physiologischen Gesundheit:

- Ruhe und Erholung
- Ernährungsgewohnheiten
- Herz-Kreislauf-Training
- Training von sportspezifischen Fähigkeiten bzw. Techniken
- Training des Bewegungsapparates

Zufälligerweise besteht jede dieser fünf Komponenten ihrerseits aus fünf Grundzutaten. Dieses Buch konzentriert sich auf die fünf Zutaten für das Training des Bewegungsapparates, zu dem alle Muskeln, Knochen, Gelenke, Bänder und Sehnen des Körpers gehören.

Ich stelle Ihnen hier jede der fünf Zutaten in Wort und Bild vor, dazu Varianten, damit die Übungen an das jeweilige Trainingslevel angepasst bzw. in der Intensität gesteigert werden können. Außerdem beziehe ich ein Grundgerüst an Trainingsprogrammen (oder „Rezepten") mit ein, die unterschiedliche Wege für das Training aufzeigen. Dementsprechend kann man eine nahezu unbegrenzte Anzahl an individuellen Trainingsprogrammen erstellen, indem man die Elemente der verschiedenen Kategorien miteinander kombiniert.

Machen Sie sich klar, dass das Endergebnis davon abhängt, wie Sie diese Zutaten nutzen. Auch wenn Sie die besten Tomaten haben, wird der Knoblauch bei zu großer Hitze im Topf anbrennen, und Sie bekommen einen angebrannten Geschmack, der die Sauce verdirbt – eine ausgesprochen traurige Situation für Ihre so prächtigen Tomaten. Das „Wie“, also die Variablen, mit denen man bei den Übungen umgehen muss, sind Zeit, Intensität und Frequenz oder – etwas spezifischer – Wiederholungen, Geräte, Gewichte, Einheiten pro Woche und Aufbau des Trainings.

Es gibt viele hervorragende Bücher darüber, wie man diese Variablen nutzt, um eine bestimmte Wirkung zu erreichen: von einer gesteigerten Gesamtausdauer und Beweglichkeit bis hin zu reiner Kraft und der Fähigkeit, Kraft bei hoher Geschwindigkeit einzusetzen. Daher werde ich in diesem Buch nichts dergleichen behandeln. Dieses Buch soll jedem ein Verständnis dafür vermitteln, welche Elemente für ein Training des Bewegungsapparates erforderlich sind, und dazu anleiten, wie man diese Elemente nutzt – mit einigen beispielhaften Grundprogrammen. Ich möchte von Anfang an klarstellen, dass es eine gewisse Hingabe erfordert, um ein solches Trainingsprogramm erfolgreich zu absolvieren: Es gibt KEINE ABKÜRZUNG! Ich möchte nicht, dass ein Leser annimmt, dies sei eine 7-Minuten-am-Tag-Angelegenheit. Das stimmt nämlich einfach nicht. Ich war zu jeder Zeit und bin immer noch ein strikter Gegner der Vorstellung, man könne die Zeit, die man braucht, um gesund und fit zu werden, in irgendeiner Weise verkürzen. Das funktioniert einfach nicht. Letztlich behandelt dieses Buch einen Prozess und das Hauptaugenmerk liegt darauf, wie man die Qualität dieses Prozesses verbessern kann, indem man ihn strukturiert und vereinfacht. Ich hoffe wirklich, mit meinem Beitrag etwas Licht darauf werfen zu können, wie man ein Übungsprogramm für den Bewegungsapparat effizient erarbeitet, unabhängig davon, ob man ein blutiger Anfänger oder ein Topathlet ist.

ANATOMIE DER KÖRPERMUSKULATUR

VON VORNE

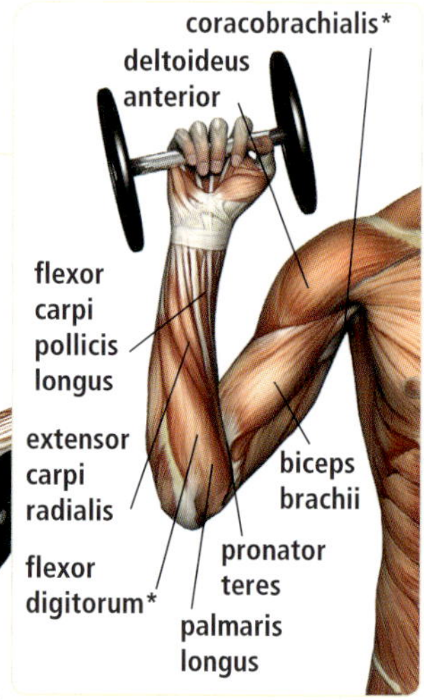

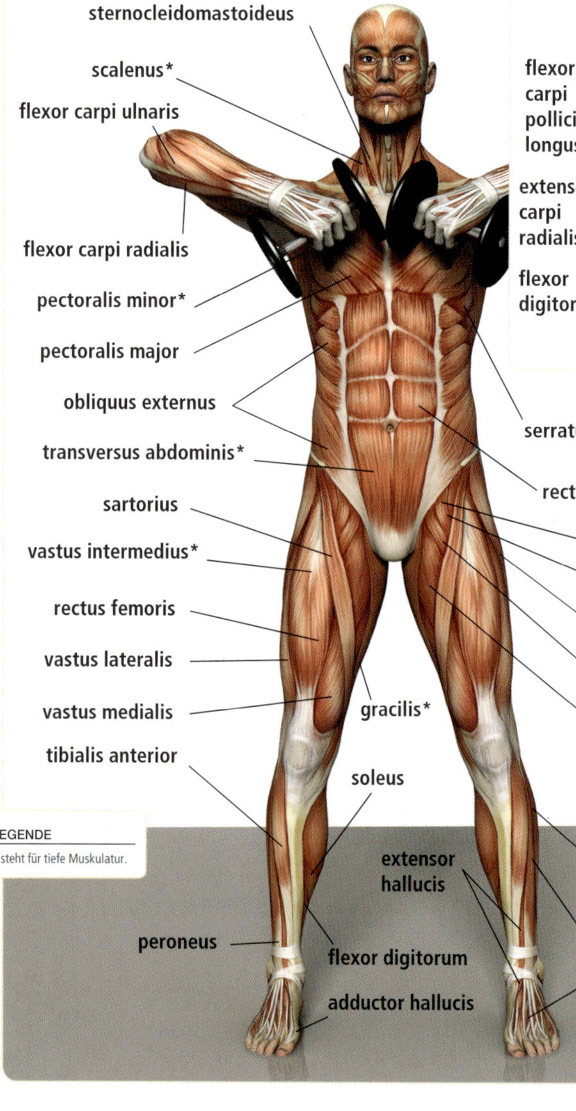

LEGENDE

* steht für tiefe Muskulatur.

ANATOMIE DER KÖRPERMUSKULATUR

VON HINTEN

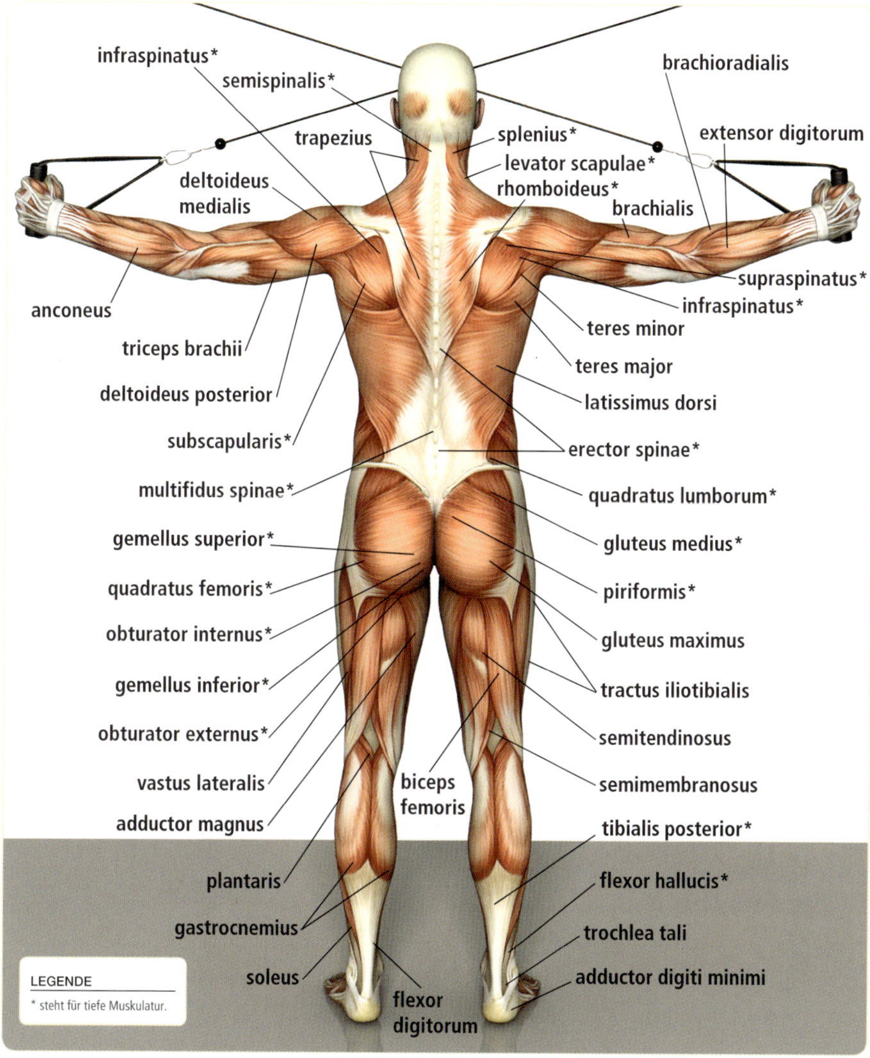

TOP-5-ZUTATEN

Schlüsselt man die einzelnen Bewegungen des Körpers auf, führt dieser im Grunde genommen nur fünf verschiedene aus: die Flexion (das Beugen eines Gelenks), Extension (die Streckung eines Gelenks), Adduktion (das Heranführen eines Körperteils an den Körper), Abduktion (das Abspreizen eines Körperteils vom Körper) und die Rotation (die Drehung). In diesem Buch stelle ich Übungskategorien vor, die jede dieser Bewegungen repräsentieren bzw. zwei unterschiedliche Bewegungen miteinander kombinieren, je nachdem, welches Gelenk trainiert wird.

Dies sind die Übungen:

1. KREUZHEBEN

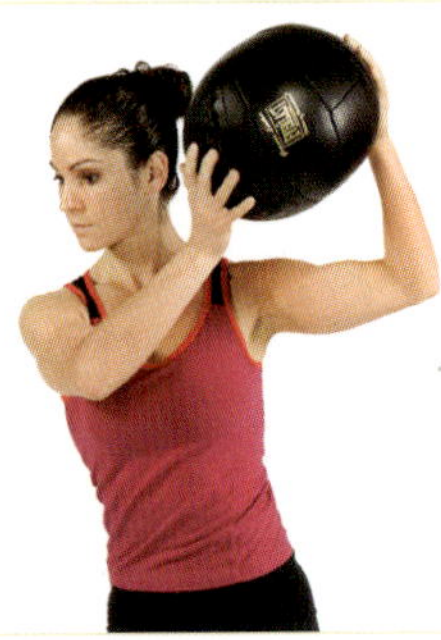

2. AUSFALLSCHRITT

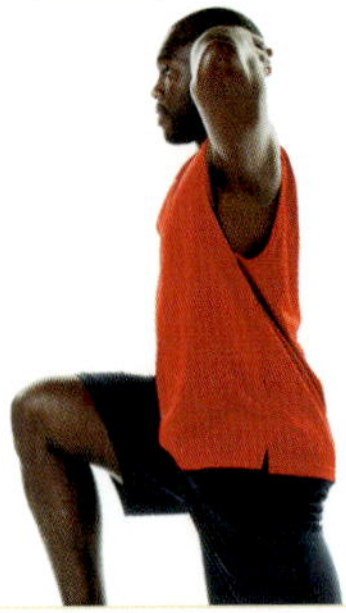

3. LIEGESTÜTZ

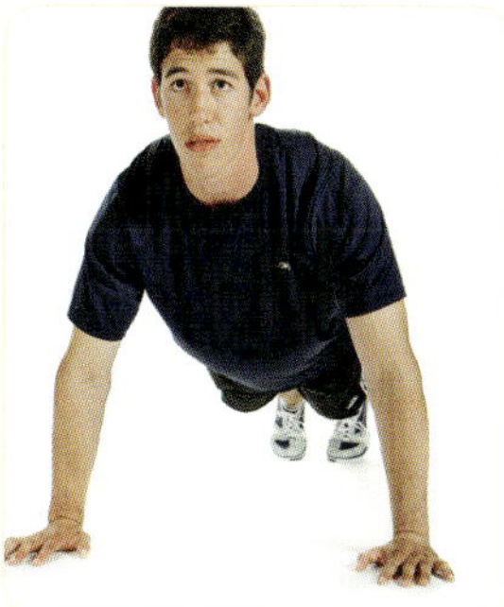

4. KLIMMZUG

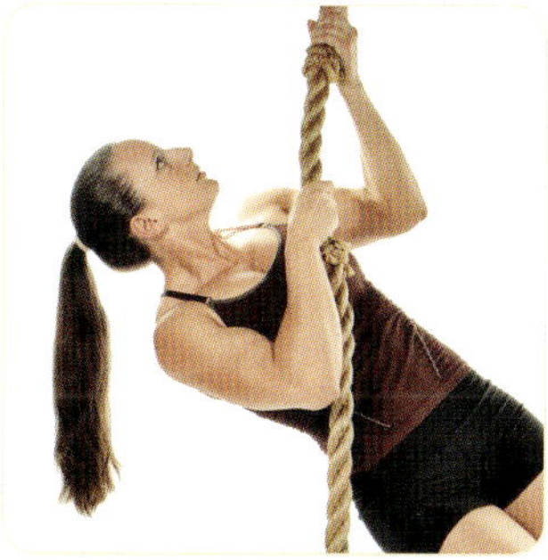

5. BAUCHRAD

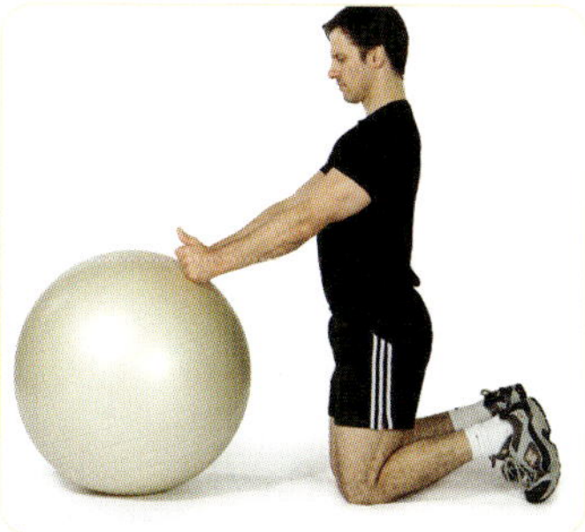

Die Kategorien stellen ein Training aus fünf Übungsgruppen bereit, die jede der Körperbewegungen ansprechen.
Ich habe ungefähr 10 bis 15 Varianten jeder Übung berücksichtigt, von denen jede in ihrer spezifischen Kategorie unterschiedliche Körperfunktionen anspricht.

TOP-5-ZUTATEN

Dies sind die wichtigsten Muskeln und Bewegungen, die in jeder Übung angesprochen werden:

ÜBUNG	KÖRPERTEIL	BEWEGUNG
1. Kreuzheben	Hüfte, Rücken, Knie	Extension
2. Ausfallschritt	Hüfte, Knie	Extension, Adduktion, Abduktion
3. Liegestütz	Schulter, Ellbogen	Flexion, Adduktion, Extension
4. Klimmzug	Schulter, Ellbogen	Extension, Flexion
5. Bauchrad	Hüfte, Rücken, Knie	Flexion

Drehbewegungen sind in diesem Buch hauptsächlich in zwei Formen zu finden: die Schaffung eines Drehmoments unter Ausnutzung eines einseitigen Widerstands oder die gleiche Grundbewegung – aber auf einer anderen Bewegungsebene.
Mit einer bescheidenen Grundausstattung an Geräten kann man das Training auf jedem Niveau anhand dieser fünf Bewegungen effektiv gestalten.

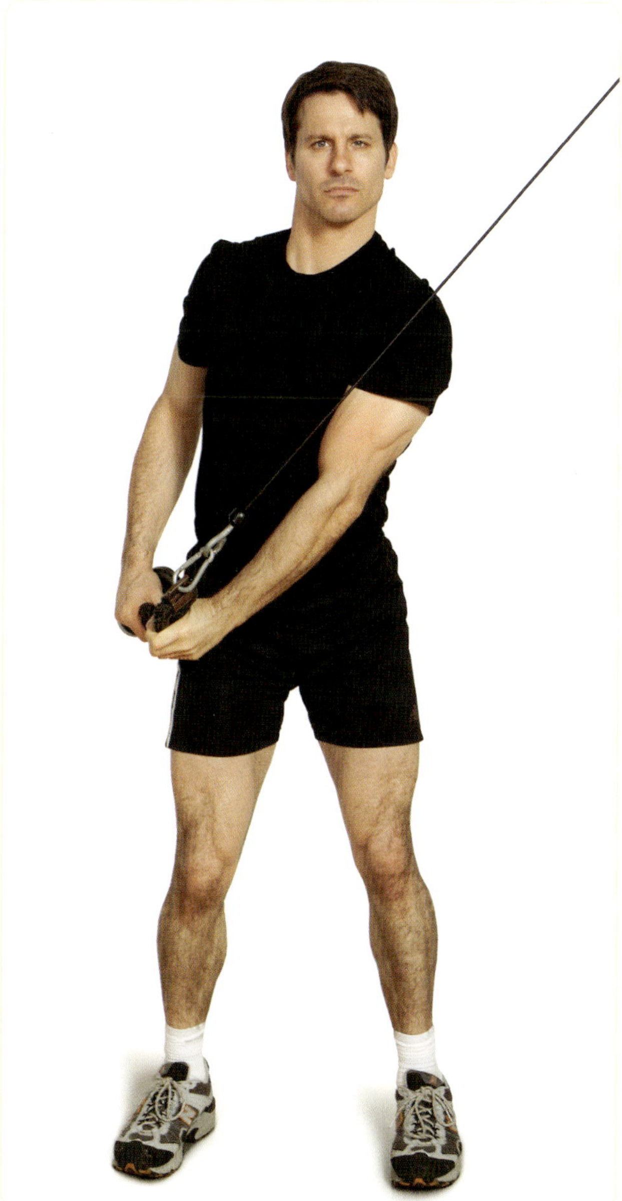

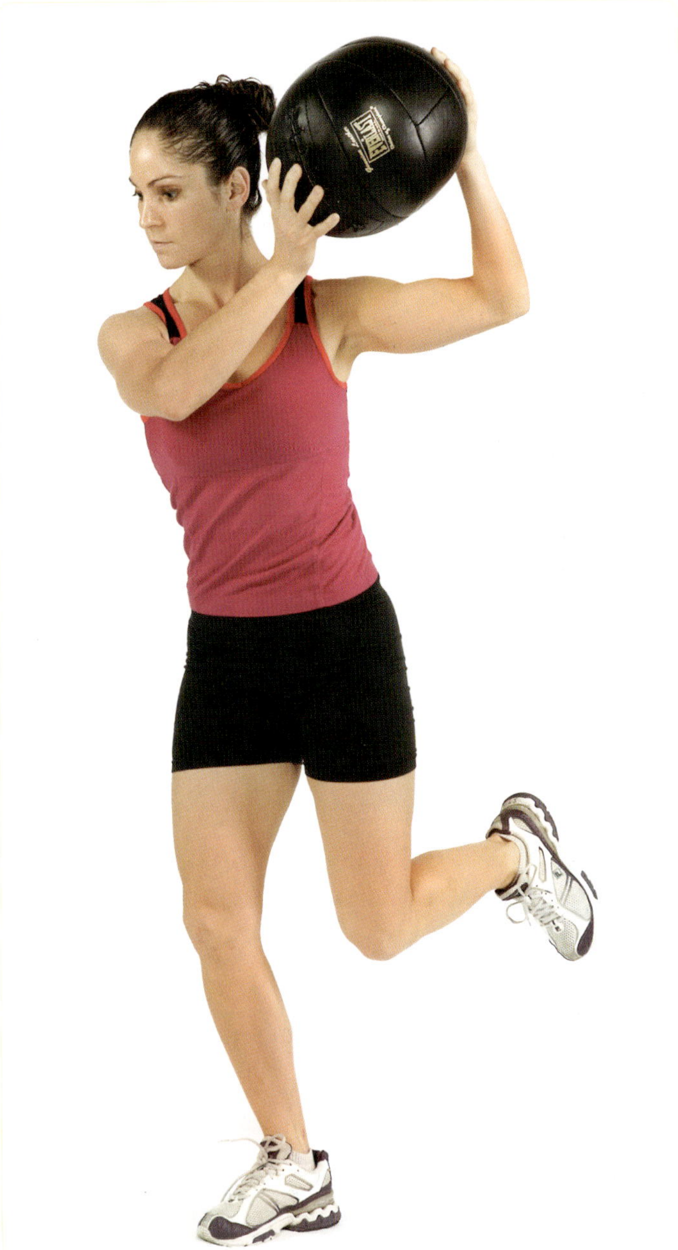

KREUZHEBEN

Von allen traditionellen Bewegungen im Training ist das Kreuzheben wohl die allerwichtigste. Warum? Weil das Kreuzheben am leichtesten in den Alltag übertragen werden kann: Wir tun es jeden Tag, egal ob jung oder alt, arm oder reich, stark oder schwach. Vom Hochheben des Wäschekorbs bis zum Tragen der Aktentasche ist es allgegenwärtig und muss daher ein Eckpfeiler eines jeden Trainingsprogramms sein. Die beteiligten Gelenke sind: Sprunggelenk, Knie, Hüfte, Wirbelsäule und Schulter (sowie isometrisch das Handgelenk). Beteiligt ist auch die Muskulatur der hinteren Oberschenkel und der Waden, von Gesäß, unterem, mittlerem und oberem Rücken, der Schultern und der Unterarme. Die Übung dient vor allem der Kraft von Hüfte, Beinen und unterem Rücken sowie einer verbesserten Stellung der Wirbelsäule (Haltung) und einem größerem Bewegungsumfang (Dehnung).

KREUZHEBEN

MIT DER LANGHANTEL

ACHTEN SIE DARAUF,
- dass der Boden-Rumpf-Winkel während der Bewegung nie kleiner als 45° wird,
- dass Sie bei der Bewegung den Rücken leicht überstrecken,
- dass sich alle Gelenke gleichzeitig und mit der gleichen Geschwindigkeit bewegen.

VERMEIDEN SIE,
- die Knie durchzudrücken, ehe Sie Rücken und Hüften gestreckt haben,
- den Rücken rund zu machen,
- die Schultern hochzuziehen oder den Kopf zu senken,
- die Knie nach innen oder außen wandern zu lassen.

Ausgangsposition: Stellen Sie sich schulterbreit vor die Langhantel, sodass Ihre Schienbeine die Hantelstange berühren. Fassen Sie die Hantelstange im Kreuzgriff (eine Handinnenfläche zeigt zu Ihnen, die andere von Ihnen weg) oder im Obergriff (die Handinnenflächen zeigen zu Ihnen). Halten Sie die Wirbelsäule gerade in einem 45°-Winkel zur Senkrechten. Lassen Sie das Becken nach hinten unten fallen, sodass Ihre Oberschenkel sich möglichst parallel zum Boden befinden. Positionieren Sie Ihre Schultergelenke direkt über der Hantelstange. Vergewissern Sie sich, dass Ihre Füße flach auf dem Boden stehen und Ihr Gewicht gleichmäßig verteilt ist. Heben Sie Brustkorb und Kopf und spannen Sie Ihre Bauchmuskeln an. Atmen Sie in der tiefsten Position ein.

Aktion: Atmen Sie aus und schieben Sie Ihren Rumpf nach oben und hinten und die Hüfte nach oben und vorne. Stemmen Sie die Füße in den Boden, strecken Sie die Beine und ziehen Sie die Hantel mit oberem Rücken und Schultern nach hinten, bis Sie aufrecht stehen.

Bewegungsablauf: Ihre Hüfte schiebt sich nach oben und vorne, während Wirbelsäule und Rumpf sich nach oben und hinten bewegen, Ihre Beine strecken sich und Ihr ganzer Körper bewegt sich nach oben, weg vom Boden.

VARIANTE
Gleicher Schwierigkeitsgrad:
Beginnen Sie mit Kurzhanteln auf dem Boden neben den Außenkanten Ihrer Füße. Greifen Sie die Hanteln mit den Handflächen nach innen. Ausführung und Bewegungsablauf der Übung bleiben gleich.

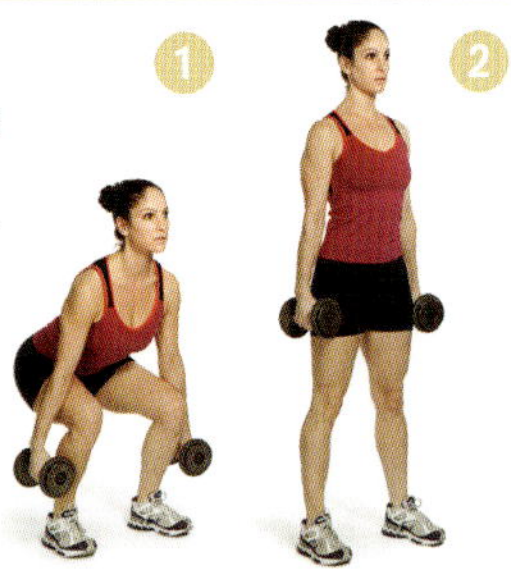

MIT DER LANGHANTEL

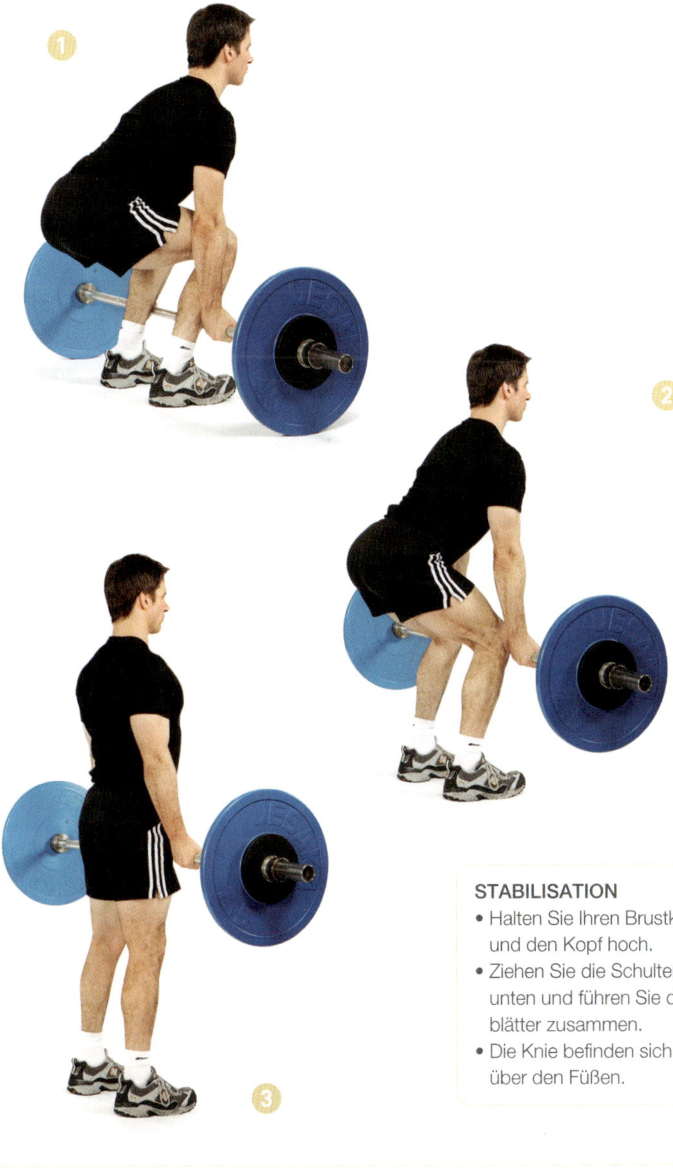

STABILISATION

- Halten Sie Ihren Brustkorb aufrecht und den Kopf hoch.
- Ziehen Sie die Schultern nach hinten unten und führen Sie die Schulterblätter zusammen.
- Die Knie befinden sich immer direkt über den Füßen.

MIT DER LANGHANTEL

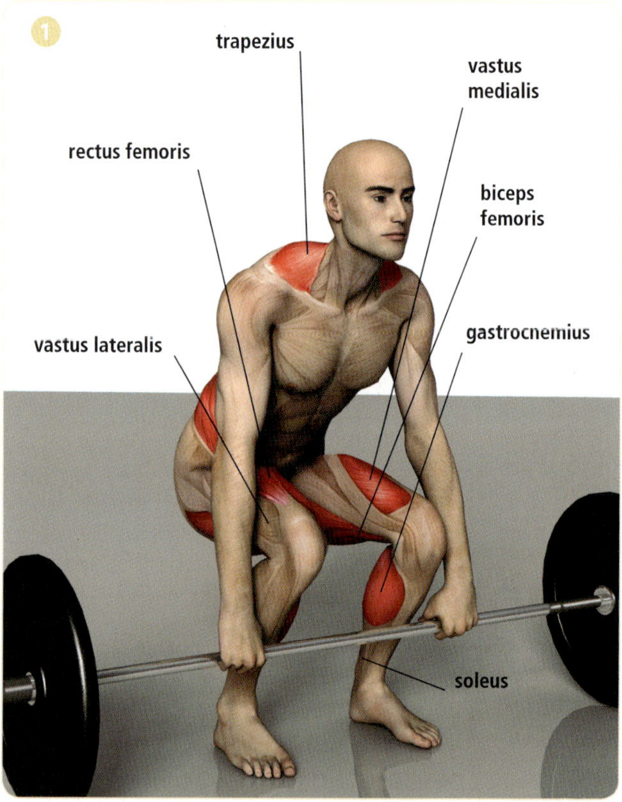

TRAINIERTE MUSKULATUR

- biceps femoris
- erector spinae
- gluteus maximus
- latissimus dorsi
- levator scapulae
- obliquus externus
- quadratus lumborum
- rectus femoris
- rhomboideus
- semimembranosus
- semitendinosus
- soleus
- trapezius
- vastus lateralis
- vastus medialis

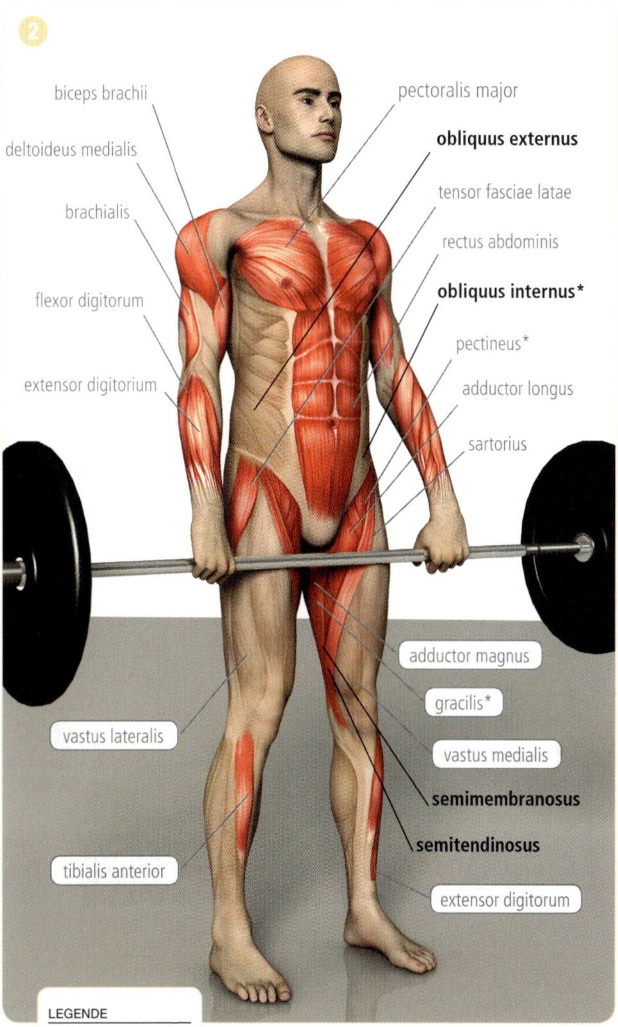

LEGENDE

Schwarzer Text steht für arbeitende Muskeln.

Grauer Text steht für stabilisierende Muskeln.

* steht für tiefe Muskulatur.

MIT GESTRECKTEN BEINEN

ACHTEN SIE DARAUF,

- dass alle Bewegungen gleichzeitig passieren,
- dass Ihr Rückgrat von den Hüften bis zum Kopf vollkommen stabil bleibt,
- dass Sie den Kopf aufrecht halten. Schauen Sie geradeaus.

Ausgangsposition: Stehen Sie schulterbreit. Die Langhantel liegt auf dem Boden, Ihre Schienbeine berühren die Hantelstange. Fassen Sie die Hantelstange im Untergriff (die Handinnenflächen zeigen von Ihnen weg). Beugen Sie die Knie leicht und halten Sie den Rücken gerade. Heben Sie das Becken an, sodass sich Kopf, Schultern und Hüften auf einer Linie parallel zum Boden befinden.

Aktion: Bauen Sie Spannung auf, beginnend bei den Händen, durch den Rücken hindurch bis zu den Fersen. Heben Sie den Rücken und schieben Sie die Hüften vor. Heben Sie dabei die Hantel in einer geraden Linie an den Schienbeinen entlang, bis Sie aufrecht stehen.

Bewegungsablauf: Ihr Schwerpunkt bewegt sich senkrecht nach oben, während Ihr Rumpf einen Bogen beschreibt.

MIT GESTRECKTEN BEINEN

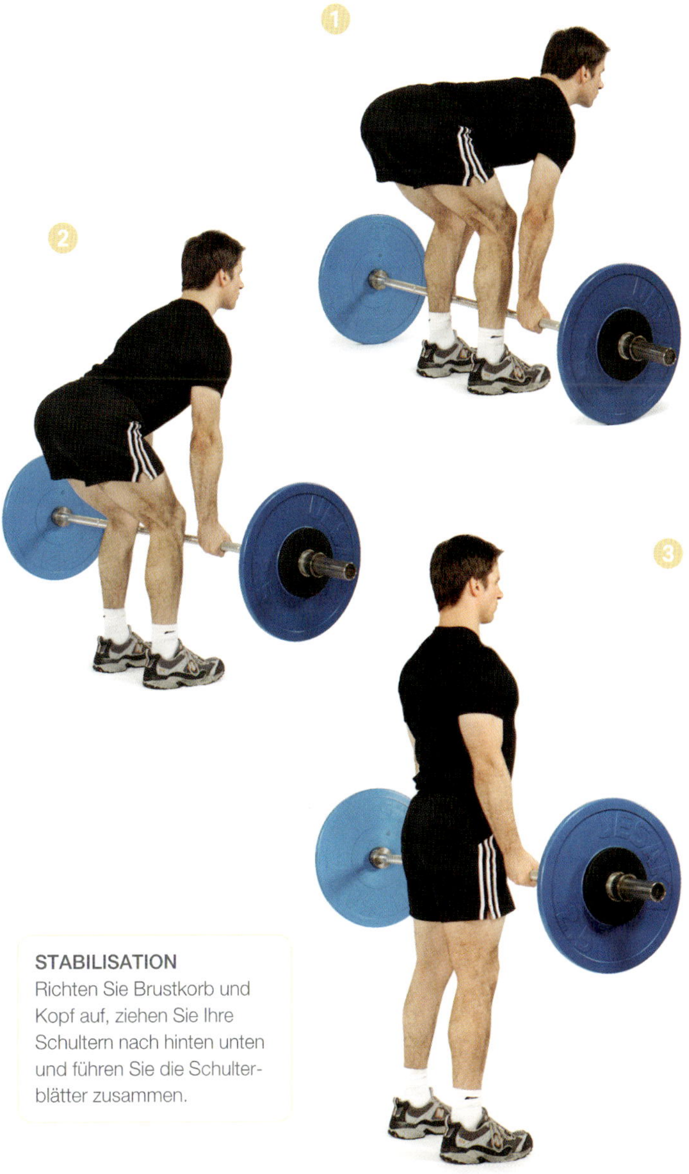

STABILISATION
Richten Sie Brustkorb und Kopf auf, ziehen Sie Ihre Schultern nach hinten unten und führen Sie die Schulterblätter zusammen.

MIT GESTRECKTEN BEINEN

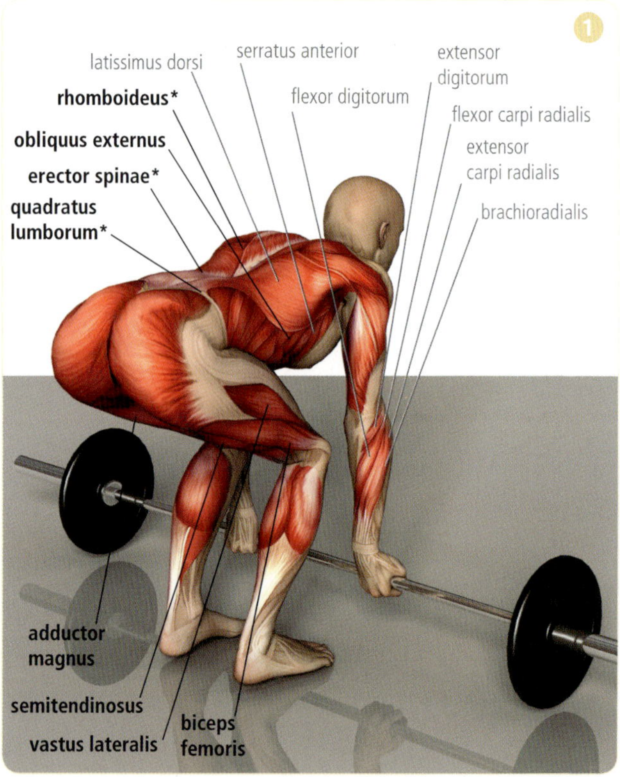

VERMEIDEN SIE,

- durch Vorbeugen einen Rundrücken zu machen,
- dass Ihr Rücken bei der Bewegung in Teilbereichen seine Position verändert,
- dass Ihre Hüften während der Bewegung höher sind als Ihre Schultern,
- die Ellbogen zu beugen oder auch die Schultern hochzuziehen,
- dass Ihr Gewicht auf dem vorderen Teil der Füße ruht oder dass die Hantelstange sich vor den Zehenspitzen befindet.

TRAINIERTE MUSKULATUR

- biceps femoris
- erector spinae
- gluteus maximus
- quadratus lumborum
- levator scapulae
- rhomboideus
- semimembranosus
- semitendinosus
- trapezius

MIT GESTRECKTEN BEINEN

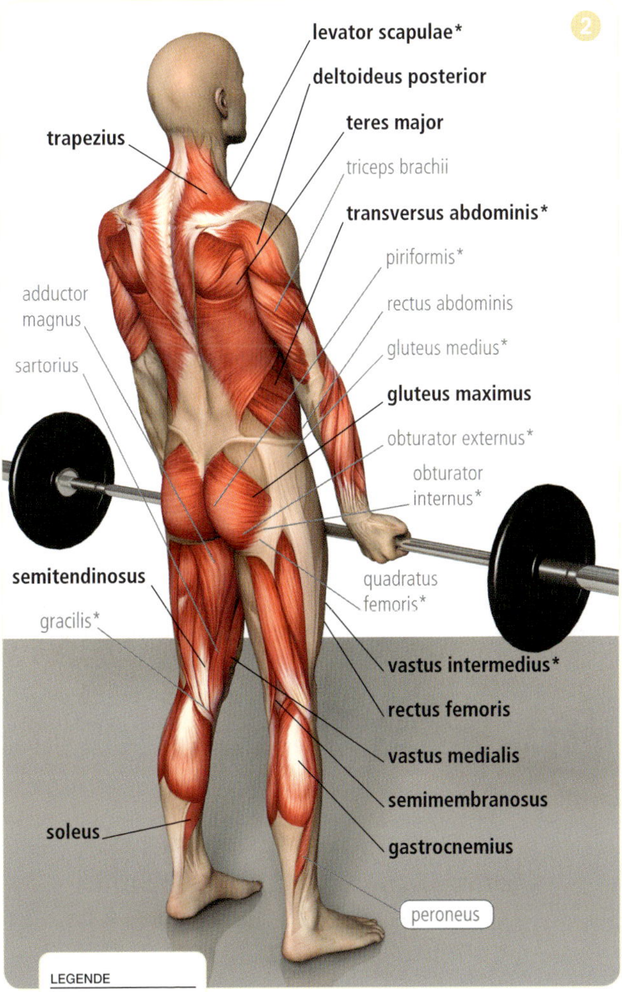

LEGENDE

Schwarzer Text steht für arbeitende Muskeln.

Grauer Text steht für stabilisierende Muskeln.

* steht für tiefe Muskulatur.

SUMO MIT KETTLEBELL

ACHTEN SIE DARAUF,
- dass der Boden-Rumpf-Winkel während der Bewegung nie kleiner als 45° wird,
- dass Sie bei der Bewegung den Rücken leicht überstrecken,
- dass sich alle Gelenke gleichzeitig und mit der gleichen Geschwindigkeit bewegen.

VERMEIDEN SIE,
- die Knie durchzudrücken, ehe Sie Rücken und Hüften gestreckt haben,
- den Rücken rund zu machen,
- die Schultern hochzuziehen oder den Kopf zu senken,
- die Knie nach innen oder außen wandern zu lassen.

Ausgangsposition: Sie stehen etwas breiter als schulterbreit, Zehen und Knie in einem 45°-Winkel nach außen. Fassen Sie die Kettlebell auf dem Boden mit den Handflächen nach innen. Ihre Knie sind gebeugt und stehen direkt über Ihren Zehen. Halten Sie den Rücken gerade in einem 45°-Winkel zur Senkrechten. Lassen Sie das Becken nach hinten unten fallen, sodass Ihre Oberschenkel sich parallel zum Boden befinden (oder so nah an der Parallelen, wie ihre Dehnung es zulässt). Positionieren Sie Ihre Schultergelenke direkt über dem Gewicht. Vergewissern Sie sich, dass Ihre Füße flach auf dem Boden stehen und Ihr Gewicht gleichmäßig verteilt ist. Heben Sie Brustkorb und Kopf und spannen Sie Ihre Bauchmuskeln nach oben und innen an. Atmen Sie in der tiefsten Position ein.

Aktion: Atmen Sie aus und schieben Sie Ihren Rumpf nach oben und hinten und die Hüften nach oben und vorne. Stemmen Sie die Füße in den Boden und strecken Sie die Beine. Ziehen Sie die Kettlebell mit oberem Rücken und Schultern nach hinten, bis Sie eine aufrechte Haltung erreicht haben.

Bewegungsablauf: Ihr Becken schiebt sich nach oben und vorne, während Wirbelsäule und Rumpf sich nach oben und hinten bewegen. Ihre Beine strecken sich. Ihr ganzer Körper bewegt sich nach oben, weg vom Boden.

SUMO MIT KETTLEBELL

1

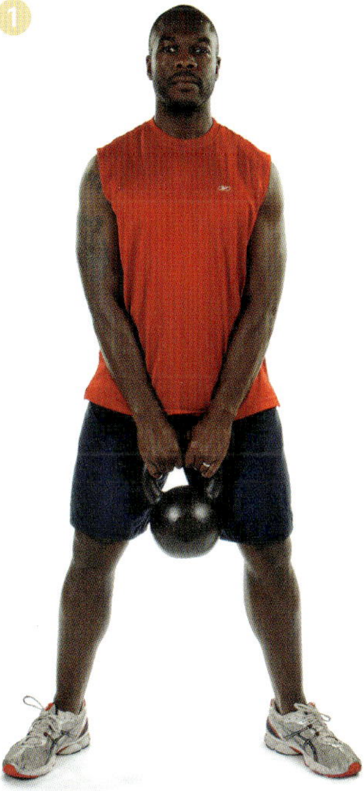

STABILISATION

- Halten Sie Ihren Brustkorb aufrecht und den Kopf hoch.
- Ziehen Sie die Schultern nach hinten unten und führen Sie die Schulterblätter zusammen.
- Die Knie befinden sich immer direkt über den Füßen.

2

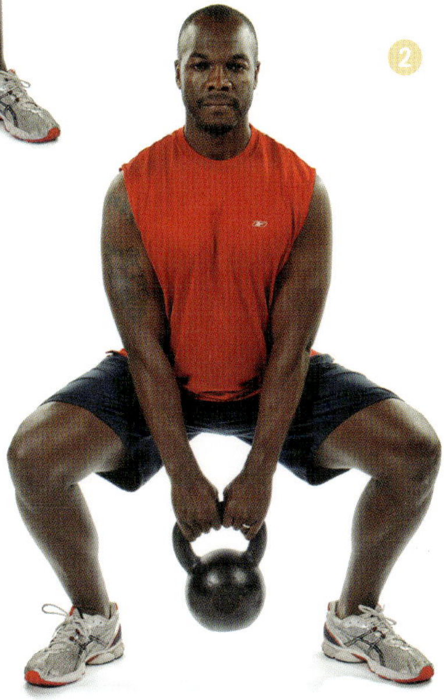

SUMO MIT KETTLEBELL

1

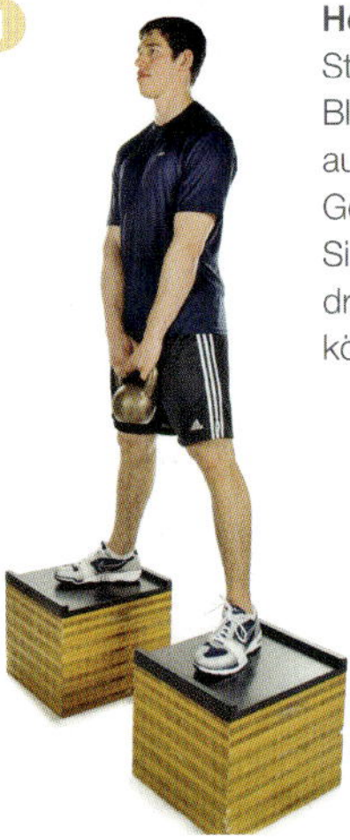

VARIANTEN

Höherer Schwierigkeitsgrad:
Stellen Sie sich rittlings auf Kisten oder Blöcke und halten Sie die Kettlebell mit ausgestreckten Armen direkt vor sich. Gehen Sie so tief, wie Sie es mit durchgedrücktem Rücken können.

2

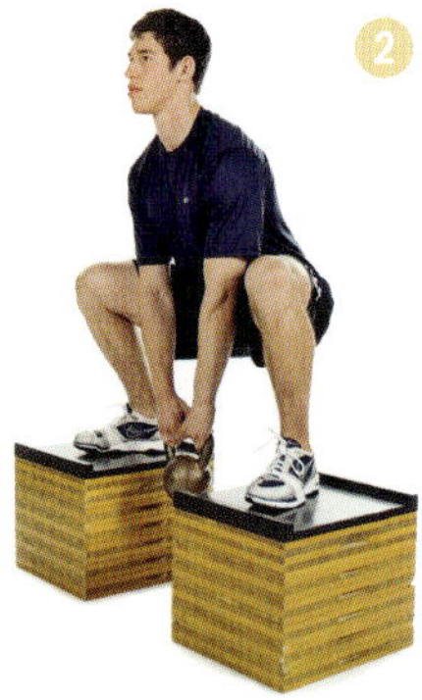

Höherer Schwierigkeitsgrad: Sie stehen etwas breiter als schulterbreit, Zehen und Knie zeigen in einem 45°-Winkel nach außen. Heben Sie zwei Kettlebells vom Boden auf. Machen Sie die gleiche Übung wie mit einer Kettlebell.

1

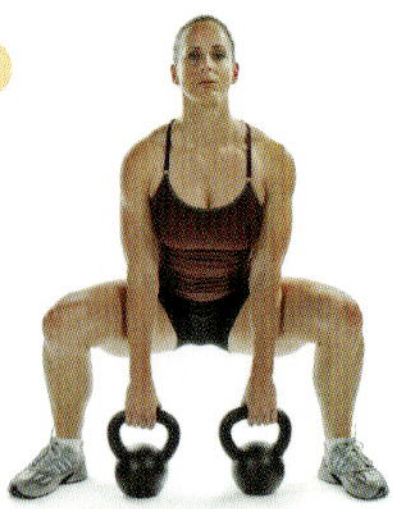

2

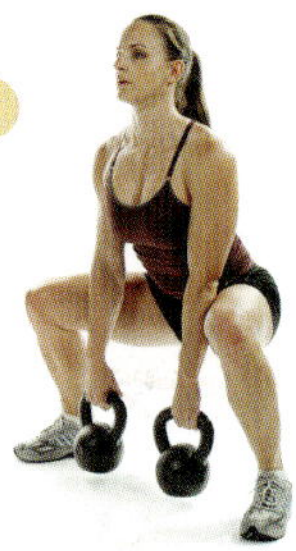

SUMO MIT KETTLEBELL

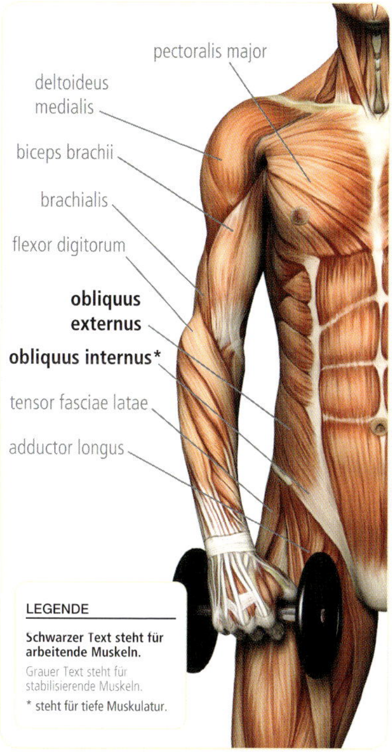

LEGENDE

Schwarzer Text steht für arbeitende Muskeln.

Grauer Text steht für stabilisierende Muskeln.

* steht für tiefe Muskulatur.

TRAINIERTE MUSKULATUR

- quadratus lumborum
- rectus femoris
- soleus
- biceps femoris
- semitendinosus
- semimembranosus
- gastrocnemius
- adductor magnus
- adductor longus
- gracilis
- adductor brevis
- gluteus maximus
- rectus abdominis
- obliquus internus
- obliquus externus
- trapezius
- levator scapulae
- vastus lateralis
- vastus medialis
- vastus intermedius

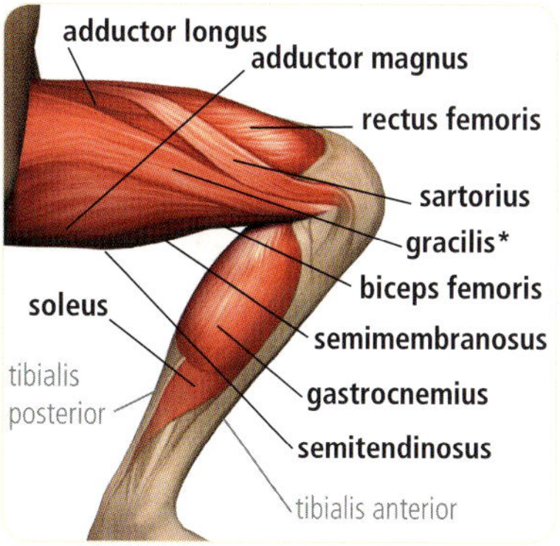

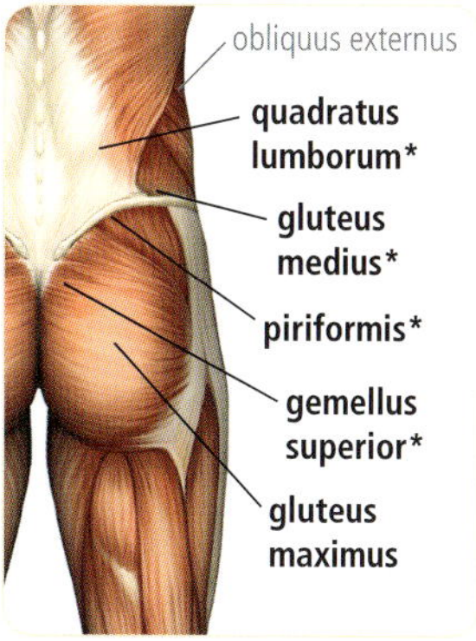

EINBEINIG MIT KURZHANTELN

Ausgangsposition: Stellen Sie sich auf Ihr rechtes Bein und beugen Sie Ihr linkes Bein in einem 90°-Winkel. Halten Sie den Rumpf aufrecht und pressen Sie die Schulterblätter zusammen. In jeder Hand halten Sie eine Kurzhantel.

Bewegungsablauf: Ihr Schwerpunkt fällt senkrecht, während Ihr Rumpf einen Bogen beschreibt, als ob er um den Mittelpunkt eines Kreises rotierte.

Aktion: Beugen Sie Ihr Standbein leicht, während Sie sich in den Hüften vorbeugen und die Hanteln zum Boden führen. Halten Sie den Kopf aufrecht und den Rücken leicht durchgedrückt. Ihr linkes Bein bleibt während der ganzen Übung in einem 90°-Winkel gebeugt. Sobald Sie den Boden berührt haben bzw. so tief gegangen sind, wie Sie können, spannen Sie Ihren Po an, ziehen Ihre Schulterblätter zurück und richten sich wieder auf.

ACHTEN SIE DARAUF,
- dass Ihr Rücken während der gesamten Bewegung durchgedrückt bleibt,
- dass Sie den Rumpf aus den Hüftgelenken nach vorne beugen,
- dass Sie Ihr Becken nach vorne kippen.

EINBEINIG MIT KURZHANTELN

1

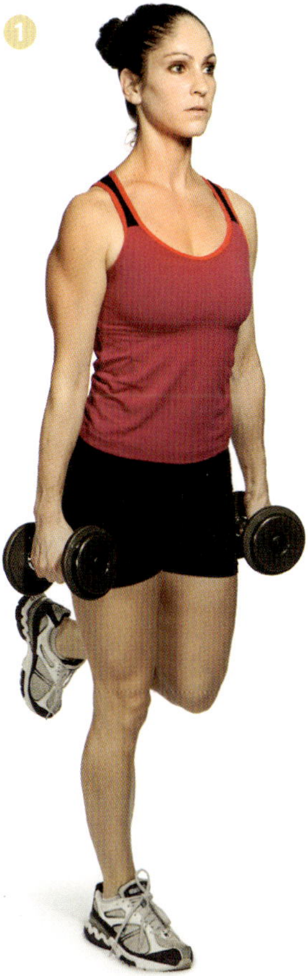

STABILISATION

- Richten Sie Ihr Hauptaugenmerk auf die Balance. Fixieren Sie mit Ihrem Blick einen Punkt vor sich, während Sie sich auf einem Bein vorbeugen.
- Spannen Sie den Quadrizeps bei der konzentrischen Bewegung und die hintere Oberschenkelmuskulatur sowie den Po bei der exzentrischen Bewegung an.

2

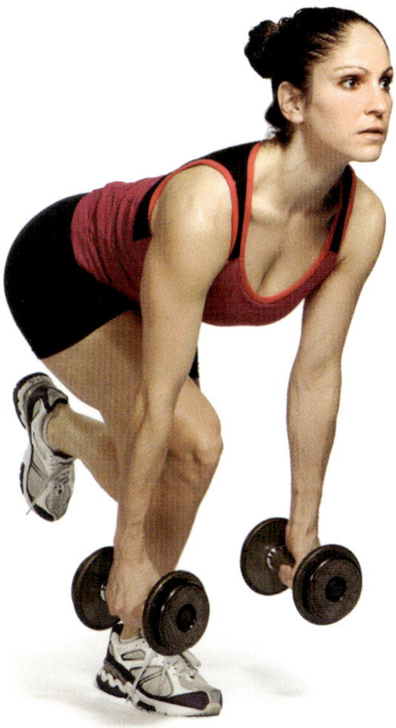

EINBEINIG MIT KURZHANTELN

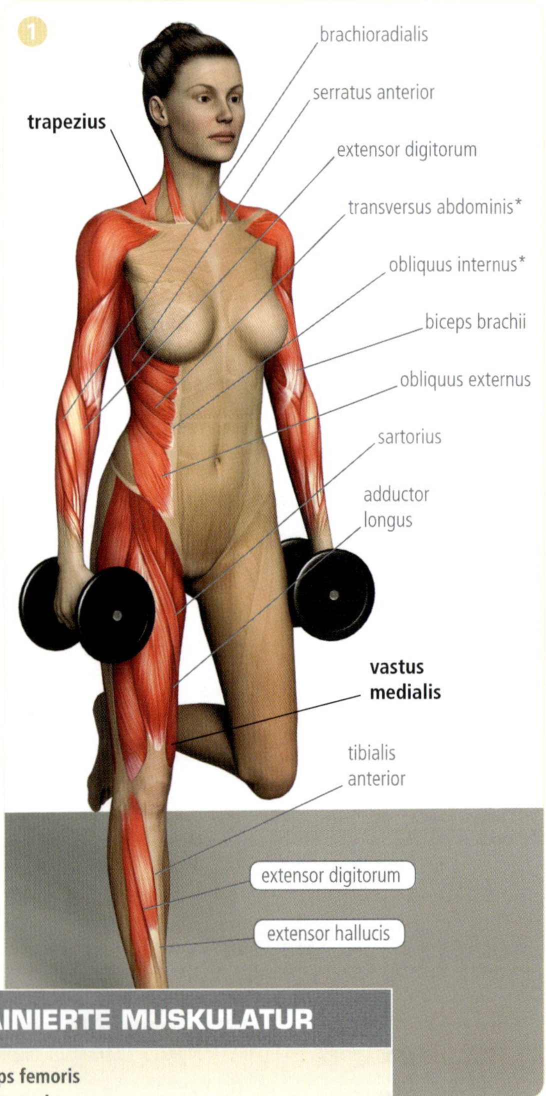

VERMEIDEN SIE,

- die Übung ungenau auszuführen. Die richtige Körperhaltung ist äußerst wichtig: Halten Sie den Kopf aufrecht und drücken Sie den Rücken durch. Wenn Sie sich in dieser Haltung nicht weit vorbeugen können, ist das vollkommen in Ordnung. Es ist wichtiger, eine korrekte Körperhaltung zu haben, als einen größeren Bewegungsumfang.
- dass sich die Schulterblätter nach oben vorn bewegen.

TRAINIERTE MUSKULATUR

- biceps femoris
- erector spinae
- gluteus maximus
- latissimus dorsi
- quadratus lumborum

EINBEINIG MIT KURZHANTELN

LEGENDE

Schwarzer Text steht für arbeitende Muskeln.

Grauer Text steht für stabilisierende Muskeln.

* steht für tiefe Muskulatur.

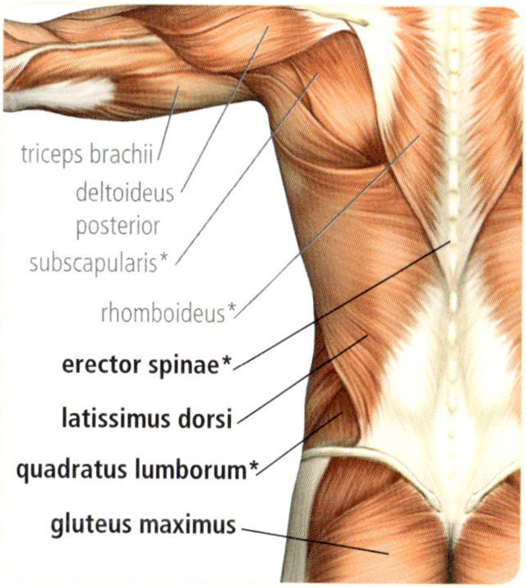

2

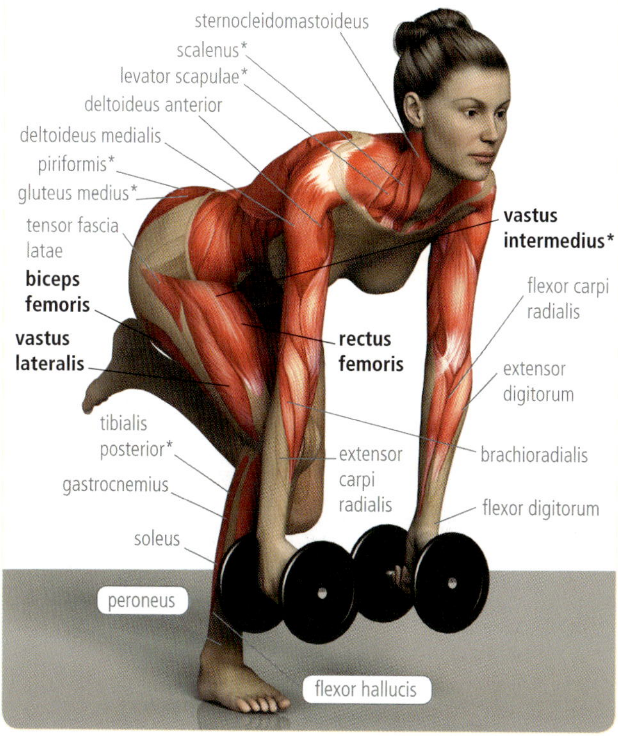

GESTRECKTE BEINE UND KURZHANTEL

Ausgangsposition: Stehen Sie schulterbreit und halten Sie die Hantel direkt vor einem Bein. Legen Sie die andere Hand auf den Hinterkopf, der Ellbogen zeigt zur Seite. Beugen Sie die Knie leicht und halten Sie den Rücken gerade. Heben Sie das Becken an, sodass sich Kopf, Schultern und Hüften auf einer Linie parallel zum Boden befinden.

Aktion: Bücken Sie sich, indem Sie das Becken nach hinten schieben und Ihre Brust nach vorne fallen lassen. Bauen Sie Spannung auf, beginnend bei den Händen, durch den Rücken hindurch bis hinunter zu den Fersen. Richten Sie sich durch Heben des Rückens und Vorschieben des Beckens wieder auf. Heben Sie dabei die Hantel in einer geraden Linie an den Schienbeinen entlang, bis Sie aufrecht stehen.

Bewegungsablauf: Stemmen Sie die Füße in den Boden, ziehen Sie die Schultern nach oben hinten und schieben Sie gleichzeitig die Hüften nach vorn.

ACHTEN SIE DARAUF,

- dass Sie das Gewicht gleichmäßig über Hüften, Beine und Füße in den Boden abgeben,
- dass alle Bewegungen gleichzeitig passieren,
- dass Ihr Rückgrat vom Becken bis zum Kopf vollkommen stabil bleibt.

1

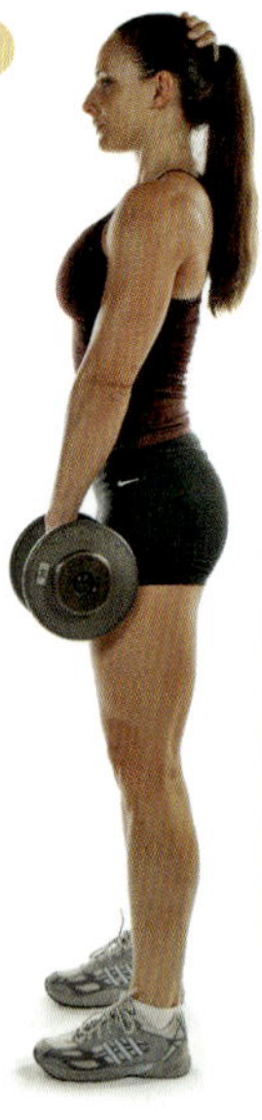

2

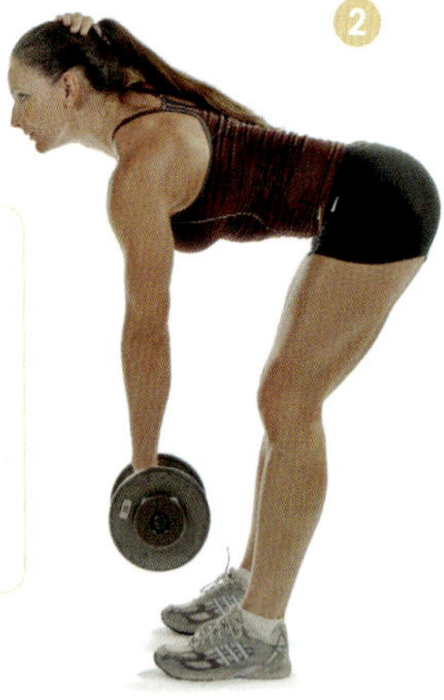

STABILISATION
Richten Sie Brustkorb und Kopf auf, ziehen Sie Ihre Schultern nach hinten unten und führen Sie die Schulterblätter zusammen.

GESTRECKTE BEINE UND KURZHANTEL

TRAINIERTE MUSKULATUR

- erector spinae
- rhomboideus
- quadratus lumborum
- vastus lateralis
- vastus medialis
- vastus intermedius
- rectus femoris
- soleus
- adductor magnus
- biceps femoris
- semitendinosus
- semimembranosus
- gastrocnemius

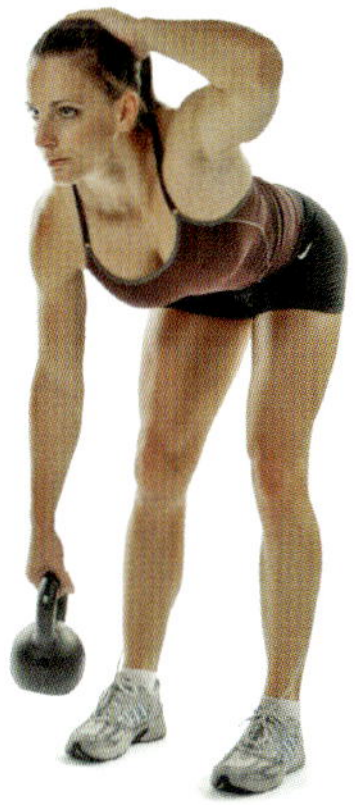

VARIANTE
Gleicher Schwierigkeitsgrad:
Ersetzen Sie die Kurzhantel durch eine Kettlebell. Ausführung und Bewegungsablauf der Übung bleiben gleich.

VERMEIDEN SIE,

- einen Rundrücken zu machen,
- die Wirbelsäule bzw. den Oberkörper zu verdrehen,
- dass Ihre Hüften während der Bewegung höher sind als Ihre Schultern,
- die Ellbogen zu beugen oder dabei die Schultern hochzuziehen,
- dass Ihr Gewicht auf dem vorderen Teil der Füße ruht oder dass die Hantel sich vor den Zehenspitzen befindet.

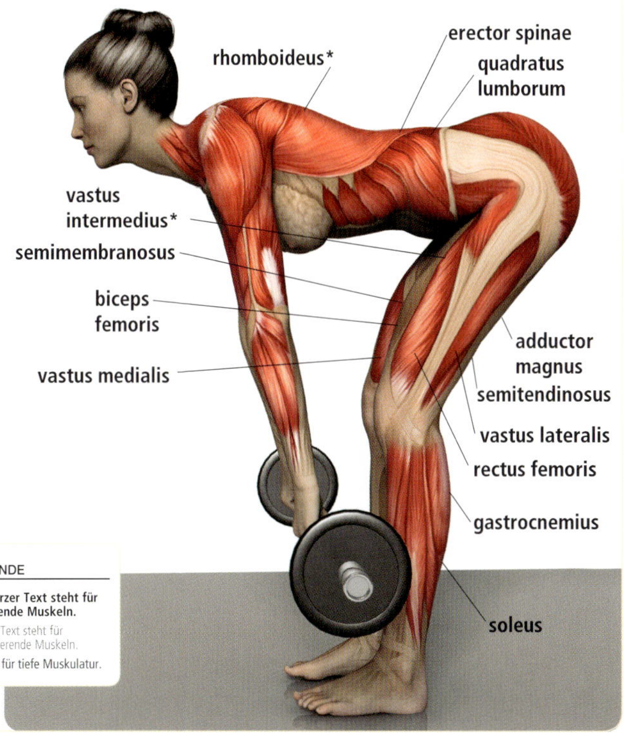

LEGENDE

Schwarzer Text steht für arbeitende Muskeln.

Grauer Text steht für stabilisierende Muskeln.

* steht für tiefe Muskulatur.

EINBEINIG GESTRECKT MIT KETTLEBELL

ACHTEN SIE DARAUF,

- dass Sie das angehobene Bein als Gegengewicht nutzen,
- dass Sie das angehobene Bein und die Wirbelsäule während der gesamten Bewegung auf einer geraden Linie halten.

Ausgangsposition: Stellen Sie sich auf Ihr rechtes Bein und halten Sie Ihr linkes Bein wenig oder gar nicht belastet hinter der rechten Ferse. Halten Sie den Rumpf aufrecht und pressen Sie die Schulterblätter zusammen. Fassen Sie die Kettlebell mit der linken Hand.

Aktion: Beugen Sie Ihr Standbein leicht, während Sie sich in den Hüften vorbeugen und die Kettlebell zum Boden führen. Halten Sie den Kopf aufrecht und den Rücken leicht durchgedrückt. Ihr linkes Bein bleibt während der ganzen Übung auf einer Linie mit der Wirbelsäule. Sobald Sie den Boden berührt haben bzw. so tief gegangen sind, wie Sie können, spannen Sie Ihren Po an, ziehen Ihre Schulterblätter zurück und richten sich wieder auf. Ihr linkes Bein schwingt in die Ausgangsstellung zurück.

Bewegungsablauf: Die Bewegung beginnt mit einer aufrechten Haltung. Es folgt ein Vorbeugen in den Hüften und eine Rückkehr zur aufrechten Haltung.

EINBEINIG GESTRECKT MIT KETTLEBELL

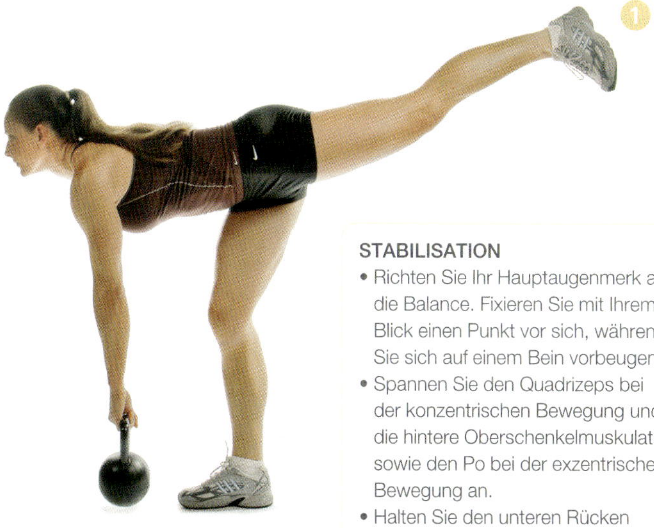

STABILISATION

- Richten Sie Ihr Hauptaugenmerk auf die Balance. Fixieren Sie mit Ihrem Blick einen Punkt vor sich, während Sie sich auf einem Bein vorbeugen.
- Spannen Sie den Quadrizeps bei der konzentrischen Bewegung und die hintere Oberschenkelmuskulatur sowie den Po bei der exzentrischen Bewegung an.
- Halten Sie den unteren Rücken stabil. Das angehobene Bein bleibt mit angespanntem Oberschenkel gestreckt.

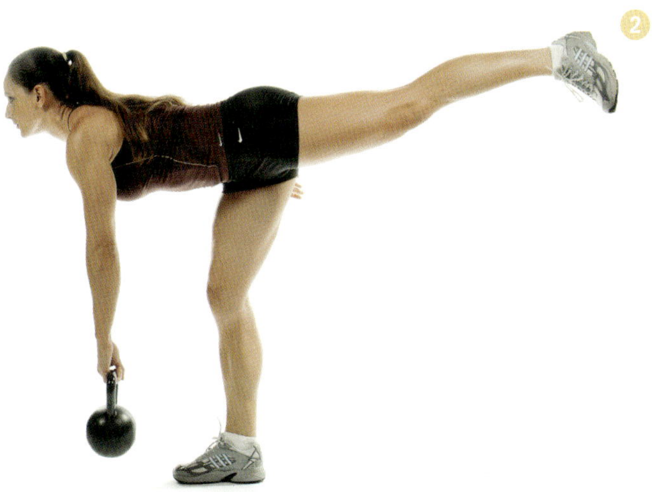

EINBEINIG GESTRECKT MIT KETTLEBELL

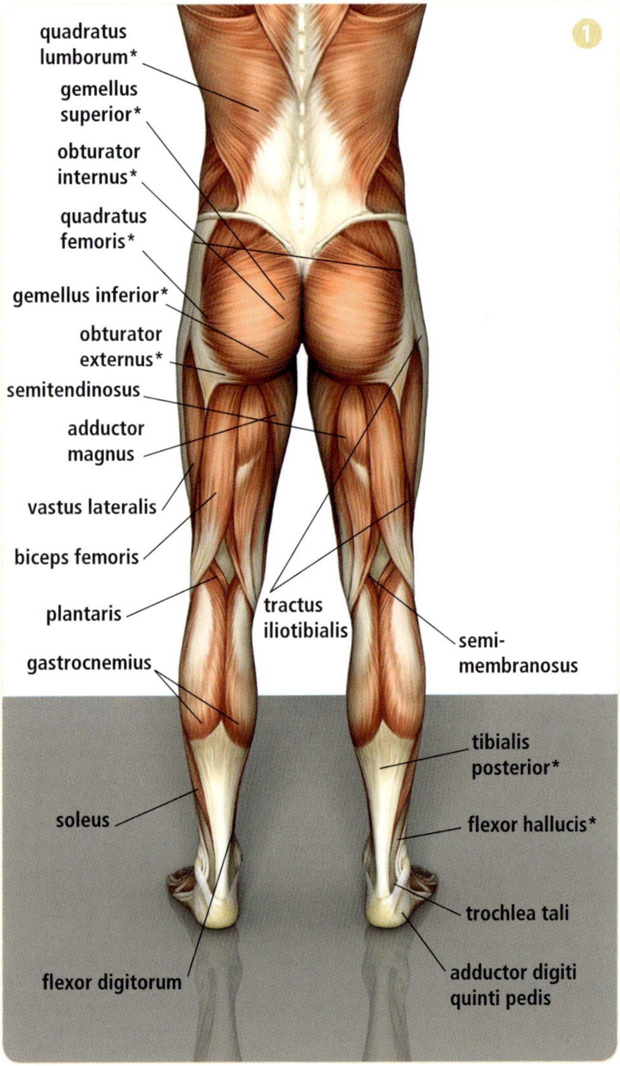

VERMEIDEN SIE,

- die Übung ungenau auszuführen. Halten Sie den Kopf aufrecht und den Rücken leicht durchgedrückt. Wenn Sie sich in dieser Haltung nicht weit vorbeugen können, ist das vollkommen in Ordnung. Es ist wichtiger, eine korrekte Körperhaltung zu haben, als einen größeren Bewegungsumfang.
- die Schulterblätter nach oben vorn zu bewegen.

EINBEINIG GESTRECKT MIT KETTLEBELL

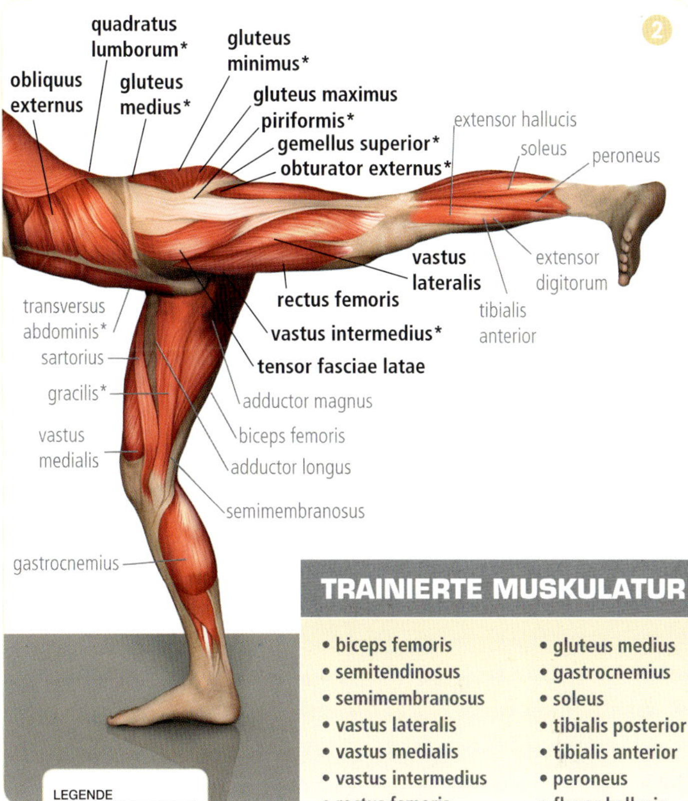

LEGENDE

Schwarzer Text steht für arbeitende Muskeln.

Grauer Text steht für stabilisierende Muskeln.

* steht für tiefe Muskulatur.

TRAINIERTE MUSKULATUR

- biceps femoris
- semitendinosus
- semimembranosus
- vastus lateralis
- vastus medialis
- vastus intermedius
- rectus femoris
- gluteus maximus
- erector spinae
- latissimus dorsi
- quadratus lumborum
- posterior deltoid
- piriformis
- adductor longus
- adductor magnus
- gluteus medius
- gastrocnemius
- soleus
- tibialis posterior
- tibialis anterior
- peroneus
- flexor hallucis
- extensor hallucis
- transversus abdominis
- serratus anterior
- obliquus internus
- subscapulares
- rhomboideus
- trapezius

PNF-HEBEN MIT MEDIZINBALL

ACHTEN SIE DARAUF,
- Knie und Hüfte gleichzeitig zu strecken,
- den Ball während der Bewegung immer im gleichen Abstand zum Körper zu halten,
- die Arme leicht zu strecken.

VERMEIDEN SIE,
- Wirbelsäule und Rumpf zu sehr zu beugen,
- den Ball dicht an den Körper zu führen,
- den Standfuß anzuheben.

Ausgangsposition: Sie stehen auf einem Bein, das angehobene Bein ist gebeugt. Führen Sie einen Medizinball mit beiden Händen zur Außenseite des Standbeins etwas unterhalb des Knies.

Aktion: Strecken Sie das Standbein und führen Sie gleichzeitig den Ball vor dem Körper entlang über die gegenüberliegende Schulter.

Bewegungsablauf: Ihr Oberkörper beschreibt einen Bogen, während sich Ihr Schwerpunkt nach oben verschiebt. Der Ball bewegt sich auf einer Kreisbahn um den Körper herum.

PNF-HEBEN MIT MEDIZINBALL

1

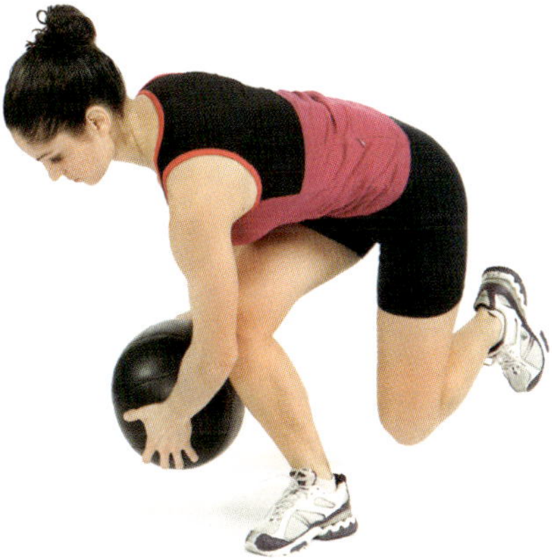

2

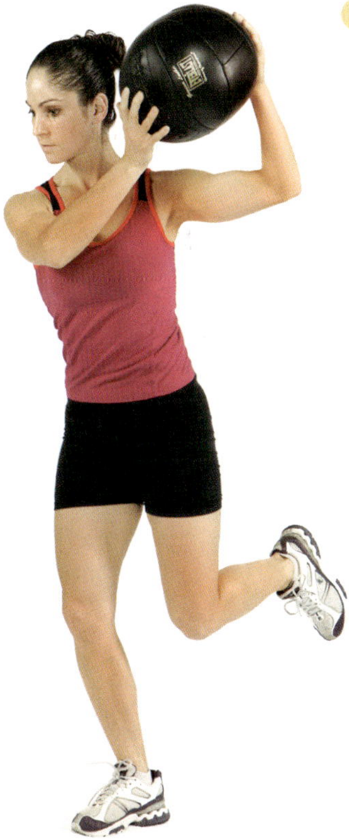

STABILISATION

- Spannen Sie Ihre Bauchmuskeln nach oben und innen an.
- Verteilen Sie Ihr Gewicht gleichmäßig auf den Standfuß.
- Achten Sie auf die Koordination von Muskeln und Gelenken. Bleiben Sie dabei entspannt.

PNF-HEBEN MIT MEDIZINBALL

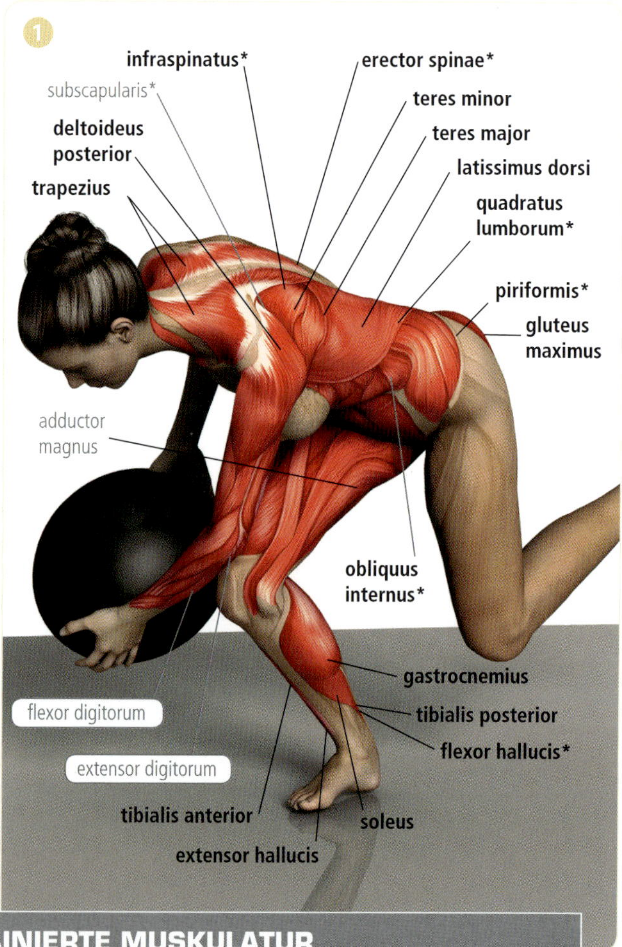

TRAINIERTE MUSKULATUR

- biceps femoris
- erector spinae
- extensor hallucis
- flexor hallucis
- gluteus maximus
- gluteus medius
- infraspinatus
- piriformis
- quadratus lumborum
- rectus femoris
- semimembranosus
- semitendinosus
- soleus
- tibialis anterior
- tibialis posterior
- vastus lateralis
- vastus medialis

PNF-HEBEN MIT MEDIZINBALL

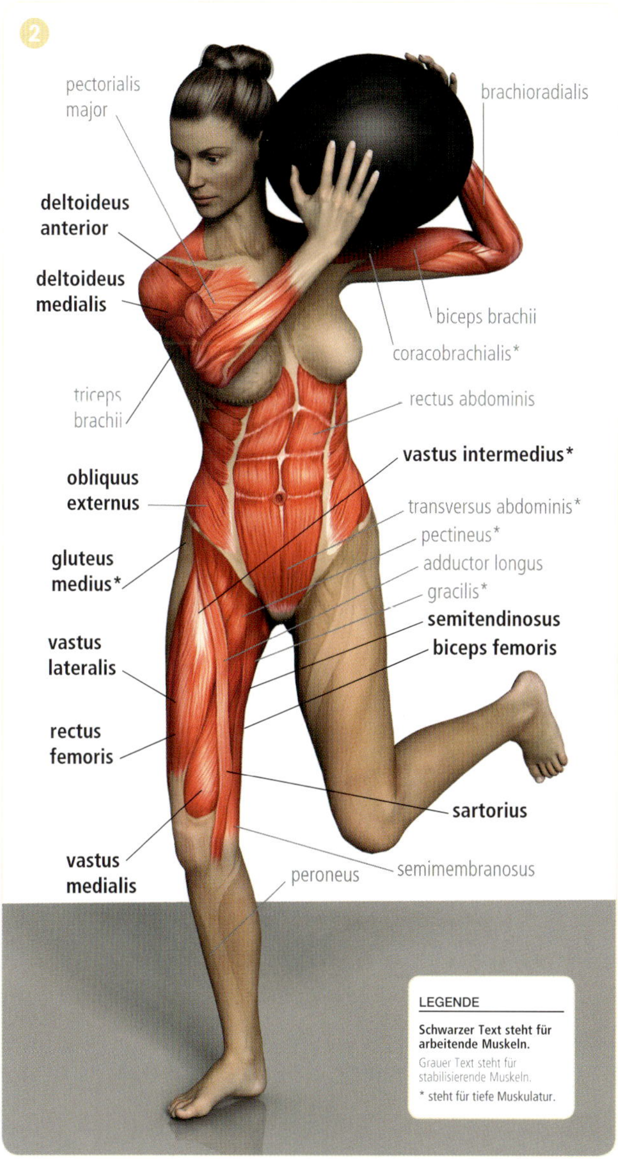

AM SEILZUG

ACHTEN SIE DARAUF,

- dass der Boden-Rumpf-Winkel während der Bewegung nie kleiner als 45° wird,
- dass Sie bei der Bewegung den Rücken durchdrücken,
- dass sich alle Gelenke gleichzeitig und mit der gleichen Geschwindigkeit bewegen.

VERMEIDEN SIE,

- die Knie durchzudrücken, ehe Sie Rücken und Hüften gestreckt haben,
- den Rücken rund zu machen,
- die Schultern hochzuziehen oder den Kopf zu senken,
- die Knie nach innen oder außen wandern zu lassen.

Ausgangsposition: Stellen Sie die Füße etwas mehr als schulterbreit auseinander und greifen Sie den Seilzug mit beiden Händen mittig vor dem Körper. Vgl. Abb. 1, S. 49.

Aktion: Lassen Sie das Becken nach hinten unten fallen, sodass Ihre Oberschenkel sich möglichst parallel zum Boden befinden. Positionieren Sie Ihre Schultergelenke direkt über Ihren Füßen. Vergewissern Sie sich, dass Ihre Füße flach auf dem Boden stehen und Ihr Gewicht gleichmäßig verteilt ist. Heben Sie Brustkorb und Kopf und spannen Sie Ihre Bauchmuskeln an. Atmen Sie in der tiefsten Position ein. Atmen Sie aus und schieben Ihren Rumpf nach oben und hinten und das Becken nach oben und vorne. Stemmen Sie die Füße in den Boden und strecken Sie die Beine, bis Sie aufrecht stehen.

Bewegungsablauf: Ihr Becken schiebt sich nach oben und vorne, während Wirbelsäule und Rumpf sich nach oben und hinten bewegen, Ihre Beine strecken sich und Ihr ganzer Körper bewegt sich nach oben, weg vom Boden.

AM SEILZUG

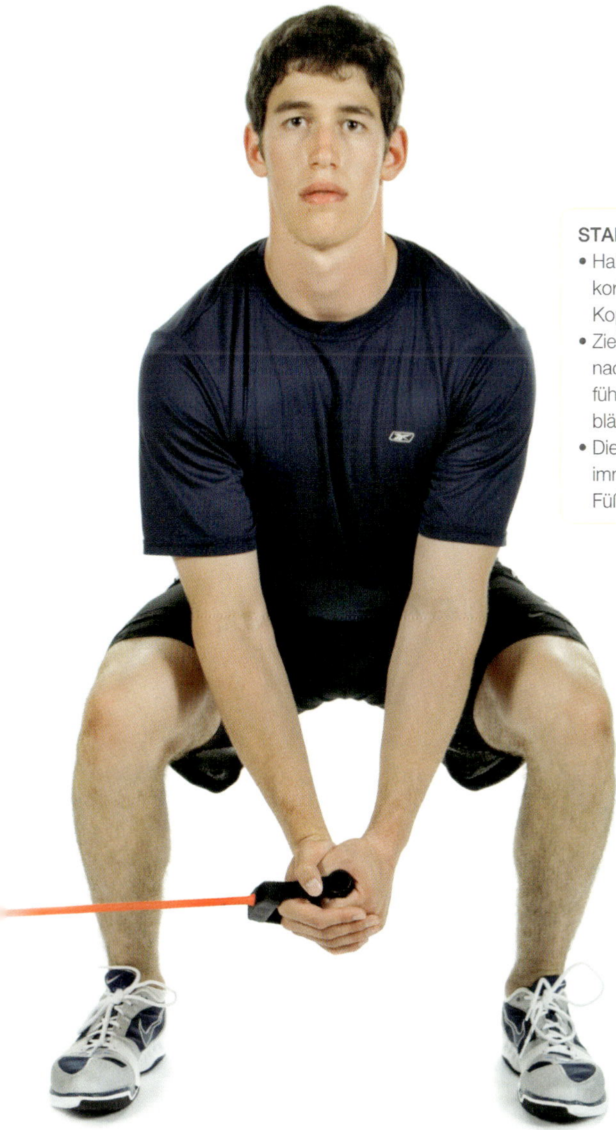

STABILISATION

- Halten Sie Ihren Brustkorb aufrecht und den Kopf hoch.
- Ziehen Sie die Schultern nach hinten unten und führen Sie die Schulterblätter zusammen.
- Die Knie befinden sich immer direkt über den Füßen.

AM SEILZUG

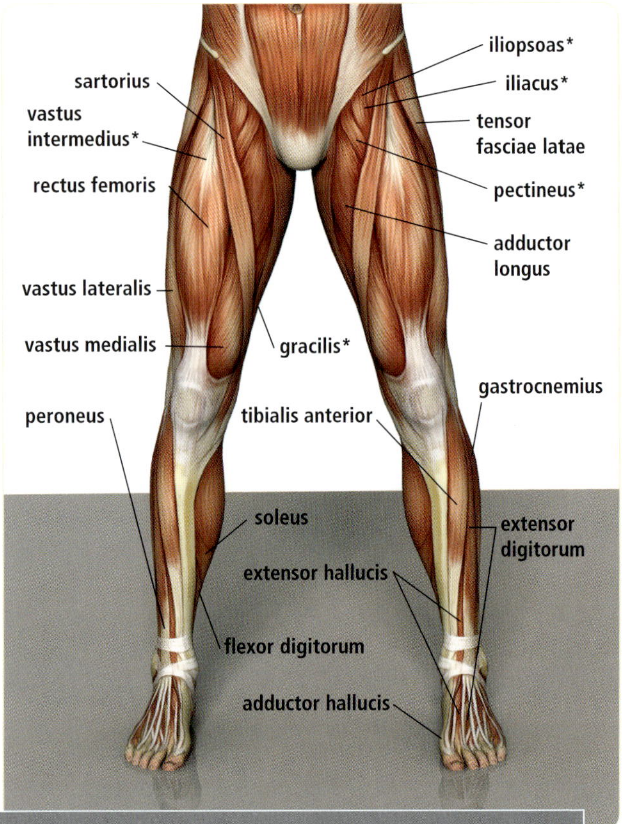

TRAINIERTE MUSKULATUR

- erector spinae
- rhomboideus
- latissimus dorsi
- teres major
- quadratus lumborum
- trapezius
- levator scapulae
- vastus lateralis
- vastus medialis
- vastus intermedius
- rectus femoris
- soleus
- biceps femoris
- semitendinosus
- semimembranosus
- gastrocnemius
- gluteus maximus
- rectus abdominis
- obliquus internus
- obliquus externus
- flexor digitorum
- deltoideus posterior
- adductor longus
- adductor magnus
- sartorius
- gracilis

AM SEILZUG

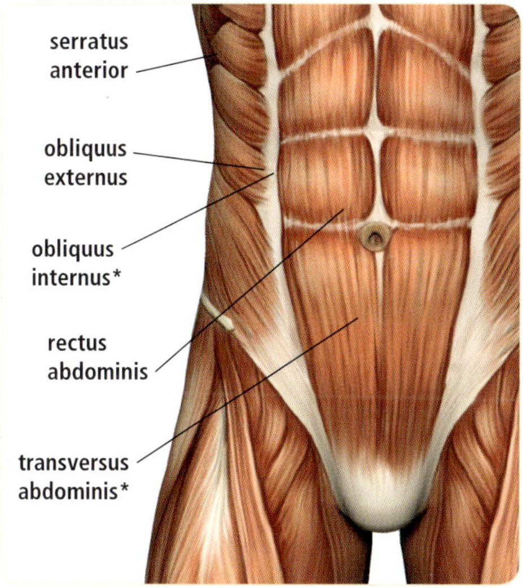

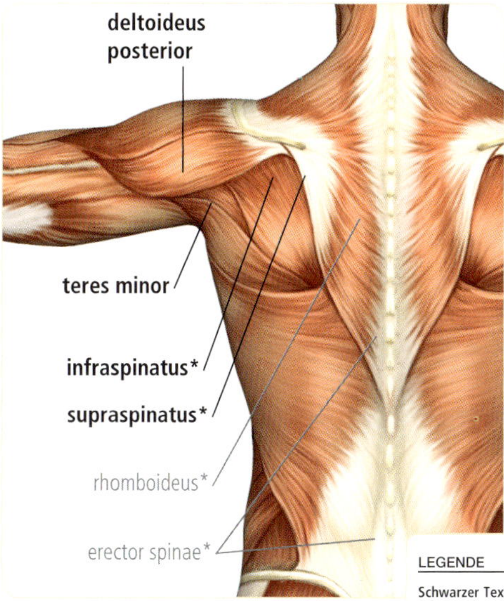

LEGENDE

Schwarzer Text steht für arbeitende Muskeln.

Grauer Text steht für stabilisierende Muskeln.

* steht für tiefe Muskulatur.

AM SEILZUG MIT GESTRECKTEN BEINEN

ACHTEN SIE DARAUF,

- dass Sie das Gewicht gleichmäßig über Hüften, Beine und Füße in den Boden abgeben,
- dass alle Bewegungen gleichzeitig passieren,
- dass Ihr Rückgrat vom Becken bis zum Kopf vollkommen stabil bleibt,
- dass Sie den Kopf aufrecht halten. Schauen Sie geradeaus.

Ausgangsposition: Halten Sie den Seilzug mit einer Hand neben dem Körper, sodass der Seilzug beide Beine kreuzt. Stehen Sie schulterbreit und legen Sie die freie Hand auf den Hinterkopf, der Ellbogen zeigt zur Seite. Beugen Sie die Knie leicht und halten Sie den Rücken gerade. Heben Sie das Becken an, sodass sich Kopf, Schultern und Hüften auf einer Linie senkrecht zum Boden befinden.

Aktion: Bücken Sie sich, indem Sie die Hüften nach hinten schieben und Ihre Brust nach vorne fallen lassen. Bauen Sie Spannung auf, beginnend bei den Händen, durch den Rücken hindurch bis hinunter zu den Fersen. Richten Sie sich durch Heben des Rückens und Vorschieben der Hüften wieder auf, bis Sie gerade stehen. Dabei halten Sie die Hand mit dem Seilzug stets neben Ihrem Bein. Ihre Schulter bleibt stabil.

Bewegungsablauf: Die Schultern bewegen sich nach oben hinten und die Hüften gleichzeitig nach vorn.

AM SEILZUG MIT GESTRECKTEN BEINEN

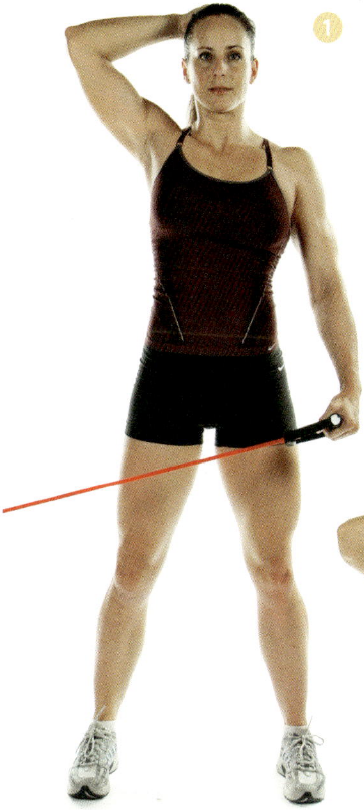

STABILISATION

- Richten Sie Brustkorb und Kopf auf, ziehen Sie Ihre Schultern nach hinten unten und führen Sie die Schulterblätter zusammen.
- Halten Sie die Hand am Seilzug ruhig.

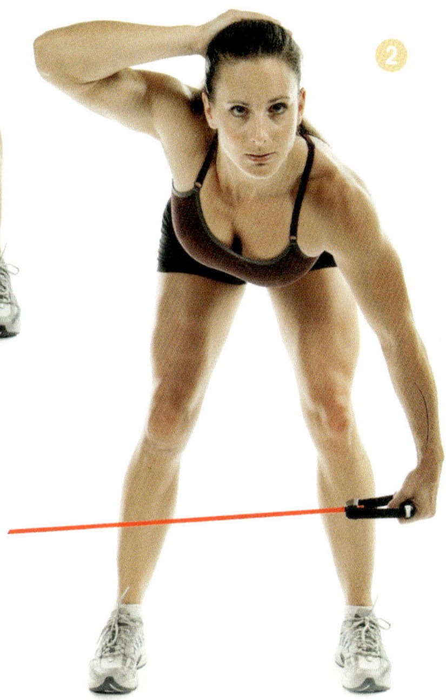

AM SEILZUG MIT GESTRECKTEN BEINEN

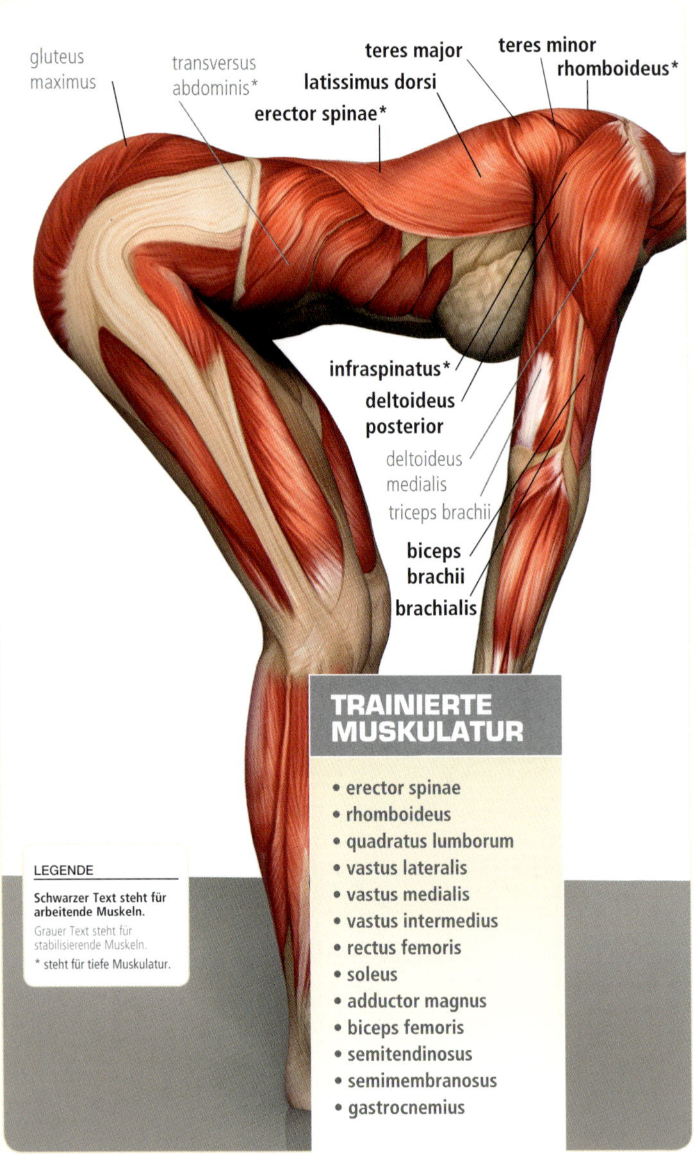

TRAINIERTE MUSKULATUR

- erector spinae
- rhomboideus
- quadratus lumborum
- vastus lateralis
- vastus medialis
- vastus intermedius
- rectus femoris
- soleus
- adductor magnus
- biceps femoris
- semitendinosus
- semimembranosus
- gastrocnemius

LEGENDE

Schwarzer Text steht für arbeitende Muskeln.

Grauer Text steht für stabilisierende Muskeln.

* steht für tiefe Muskulatur.

AM SEILZUG MIT GESTRECKTEN BEINEN

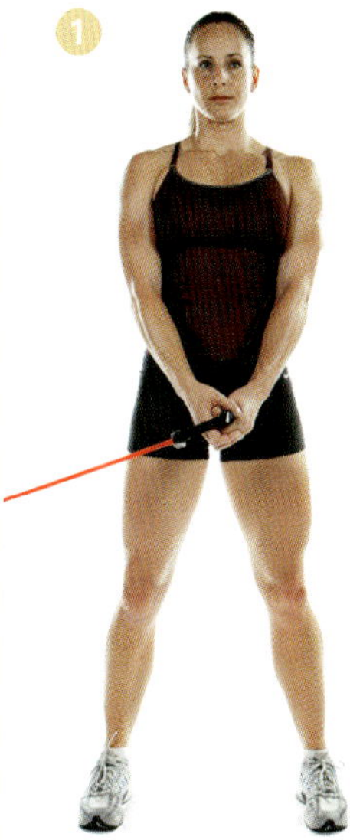

VARIANTE

Höherer Schwierigkeitsgrad: Halten Sie den Seilzug mit beiden Händen mittig vor dem Körper. Ausführung und Bewegungsablauf der Übung bleiben gleich.

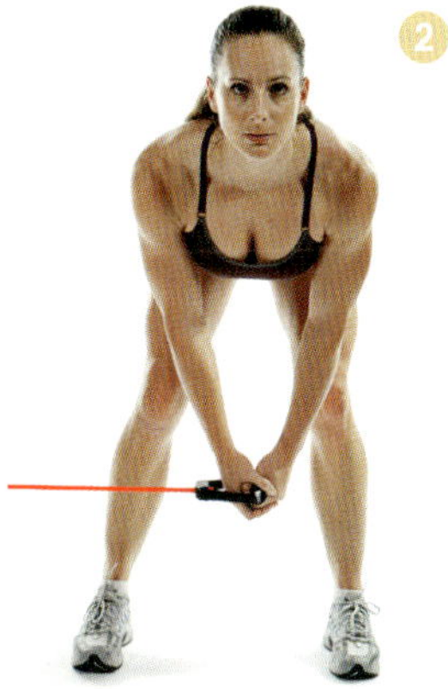

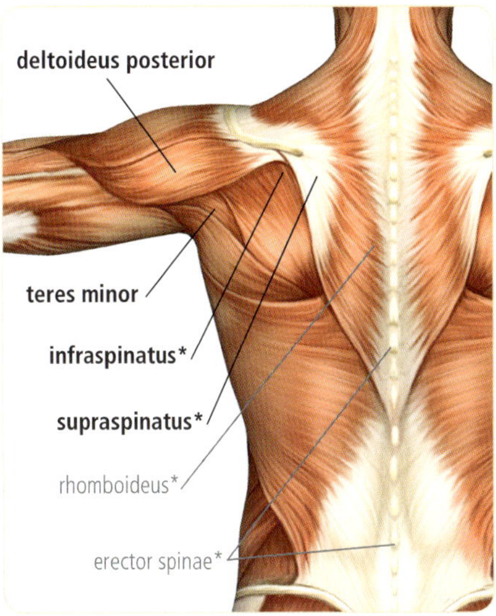

VERMEIDEN SIE,

- die Wirbelsäule bzw. den Oberkörper zu verdrehen,
- einen Rundrücken zu machen,
- dass Ihre Hüften während der Bewegung höher sind als Ihre Schultern,
- die Ellbogen zu beugen oder die Schultern hochzuziehen,
- dass sich der Seilzug vor den Zehenspitzen befindet.

SANDSACK-FLIP

ACHTEN SIE DARAUF,

- dass der Boden-Rumpf-Winkel während der Bewegung nie kleiner als 45° wird,
- dass Sie bei der Bewegung den Rücken leicht überstrecken,
- dass sich alle Gelenke gleichzeitig und mit der gleichen Geschwindigkeit bewegen.

VERMEIDEN SIE,

- die Knie durchzudrücken, ehe Sie Rücken und Hüften gestreckt haben,
- den Rücken rund zu machen,
- den Kopf sinken zu lassen,
- die Knie nach innen oder außen wandern zu lassen.

Ausgangsposition: Stellen Sie sich schulterbreit vor den Sandsack und greifen ihn mit beiden Händen. Beugen Sie die Knie und halten Sie die Wirbelsäule gerade in einem 45°-Winkel zur Senkrechten. Lassen Sie die Hüften nach hinten unten fallen, sodass Ihre Oberschenkel sich parallel zum Boden befinden (oder so nah an der Parallelen, wie ihre Dehnung es zulässt). Positionieren Sie Ihre Schultergelenke direkt über dem Sandsack. Vergewissern Sie sich, dass Ihre Füße flach auf dem Boden stehen und Ihr Gewicht gleichmäßig verteilt ist. Heben Sie Brustkorb und Kopf und spannen Sie Ihre Bauchmuskeln nach oben und innen an. Atmen Sie in der tiefsten Position ein.

Aktion: Atmen Sie aus und schieben Sie Ihren Rumpf nach oben und hinten und die Hüften nach oben und vorne. Stemmen Sie die Füße in den Boden, strecken Sie die Beine und ziehen den Sandsack kräftig und schnell hoch. Gehen Sie auf die Zehenspitzen. Ihre Hände bewegen sich nach oben und weg vom Körper. Richten Sie den Sandsack in einer flüssigen Bewegung auf und lassen Sie ihn los.

Bewegungsablauf: Ihr Becken schiebt sich nach oben und vorne, während Wirbelsäule und Rumpf sich nach oben und leicht nach hinten bewegen, Ihre Beine strecken sich und Ihr ganzer Körper bewegt sich nach oben, weg vom Boden.

1

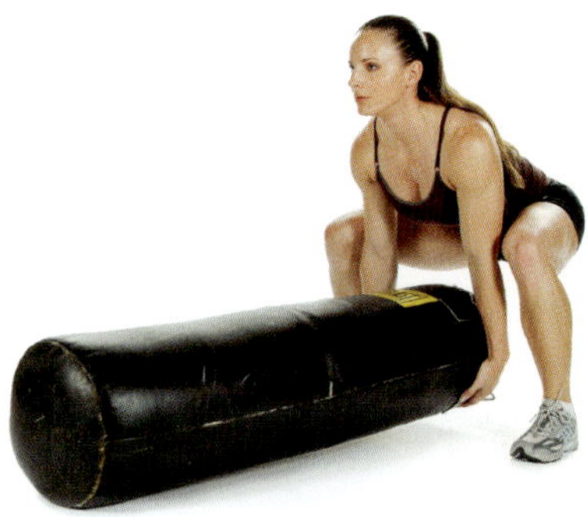

SANDSACK-FLIP

2

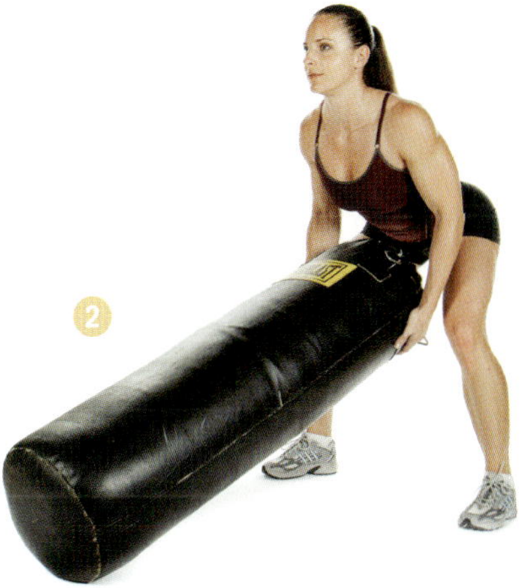

3

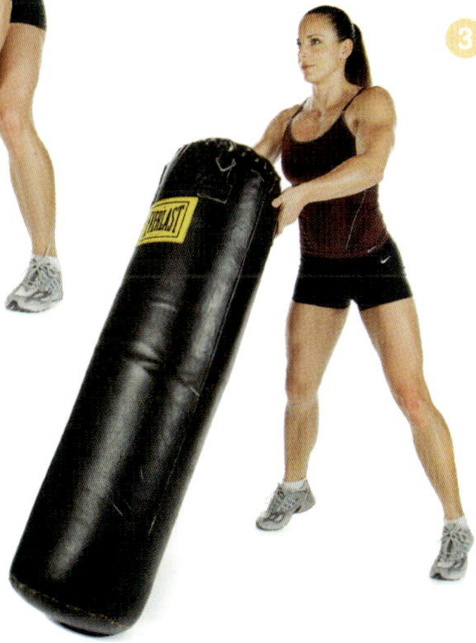

4

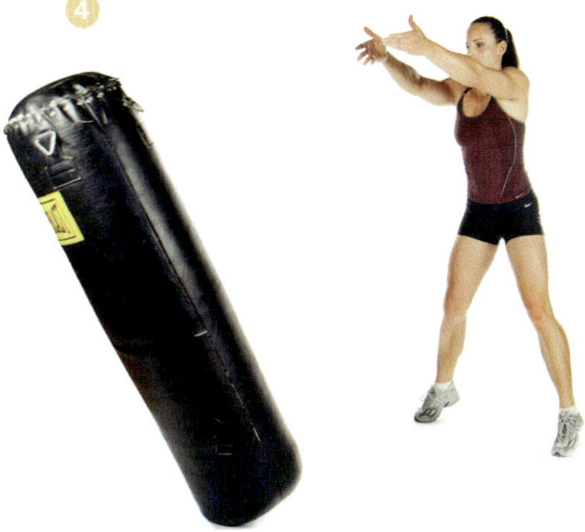

STABILISATION

- Halten Sie Ihren Brustkorb aufrecht und den Kopf hoch.
- Halten Sie die Wirbelsäule gerade und stabil.
- Die Knie befinden sich immer direkt über den Füßen.

SANDSACK-FLIP

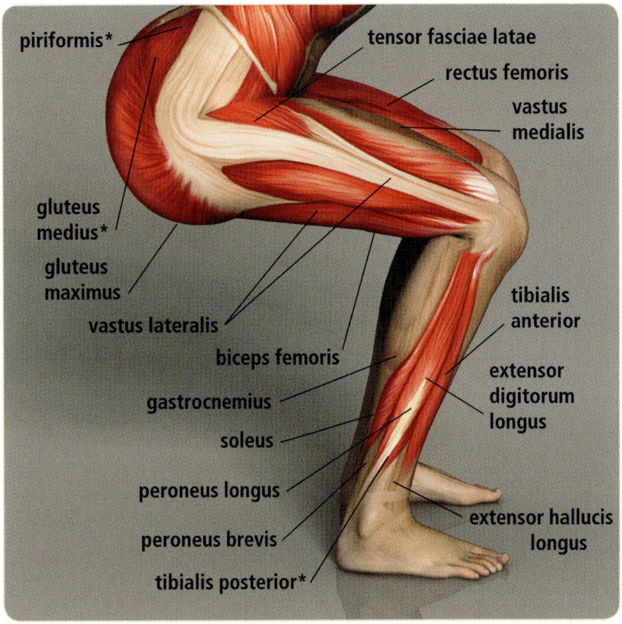

TRAINIERTE MUSKULATUR

- biceps femoris
- erector spinae
- gluteus maximus
- latissimus dorsi
- levator scapulae
- obliquus externus
- quadratus lumborum
- rectus femoris
- rhomboideus
- semimembranosus
- semitendinosus
- soleus
- trapezius
- vastus lateralis
- vastus medialis

SANDSACK-FLIP

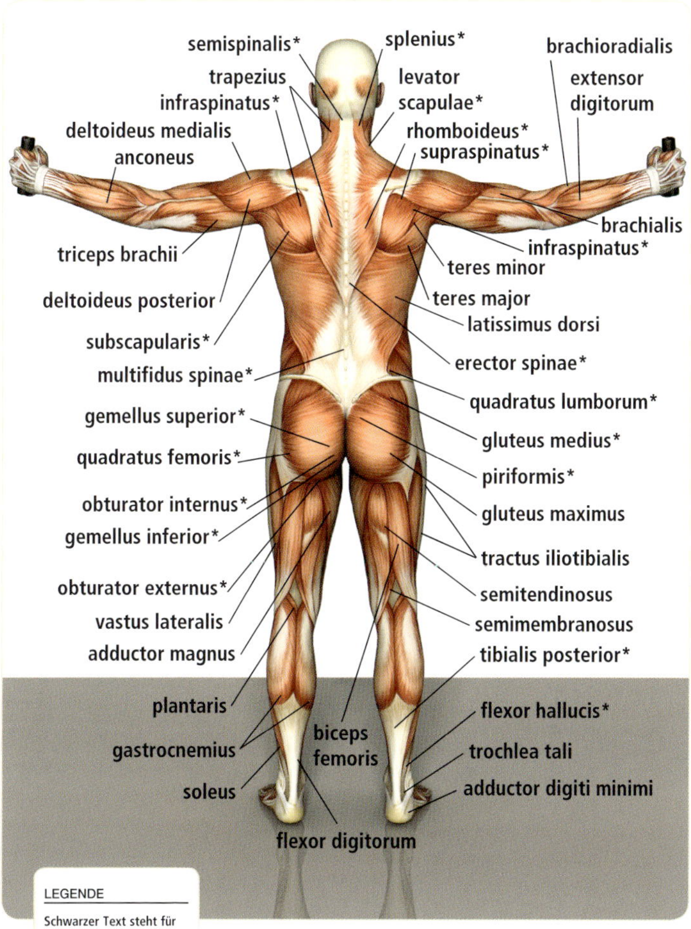

LEGENDE

Schwarzer Text steht für arbeitende Muskeln.

Grauer Text steht für stabilisierende Muskeln.

* steht für tiefe Muskulatur.

MIT DER KURZHANTEL

Ausgangsposition: Sie stehen etwas breiter als schulterbreit. Fassen Sie die Hantel auf dem Boden mit einer Hand (die Handfläche zeigt nach innen). Legen Sie die andere Hand an den Hinterkopf, der Ellbogen zeigt zur Seite. Ihre Knie stehen direkt über Ihren Zehen. Halten Sie den Rücken gerade.

Aktion: Beugen Sie sich so tief, wie Sie können, ohne die Rückenhaltung aufzugeben. Lassen Sie die Hüften nach hinten unten fallen, sodass Ihre Oberschenkel sich parallel zum Boden befinden (oder so nah an der Parallelen, wie ihre Dehnung es zulässt). Positionieren Sie Ihre Schultergelenke direkt über Ihren Füßen. Vergewissern Sie sich, dass Ihre Füße flach auf dem Boden stehen und Ihr Gewicht gleichmäßig verteilt ist. Heben Sie Brustkorb und Kopf und spannen Sie Ihre Bauchmuskeln nach oben und innen an. Atmen Sie in der tiefsten Position ein. Atmen Sie wieder aus und schieben Sie dabei Ihren Rumpf nach oben und hinten und die Hüften nach oben und vorne. Stemmen Sie die Füße in den Boden und strecken Sie die Beine. Ziehen Sie die Hantel mit oberem Rücken und Schultern nach oben, bis Sie eine aufrechte Haltung erreicht haben.

Bewegungsablauf: Ihr Becken schiebt sich nach oben und vorne, während Wirbelsäule und Rumpf sich nach oben und hinten bewegen, Ihre Beine strecken sich. Ihr ganzer Körper bewegt sich nach oben, weg vom Boden.

ACHTEN SIE DARAUF,

- dass der Boden-Rumpf-Winkel während der Bewegung nie kleiner als 45° wird,
- dass Sie bei der Bewegung den Rücken durchdrücken,
- dass sich alle Gelenke gleichzeitig und mit der gleichen Geschwindigkeit bewegen,
- dass Sie die Hantel auf einer geraden senkrechten Linie absenken.

MIT DER KURZHANTEL

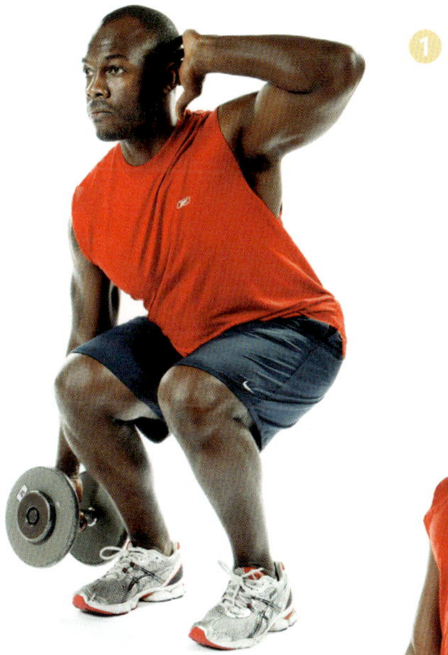

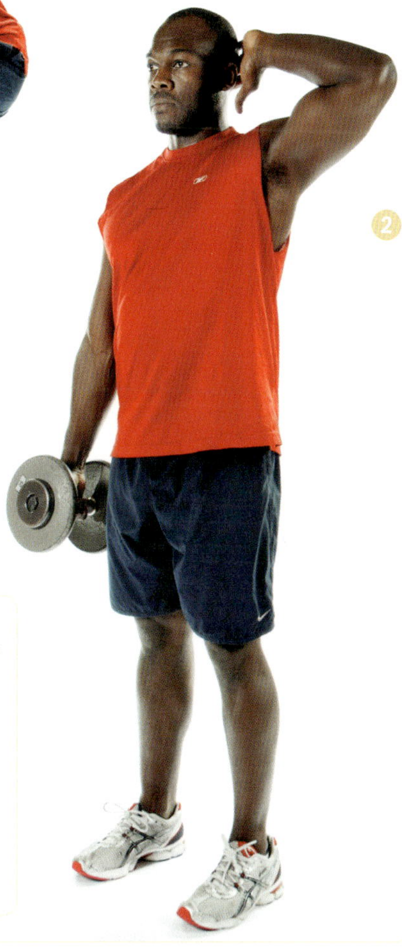

STABILISATION

- Halten Sie Ihren Brustkorb aufrecht und den Kopf hoch.
- Ziehen Sie die Schultern nach hinten unten und führen Sie die Schulterblätter zusammen.
- Die Knie befinden sich immer direkt über den Füßen.

MIT DER KURZHANTEL

VERMEIDEN SIE,

- die Knie durchzudrücken, ehe Sie Rücken und Hüften gestreckt haben,
- den Rücken rund zu machen,
- die Schultern hochzuziehen oder den Kopf zu senken,
- die Knie nach innen oder außen wandern zu lassen,
- den Rumpf, das Becken oder die Schultern zu verdrehen.

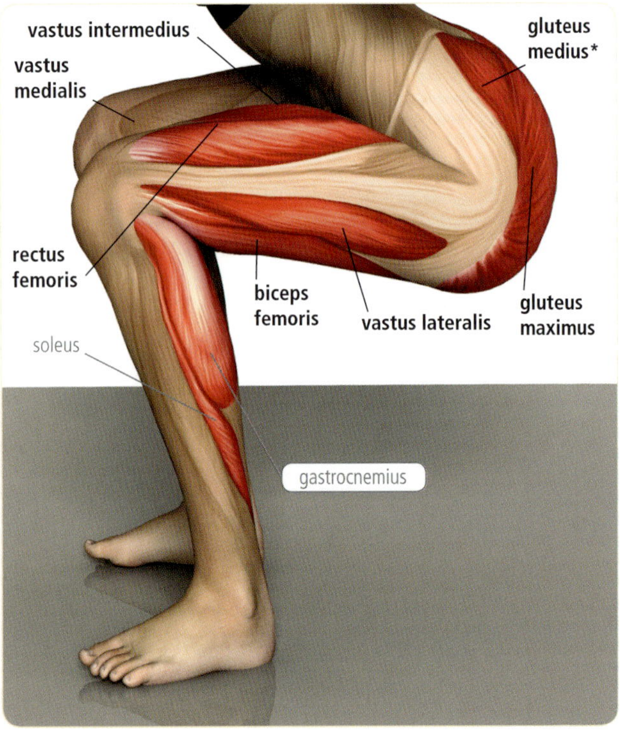

TRAINIERTE MUSKULATUR

- erector spinae
- rhomboideus
- latissimus dorsi
- teres major
- quadratus lumborum
- trapezius
- levator scapulae
- vastus lateralis
- vastus medialis
- vastus intermedius
- rectus femoris
- soleus
- biceps femoris
- semitendinosus
- semimembranosus
- gastrocnemius
- adductor magnus
- adductor longus
- gracilis
- adductor brevis
- gluteus maximus
- rectus abdominis
- obliquus internus
- obliquus externus
- flexor digitorum
- deltoideus posterior
- latissimus dorsi
- obturator externus
- gluteus medius
- piriformis

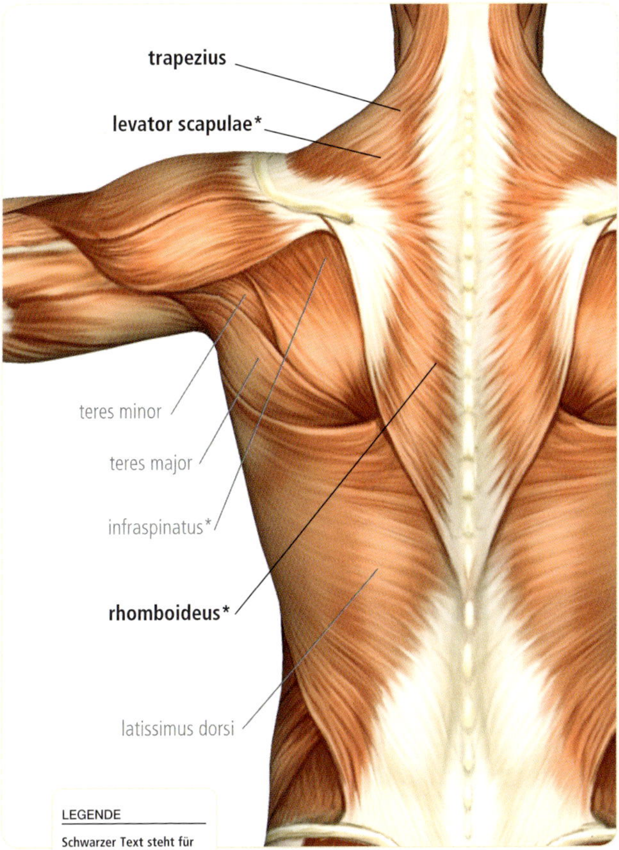

LEGENDE

Schwarzer Text steht für arbeitende Muskeln.

Grauer Text steht für stabilisierende Muskeln.

* steht für tiefe Muskulatur.

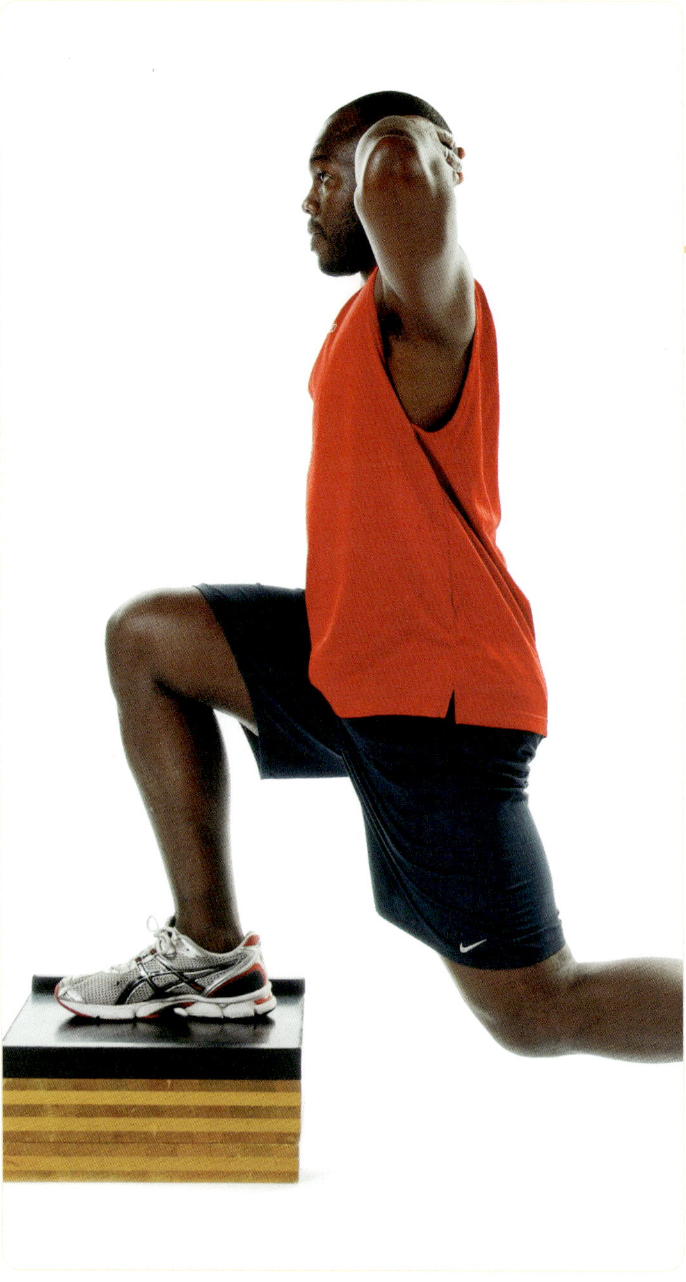

AUSFALLSCHRITT

Damit Ihr Körper richtig funktioniert, müssen Beine, Hüften und Rücken stark, stabil und beweglich sein. Ausfallschritte trainieren diese drei Körperteile in einer einzigen Bewegung. Verletzungen des unteren Rückens und der Knie sowie bandscheibenbedingte Erkrankungen gibt es zuhauf. Die überwältigende Mehrheit dieser Verletzungen ist durch mangelnde Kraft, Instabilität und Unbeweglichkeit bedingt. Ein regelmäßiges Üben von Ausfallschritten wird zweifellos die Kraft, Stabilität und Beweglichkeit verbessern und die Gefahr entsprechender Verletzungen verringern.

Die beteiligten Gelenke sind Sprunggelenk, Knie und Hüfte, die beteiligten Muskeln sind alle Beinmuskeln und die Muskulatur von Gesäß, unterem Rücken und Bauch. Diese Übung dient vor allem der Kraft, Stabilität und Beweglichkeit von Beinen und Hüften.

AUS DEM STAND

Ausgangsposition: Sie stehen mit geschlossenen Füßen und den Händen an den Hüften.

Aktion: Halten Sie Ihren Kopf aufrecht und die Wirbelsäule gerade. Ihre Hände bleiben an den Hüften. Machen Sie jetzt einen Schritt nach vorn. Dabei lassen Sie den Oberschenkel fallen, bis er sich parallel zum Boden befindet und das vordere Knie in einem rechten Winkel gebeugt ist. Das hintere Knie fällt gerade nach unten, sodass das hintere Bein ebenfalls in einem rechten Winkel gebeugt ist; Wirbelsäule und Oberschenkel bilden eine gerade Linie. Der hintere Fuß hebt dabei vom Boden ab und Sie balancieren auf den Zehen. Durch Strecken der Beine kehren Sie in die Ausgangsposition zurück.

Bewegungsablauf: Die Bewegungsrichtung verläuft nach vorne unten. Ihre Wirbelsäule bleibt aufrecht und wird durch den Schritt und das Absenken nach vorne und unten verschoben.

ACHTEN SIE DARAUF,
- dass Ihr Becken seine Position beibehält (nicht vorbeugen),
- dass Ihre Wirbelsäule bei der Auf- und-ab-Bewegung ihre Position nicht verändert,
- dass sich Ihre Beine nicht zur Seite bewegen.

VERMEIDEN SIE,
- mit der Ferse des vorderen Fußes vom Boden abzuheben,
- das Becken oder den Rumpf zu verdrehen.

1

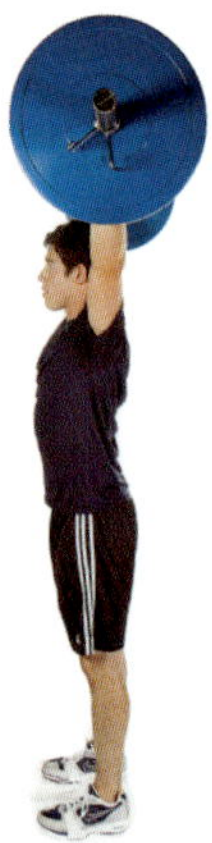

VARIANTE
Höherer Schwierigkeitsgrad: Halten Sie eine Langhantel über dem Kopf oder Kurzhanteln an den Seiten. Ausführung und Bewegungsablauf der Übung bleiben gleich.

2

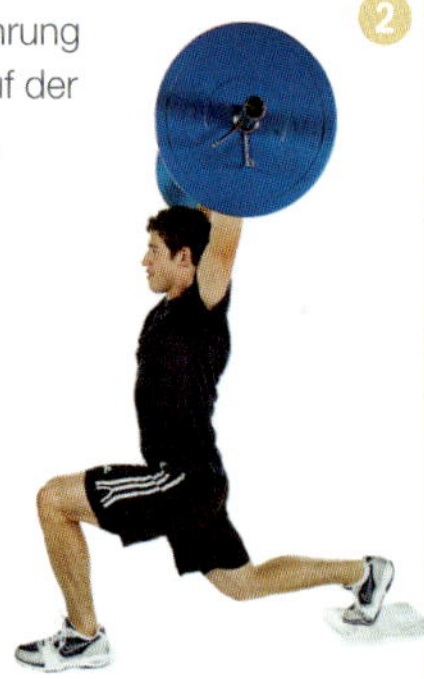

AUS DEM STAND

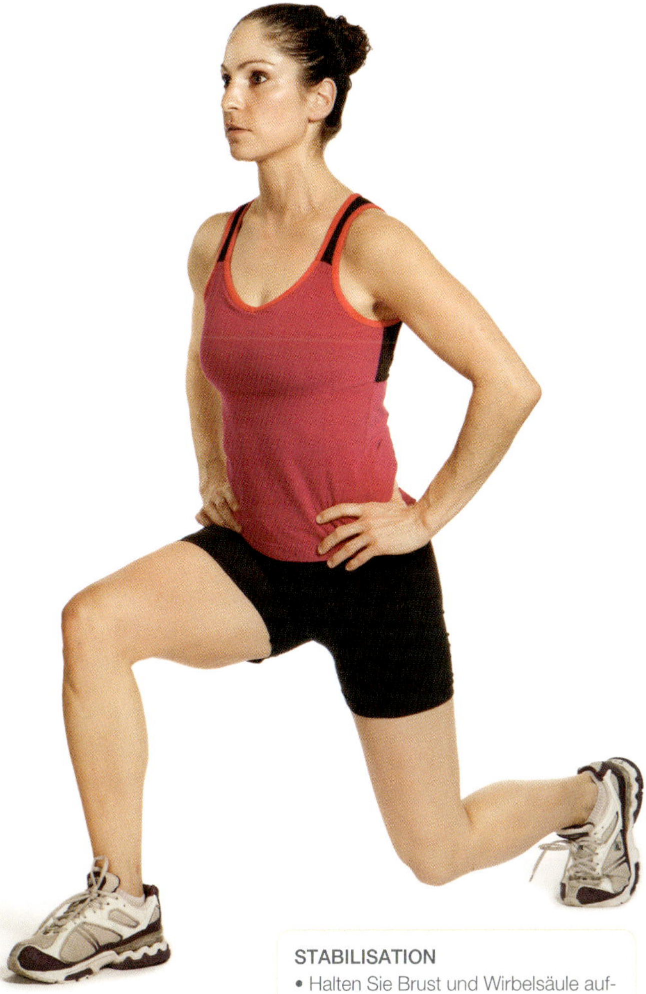

STABILISATION

- Halten Sie Brust und Wirbelsäule aufrecht, spannen Sie den Bauch an.
- Verteilen Sie Ihr Gewicht gleichmäßig auf den gesamten vorderen Fuß, das vordere Bein trägt das Hauptgewicht.
- Der hintere Fuß steht auf den Zehen.

AUS DEM STAND

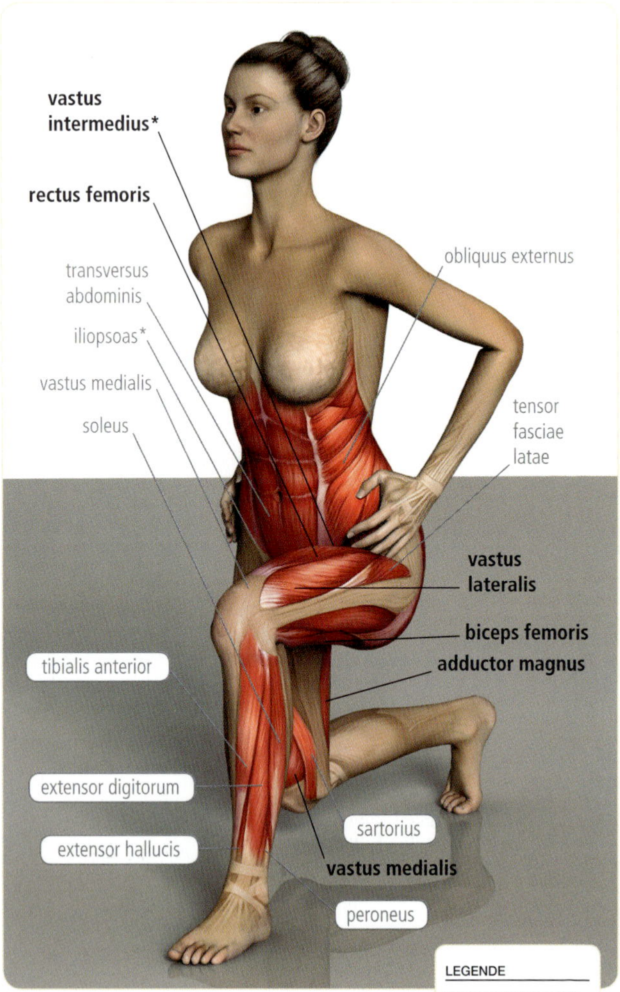

LEGENDE

Schwarzer Text steht für arbeitende Muskeln.

Grauer Text steht für stabilisierende Muskeln.

* steht für tiefe Muskulatur.

AUS DEM STAND

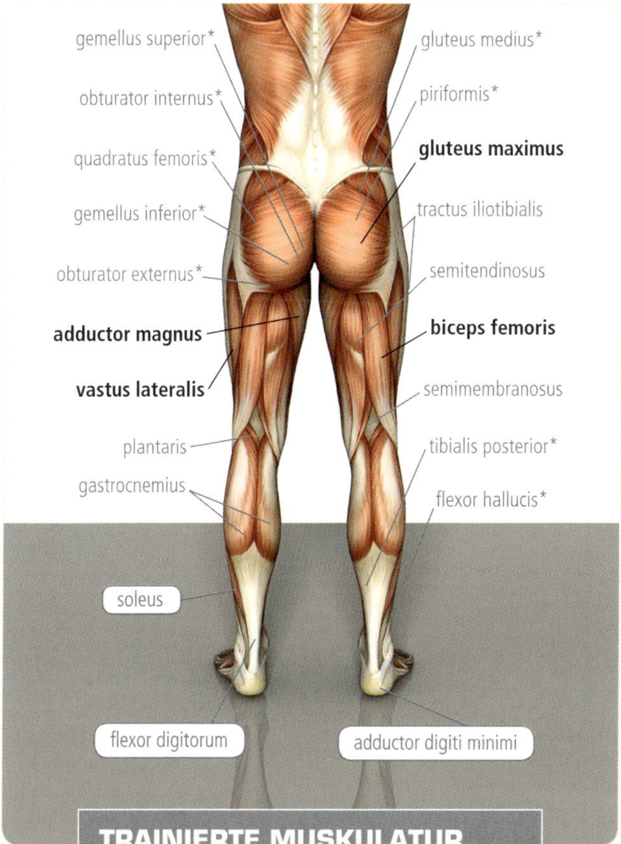

TRAINIERTE MUSKULATUR

- adductor magnus
- biceps femoris
- gluteus maximus
- rectus femoris
- vastus intermedius
- vastus lateralis
- vastus medialis

MIT DREHUNG

Ausgangsposition: Sie stehen mit geschlossenen Füßen und fassen mit beiden Händen einen Medizinball in Brusthöhe. Die Arme sind leicht gestreckt.

Aktion: Halten Sie Ihren Kopf aufrecht und die Wirbelsäule gerade. Mit ausgestreckten Armen machen Sie jetzt einen Schritt nach vorn. Dabei lassen Sie den Oberschenkel fallen, bis er sich parallel zum Boden befindet und das vordere Knie in einem rechten Winkel gebeugt ist. Das hintere Knie fällt gerade nach unten, sodass das hintere Bein ebenfalls in einem rechten Winkel gebeugt ist; Wirbelsäule und Oberschenkel bilden eine gerade Linie. Der hintere Fuß hebt dabei vom Boden ab und Sie balancieren auf den Zehen. Gleichzeitig mit dem Ausfallschritt bewegen Sie den Medizinball in einem 45°-Winkel zur Seite. Die Arme bleiben dabei leicht gebeugt und stets auf Brusthöhe.

Bewegungsablauf: Die Übung besteht aus einer Vorwärts- und einer Abwärtsbewegung. Die Wirbelsäule bleibt aufrecht und wird durch den Schritt und das Absenken nach vorne und unten verschoben. Durch Strecken der Beine kehren Sie zur Ausgangsposition zurück. Gleichzeitig bringen Sie auch den Medizinball in die Ausgangsposition zurück. Wiederholen Sie die Übung mit dem anderen Bein.

ACHTEN SIE DARAUF,

- dass Ihr Becken seine Position beibehält,
- dass Ihre Wirbelsäule bei der Auf-und-ab-Bewegung ihre Position nicht verändert,
- dass sich Ihre Beine nicht zur Seite bewegen.

VERMEIDEN SIE,

- mit der Ferse des vorderen Fußes dabei vom Boden abzuheben,
- das Becken oder den Rumpf zu verdrehen.

MIT DREHUNG

1

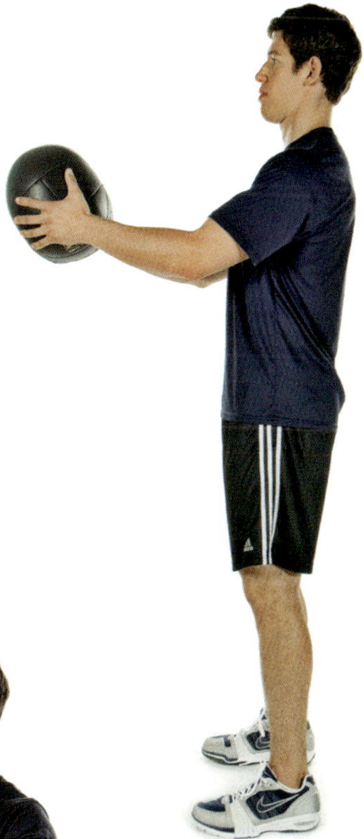

STABILISATION

- Halten Sie Brust und Wirbelsäule aufrecht, spannen Sie den Bauch an.
- Verteilen Sie Ihr Gewicht gleichmäßig auf den gesamten vorderen Fuß, das vordere Bein trägt das Hauptgewicht.
- Der hintere Fuß steht auf den Zehen.

2

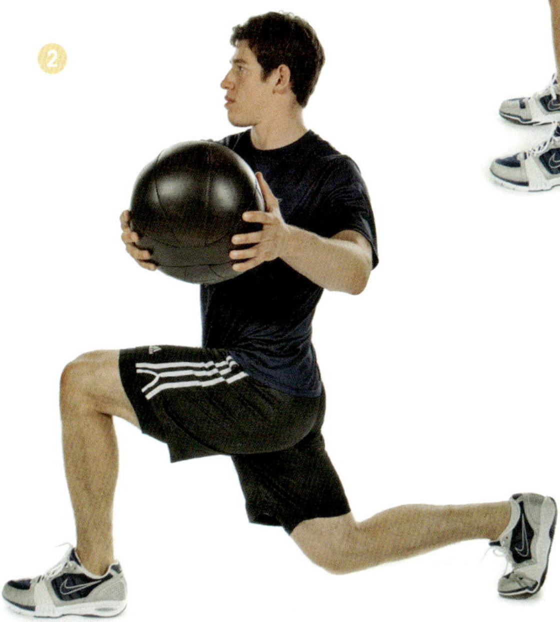

MIT DREHUNG

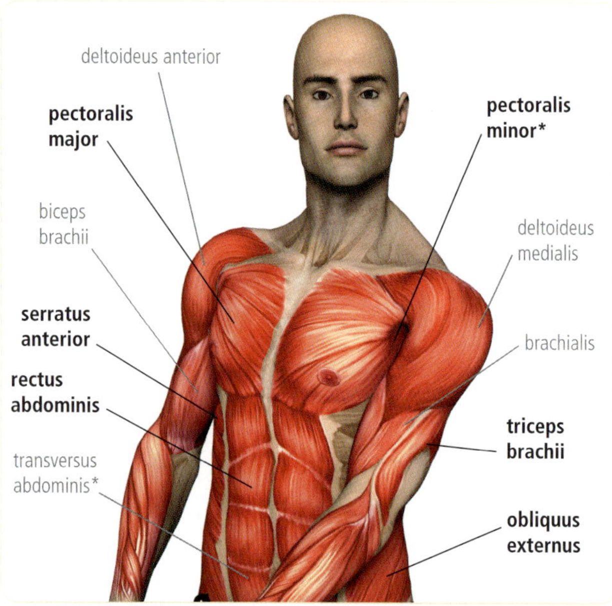

TRAINIERTE MUSKULATUR

- gluteus maximus
- vastus lateralis
- vastus medialis
- vastus intermedius
- biceps femoris
- rectus femoris
- adductor magnus
- erector spinae
- soleus
- tibialis anterior

MIT DREHUNG

LEGENDE

Schwarzer Text steht für arbeitende Muskeln.

Grauer Text steht für stabilisierende Muskeln.

* steht für tiefe Muskulatur.

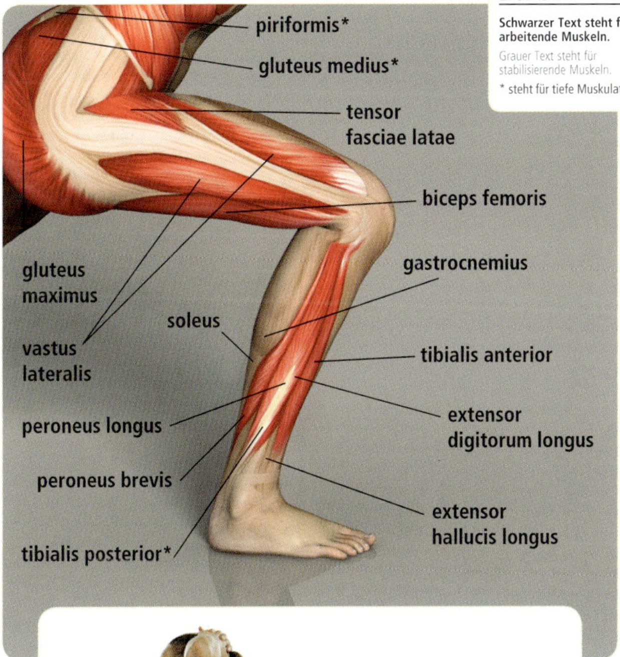

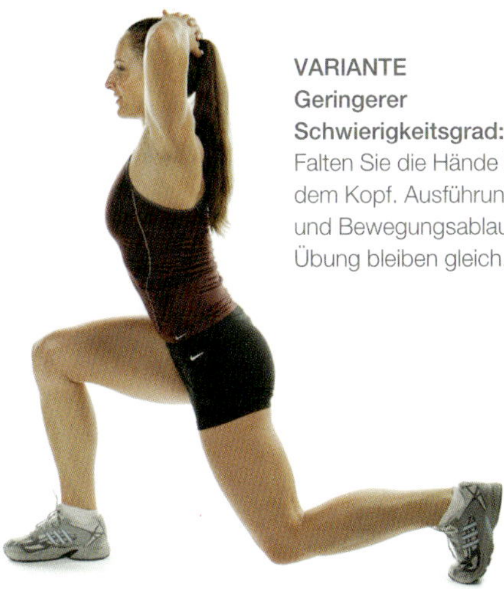

VARIANTE

Geringerer Schwierigkeitsgrad: Falten Sie die Hände hinter dem Kopf. Ausführung und Bewegungsablauf der Übung bleiben gleich.

SEITLICH

AUSFALL-SCHRITT

Ausgangsposition: Sie stehen gerade mit geschlossenen Füßen und den Händen an den Hüften.

Aktion: Machen Sie einen Ausfallschritt direkt zur Seite und schieben Sie dabei das Becken etwas nach hinten. Halten Sie die Wirbelsäule gerade. Gleichzeitig neigen Sie die Brust nach vorn und strecken die Arme aus, um das Gleichgewicht zu halten. Stoppen Sie die Bewegung, wenn sich der Oberschenkel des gebeugten Beins parallel zum Boden befindet. Das andere Bein sollte gestreckt sein. Ihre Hüfte steht auf einer Linie mit dem gebeugten Knie und das Knie über dem Fuß, aber auf keinen Fall vor den Zehen. Halten Sie die Oberarme parallel zum Boden. Durch Strecken der Beine kehren Sie in die Ausgangsposition zurück.

Bewegungsablauf: Sie bewegen sich zur Seite, Ihre Arme schwingen nach vorn und die Hüfte geht zurück. Ihr Rumpf senkt sich mit der Rückwärtsbewegung der Hüfte. Nutzen Sie ein Bein zum Abbremsen und Beschleunigen, der andere Fuß dient der Balance.

ACHTEN SIE DARAUF,

- dass Sie Arme und Hüften gleichzeitig und gegenläufig bewegen,
- dass Sie die Brust aufrecht halten und die Schultern unten lassen.

VERMEIDEN SIE,

- dass sich das Knie des gebeugten Beines über die Fußspitze hinausbewegt oder der Fuß vom Boden abhebt,
- den Rumpf mehr als 45° nach vorne zu neigen.

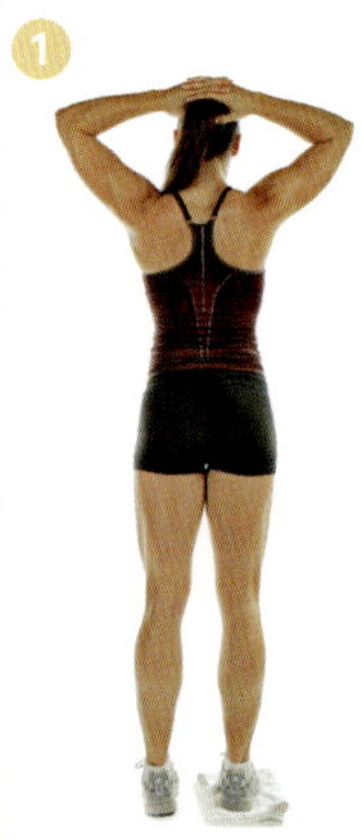

VARIANTE

Geringerer Schwierigkeitsgrad: Falten Sie die Hände hinter dem Kopf. Die Ellbogen zeigen zur Seite, die Schultern bleiben unten. Ausführung und Bewegungsablauf der Übung bleiben gleich. Wiederholen Sie die Übung auf der anderen Seite.

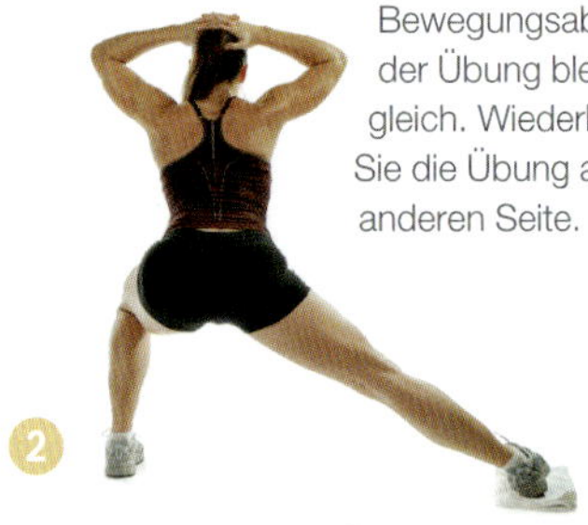

SEITLICH

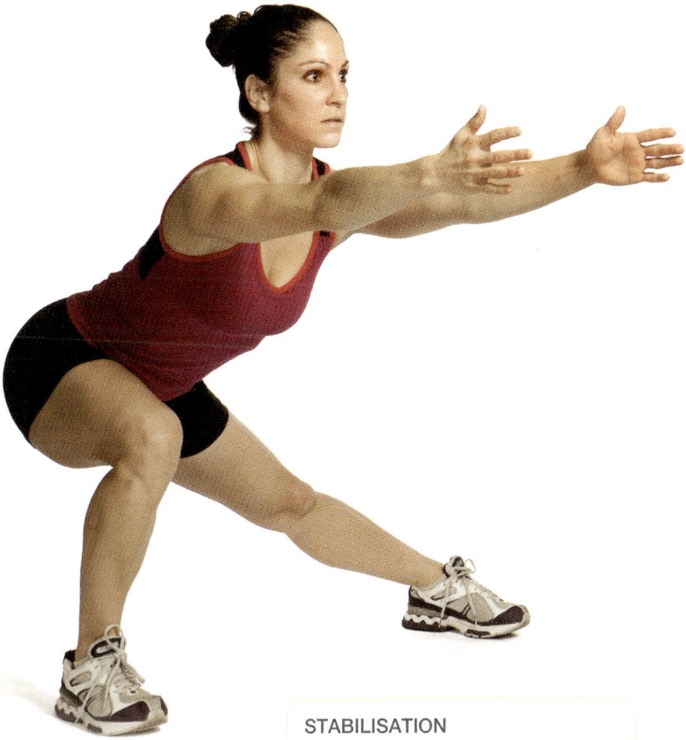

STABILISATION

- Halten Sie den Po rausgestreckt und die Brust aufrecht, benutzen Sie Ihre Arme als Gegengewicht zur Hüfte.
- Der Fuß des gestreckten Beins behält Kontakt mit dem Boden. Spannen Sie Ihre Oberschenkelmuskulatur an und verriegeln Sie das Kniegelenk.

SEITLICH

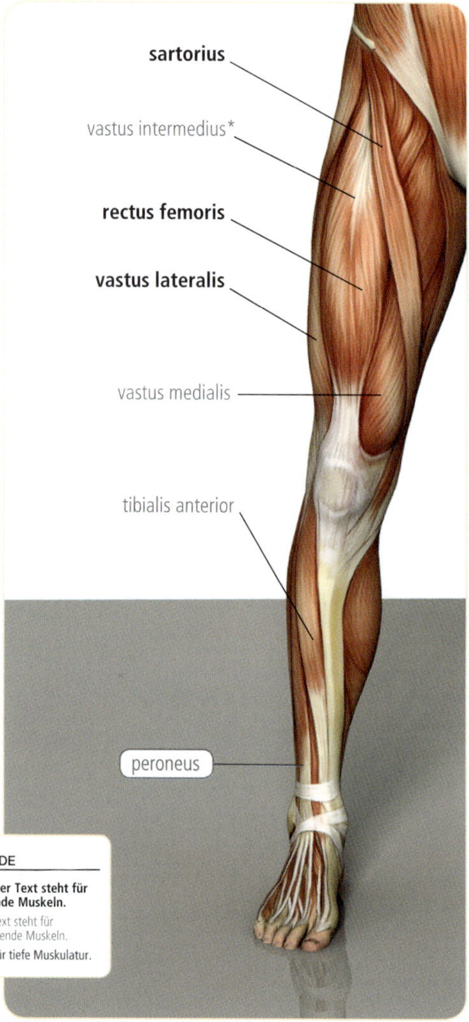

LEGENDE

Schwarzer Text steht für arbeitende Muskeln.

Grauer Text steht für stabilisierende Muskeln.

* steht für tiefe Muskulatur.

SEITLICH

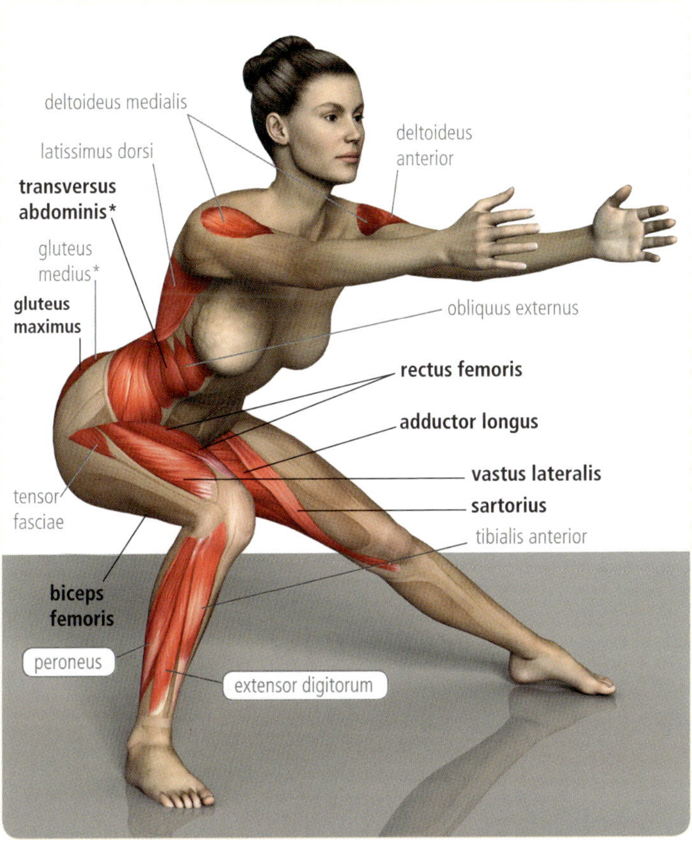

TRAINIERTE MUSKULATUR

- adductor longus
- adductor magnus
- biceps femoris
- gluteus maximus
- rectus femoris
- sartorius
- vastus lateralis

45°-SLIDE MIT HANDTUCH

Ausgangsposition: Sie stehen mit geschlossenen Füßen und legen die Hände hinter den Kopf. Ein Fuß steht mittig auf einem kleinen Handtuch.

Aktion: Schauen Sie geradeaus und halten Sie den Kopf aufrecht. Richten Sie die Wirbelsäule auf. Gleiten Sie mit dem Fuß auf dem Handtuch in einem 45°-Winkel seitlich nach hinten. Ihre Brust bewegt sich dabei nach vorn und Ihre Hüfte nach hinten. Achten Sie auf die gerade Haltung der Wirbelsäule. Stoppen Sie, wenn sich der Oberschenkel des Standbeins parallel zum Boden befindet und das gleitende Bein ganz gestreckt ist. Kehren Sie zum Ausgangspunkt zurück, indem Sie das Standbein in den Boden drücken und mit dem Fuß auf dem Handtuch wieder nach vorn neben den Standfuß gleiten. Die Hüfte bewegt sich vor und die Wirbelsäule richtet sich wieder auf.

Bewegungsablauf: Die Bewegungsrichtung von Hüfte und Becken ist seitlich nach hinten unten in einem 45°-Winkel. Die Wirbelsäule kippt leicht nach vorn, das Gewicht ruht auf dem Standbein. Das gleitende Bein bewegt sich mithilfe des Handtuchs. Der Fuß auf dem Handtuch trägt kein oder nur wenig Gewicht und dient vor allem der Balance. Das Standbein bestimmt die Bewegung.

ACHTEN SIE DARAUF,

- dass die Hüfte auf einer Linie mit dem gebeugten Knie steht,
- dass das gebeugte Knie direkt über dem Fuß steht,
- dass Sie die Brust aufrecht halten,
- dass sich der gleitende Fuß in einem 45°-Winkel nach hinten bewegt.

VERMEIDEN SIE,

- Beine und Hüfte nacheinander zu bewegen,
- die neutrale Position Ihrer Wirbelsäule bei der Bewegung zu verändern,
- die Schultern hochzuziehen.

45°-SLIDE MIT HANDTUCH

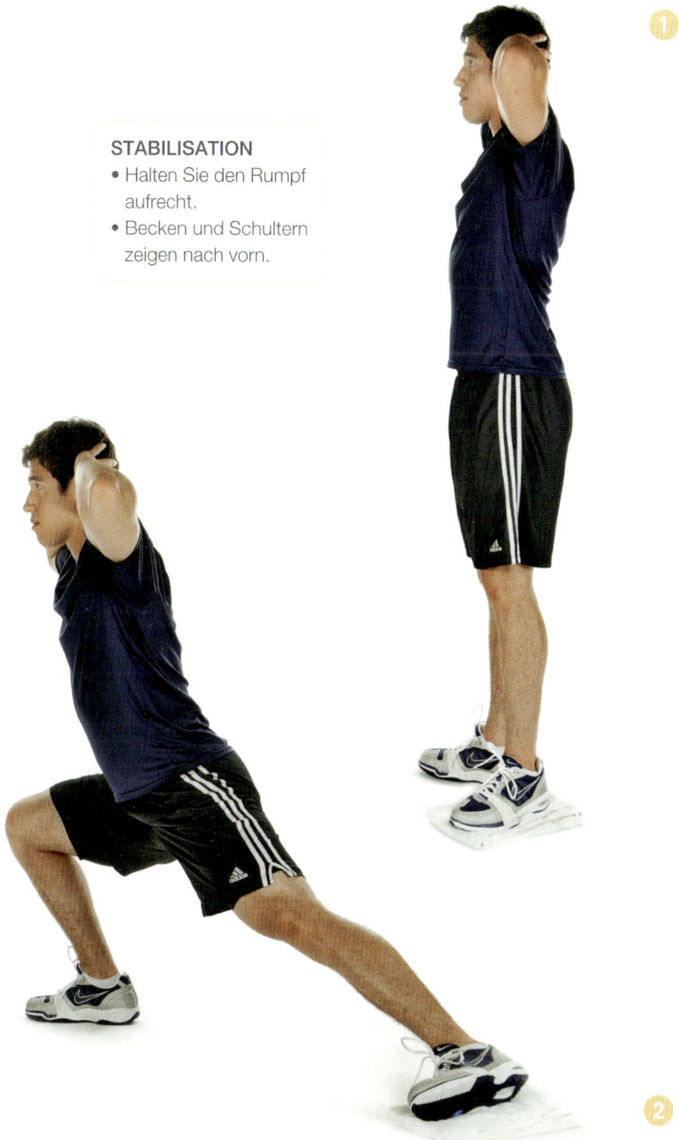

STABILISATION

- Halten Sie den Rumpf aufrecht.
- Becken und Schultern zeigen nach vorn.

45°-SLIDE MIT HANDTUCH

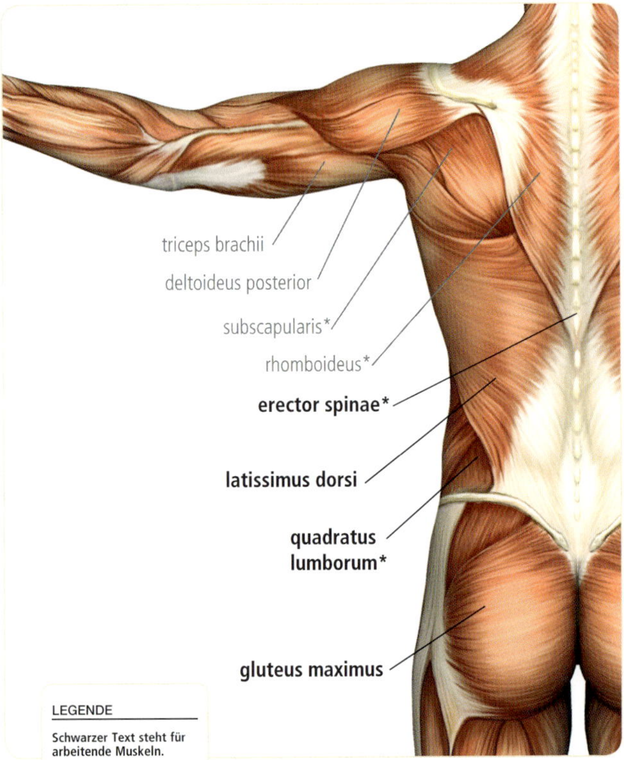

LEGENDE

Schwarzer Text steht für arbeitende Muskeln.

Grauer Text steht für stabilisierende Muskeln.

* steht für tiefe Muskulatur.

45°-SLIDE MIT HANDTUCH

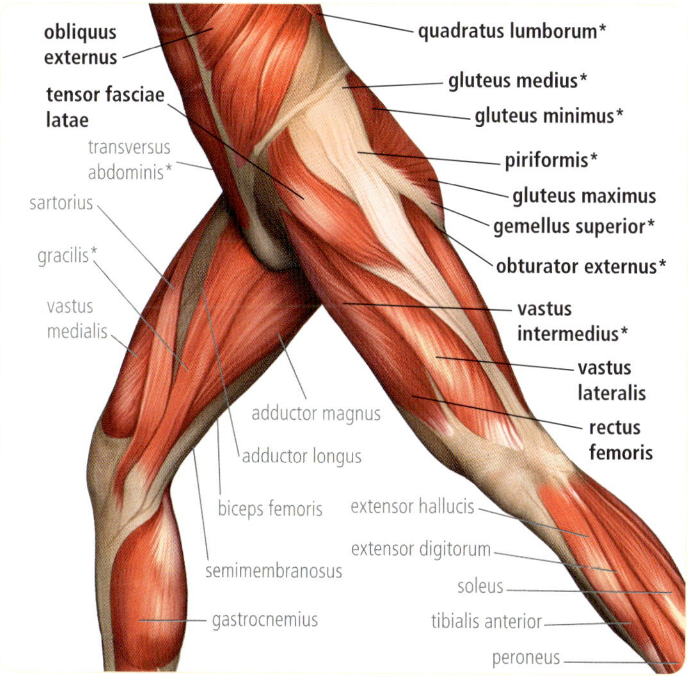

TRAINIERTE MUSKULATUR

- biceps femoris
- vastus lateralis
- vastus medialis
- rectus femoris
- sartorius
- adductor magnus
- adductor longus
- erector spinae
- transversus abdominis
- trapezius
- rhomboideus
- gluteus medius
- gluteus minimus
- tibialis anterior

SLIDE MIT HANDTUCH NACH HINTEN

ACHTEN SIE DARAUF,

- dass der Körper im Schwerpunkt ruht,
- dass Ihre Wirbelsäule neutral bleibt,
- dass der Fuß auf dem Handtuch direkt hinter den Standfuß gleitet.

Ausgangsposition: Sie stehen mit geschlossenen Füßen und legen die Hände hinter den Kopf. Ein Fuß steht mittig auf einem kleinen Handtuch, trägt aber kein bzw. nur wenig Gewicht.

Aktion: Schauen Sie geradeaus und halten Sie den Kopf aufrecht. Richten Sie die Wirbelsäule auf. Gleiten Sie mit dem Fuß auf dem Handtuch nach hinten, balancieren Sie auf den Zehen. Das Standbein wird gebeugt und die Hüfte senkt sich, bis das Kniegelenk einen 90°-Winkel bildet.
Kehren Sie zum Ausgangspunkt zurück, indem Sie den Standfuß in den Boden drücken, Knie und Hüfte strecken und gleichzeitig den Fuß auf dem Handtuch nach vorn neben den Standfuß ziehen, bis Sie schließlich wieder aufrecht stehen.

Bewegungsablauf: Hüfte und Becken bewegen sich in einem leichten Bogen nach hinten unten. Die Wirbelsäule bleibt aufrecht, das Gewicht ruht auf dem Standbein. Das gleitende Bein bewegt sich mithilfe des Handtuchs.

SLIDE MIT HANDTUCH NACH HINTEN

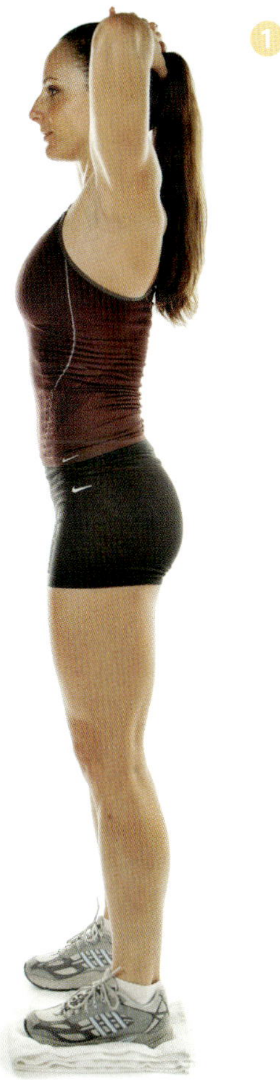

STABILISATION

- Halten Sie den Rumpf stabil und die Brust aufrecht.
- Hüfte und Schultern zeigen nach vorn.

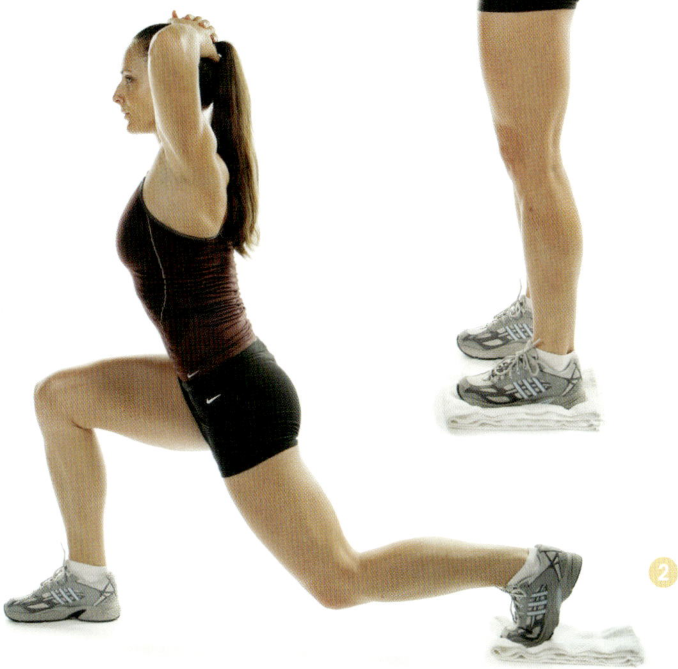

SLIDE MIT HANDTUCH NACH HINTEN

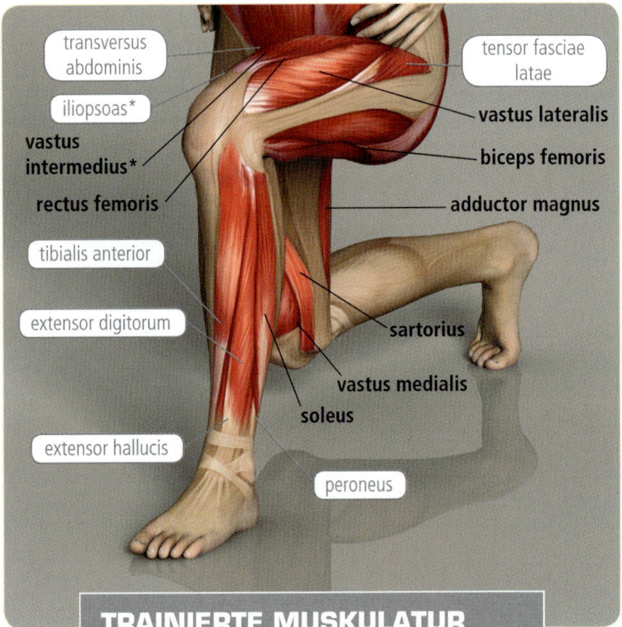

VERMEIDEN SIE,

- den Rücken zu überstrecken. Die Schultern sollten leicht vor den Hüften stehen.
- die Ferse des vorderen, nicht gleitenden Fußes dabei vom Boden abzuheben,
- den hinteren Fuß nach vorne zu reißen,
- das vordere Knie über die Zehen hinauszubewegen,
- das vordere Knie nach innen wandern zu lassen,
- das hintere Bein anzuspannen, um es gestreckt zu halten.

TRAINIERTE MUSKULATUR

- gluteus maximus
- vastus lateralis
- vastus medialis
- vastus intermedius
- rectus femoris
- biceps femoris
- adductor magnus
- iliopsoas
- erector spinae
- soleus
- tibialis anterior

SLIDE MIT HANDTUCH NACH HINTEN

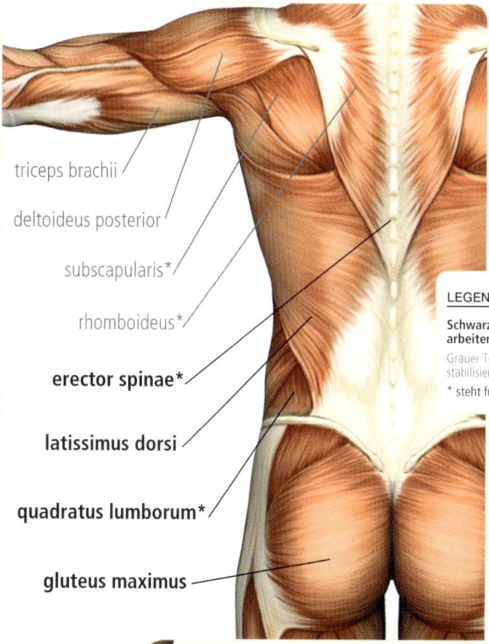

LEGENDE

Schwarzer Text steht für arbeitende Muskeln.

Grauer Text steht für stabilisierende Muskeln.

* steht für tiefe Muskulatur.

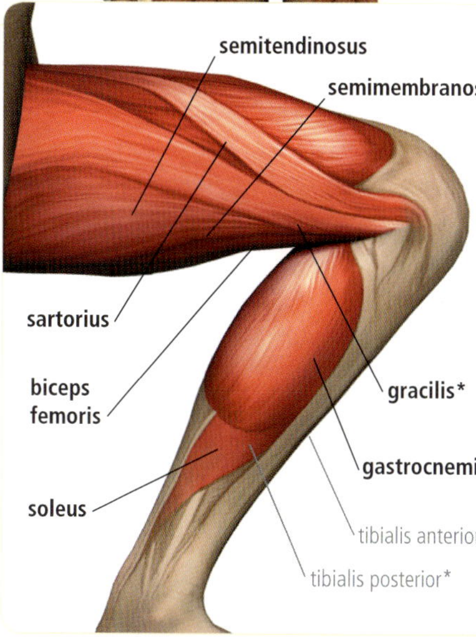

ÜBERKREUZ-SLIDE MIT HANDTUCH

ACHTEN SIE DARAUF,

- dass der Körper im Schwerpunkt ruht,
- dass Ihre Wirbelsäule neutral bleibt,
- dass das Handtuch in einem 45°-Winkel versetzt hinter den Standfuß gleitet.

VERMEIDEN SIE,

- dabei das Becken zu verdrehen,
- die Ferse des vorderen Fußes vom Boden abzuheben,
- den hinteren Fuß nach vorne zu reißen,
- das vordere Knie über die Zehen hinauszubewegen,
- das vordere Knie nach innen wandern zu lassen,
- das hintere Bein anzuspannen, um es gestreckt zu halten.

Ausgangsposition: Sie stehen mit geschlossenen Füßen und legen die Hände hinter den Kopf. Ein Fuß steht mittig auf einem kleinen Handtuch.

Aktion: Schauen Sie geradeaus und halten Sie den Kopf aufrecht. Richten Sie die Wirbelsäule auf. Gleiten Sie mit dem Fuß auf dem Handtuch in einem 45°-Winkel seitlich nach hinten. Ihre Brust bewegt sich dabei nach vorn und Ihre Hüfte nach hinten. Achten Sie auf die gerade Haltung der Wirbelsäule. Stoppen Sie, wenn sich der Oberschenkel des Standbeins parallel zum Boden befindet und das gleitende Bein ganz gestreckt ist. Kehren Sie zum Ausgangspunkt zurück, indem Sie das Standbein in den Boden drücken und mit dem Fuß auf dem Handtuch wieder nach vorn neben den Standfuß gleiten. Die Hüfte bewegt sich vor und die Wirbelsäule richtet sich wieder auf.

Bewegungsablauf: Die Bewegungsrichtung von Hüfte und Becken ist seitlich nach hinten unten in einem 45°-Winkel. Die Wirbelsäule kippt leicht nach vorn, das Gewicht ruht auf dem Standbein. Das gleitende Bein bewegt sich mithilfe des Handtuchs. Der Fuß auf dem Handtuch trägt kein oder nur wenig Gewicht und dient vor allem der Balance. Das Standbein bestimmt die Bewegung.

ÜBERKREUZ-SLIDE MIT HANDTUCH

1

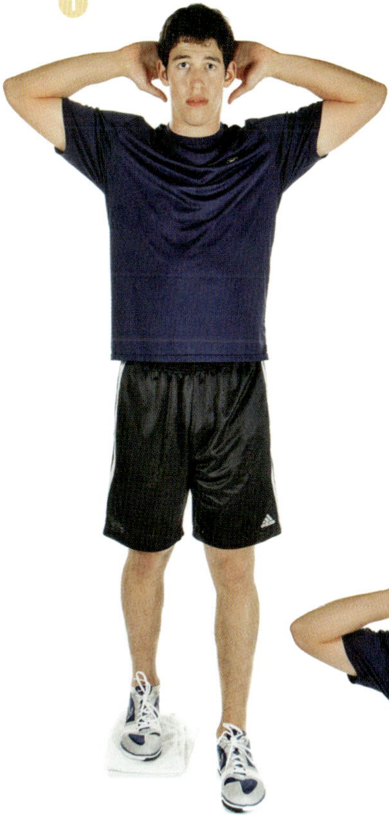

STABILISATION

- Halten Sie den Rumpf stabil und die Brust aufrecht.
- Hüften und Schultern zeigen nach vorn.

2

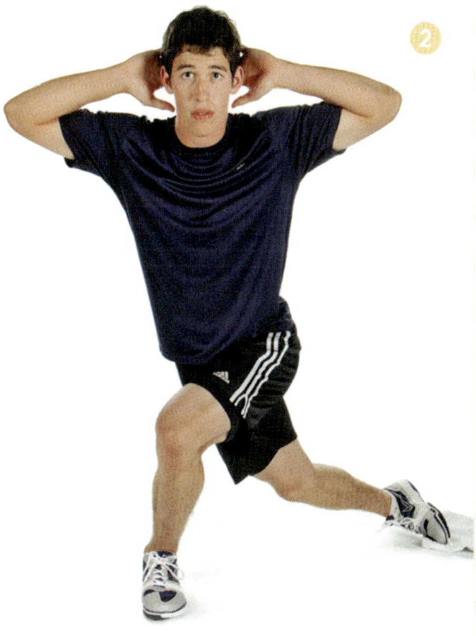

ÜBERKREUZ-SLIDE MIT HANDTUCH

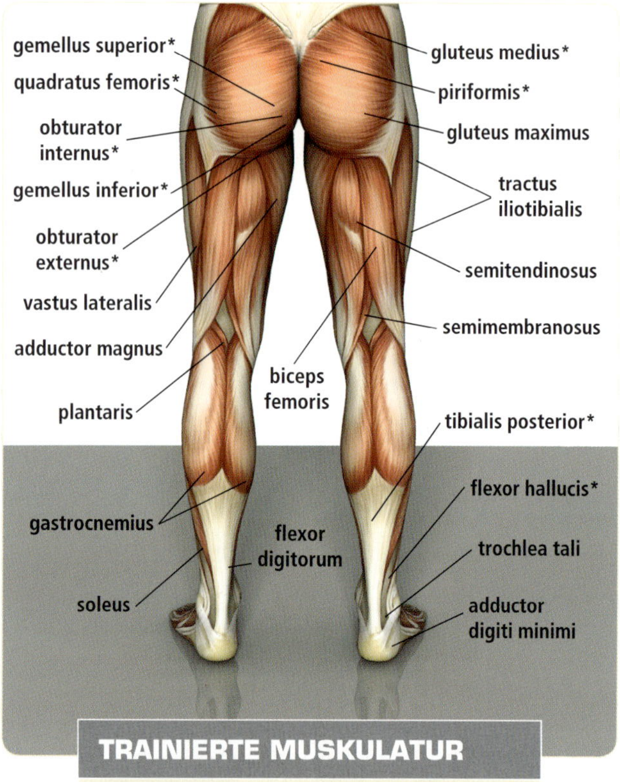

TRAINIERTE MUSKULATUR

- gluteus maximus
- vastus lateralis
- vastus medialis
- vastus intermedius
- rectus femoris
- biceps femoris
- adductor magnus
- iliopsoas
- erector spinae
- soleus
- tibialis anterior

ÜBERKREUZ-SLIDE MIT HANDTUCH

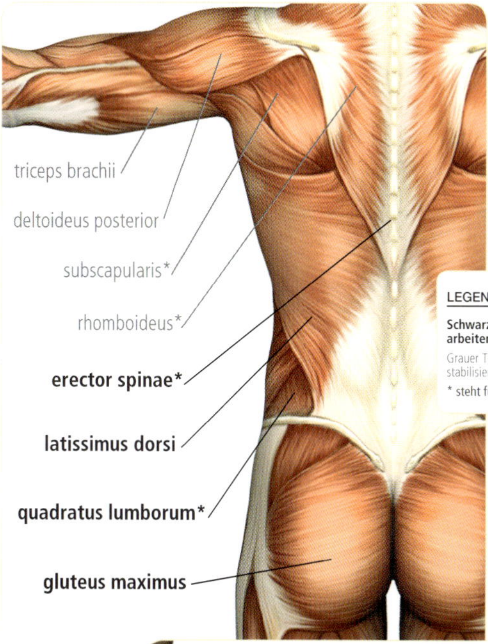

LEGENDE

Schwarzer Text steht für arbeitende Muskeln.

Grauer Text steht für stabilisierende Muskeln.

* steht für tiefe Muskulatur.

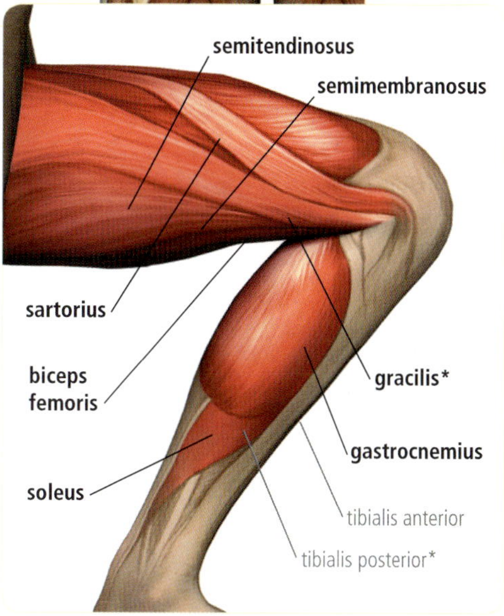

SLIDE MIT LANGHANTEL NACH HINTEN

Ausgangsposition: Sie stehen mit geschlossenen Füßen und legen die Hände hinter den Kopf. Ein Fuß steht mittig auf einem kleinen Handtuch, trägt aber kein bzw. nur wenig Gewicht. Fassen Sie die Hantelstange direkt über Ihrem Kopf, die Hände sind mehr als schulterbreit auseinander.

Aktion: Schauen Sie geradeaus, halten Sie den Kopf und die Wirbelsäule aufrecht. Gleiten Sie mit dem Fuß auf dem Handtuch gerade nach hinten, balancieren Sie auf den Zehen. Das Standbein wird gebeugt, bis das Kniegelenk einen 90°-Winkel bildet und der Oberschenkel sich parallel zum Boden befindet. Auch das hintere Bein wird in einem rechten Winkel gebeugt, Wirbelsäule und Oberschenkel bilden eine gerade Linie. Während der gesamten Bewegung halten Sie die Arme gestreckt, die Hantel bleibt direkt über Ihrem Kopf. Kehren Sie zum Ausgangspunkt zurück, indem Sie den Standfuß in den Boden pressen, Knie und Hüfte strecken und gleichzeitig den Fuß auf dem Handtuch neben den Standfuß ziehen, bis Sie wieder aufrecht stehen.

Bewegungsablauf: Hüfte und Becken bewegen sich in einem leichten Bogen nach hinten unten. Die Wirbelsäule bleibt aufrecht, das Gewicht ruht auf dem Standbein. Das gleitende Bein bewegt sich mithilfe des Handtuchs.

ACHTEN SIE DARAUF,

- dass die Hantelstange direkt über Ihrem Kopf bleibt und die Arme gestreckt sind,
- dass der Körper im Schwerpunkt ruht,
- dass Ihre Wirbelsäule neutral bleibt,
- dass das Handtuch kontrolliert gerade nach hinten gleitet.

SLIDE MIT LANGHANTEL NACH HINTEN

STABILISATION

- Halten Sie die Wirbelsäule senkrecht.
- Halten Sie die Brust aufrecht und lassen Sie die Schultern unten.
- Die Arme sind gestreckt.

1

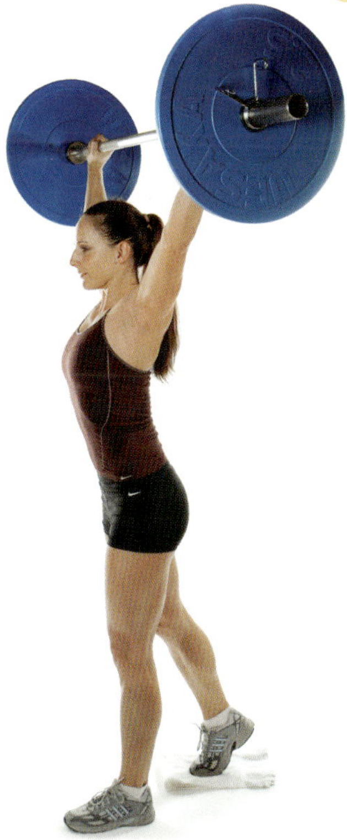

2

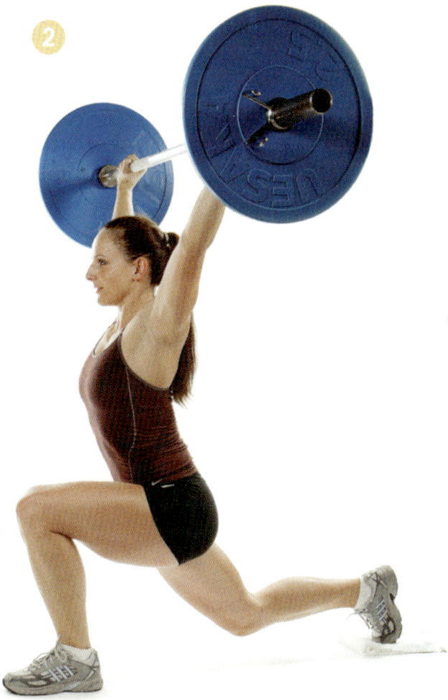

SLIDE MIT LANGHANTEL NACH HINTEN

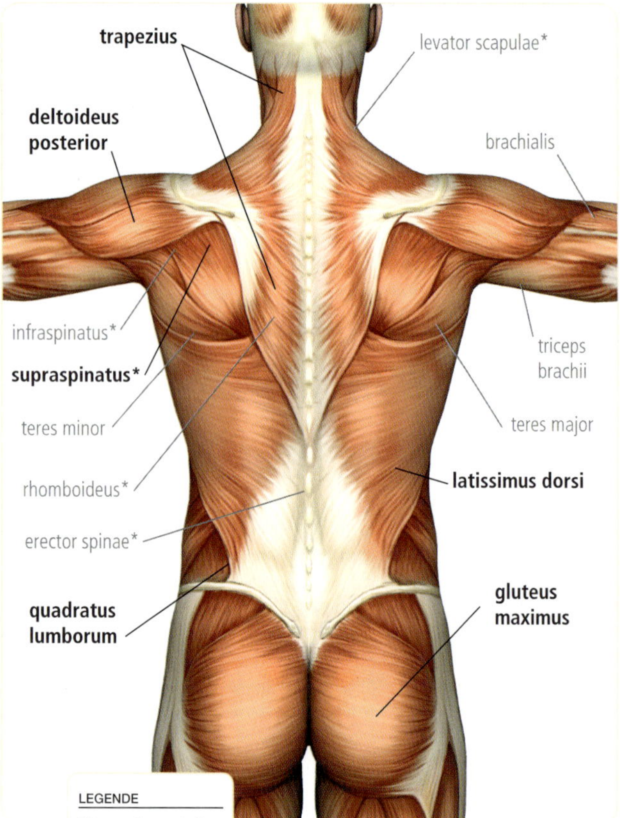

VERMEIDEN SIE,

- den Körper zu verdrehen,
- den Rücken zu überstrecken,
- die Ferse des vorderen Fußes vom Boden abzuheben,
- den hinteren Fuß nach vorne zu reißen,
- das vordere Knie über die Zehen hinauszubewegen,
- das vordere Knie nach innen wandern zu lassen,
- das hintere Bein anzuspannen, um es gestreckt zu halten.

LEGENDE

Schwarzer Text steht für arbeitende Muskeln.

Grauer Text steht für stabilisierende Muskeln.

* steht für tiefe Muskulatur.

SLIDE MIT LANGHANTEL NACH HINTEN

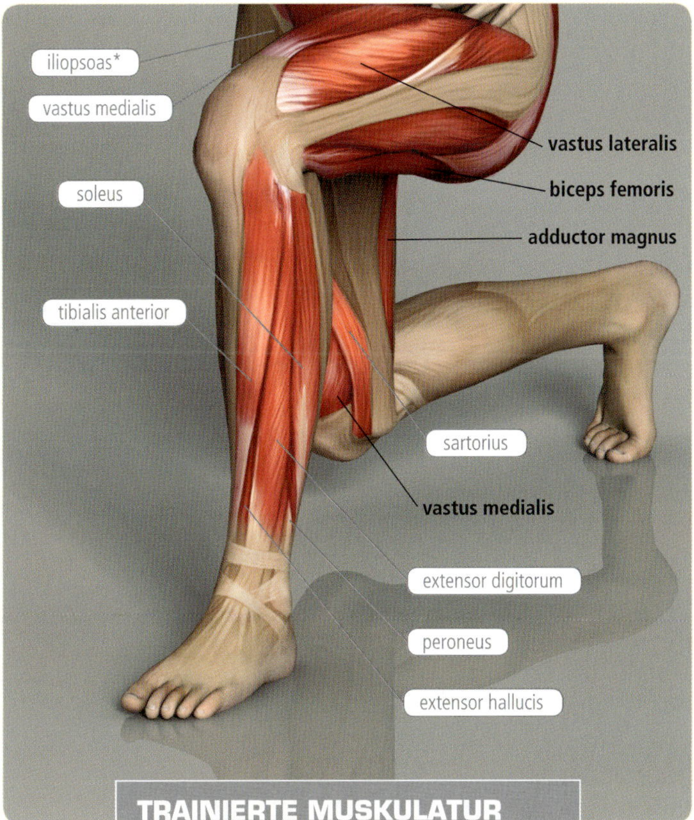

TRAINIERTE MUSKULATUR

- latissimus dorsi
- quadratus lumborum
- trapezius
- supraspinatus
- infraspinatus
- teres major
- teres minor
- gluteus maximus
- vastus lateralis
- vastus medialis
- vastus intermedius
- rectus femoris
- biceps femoris
- adductor magnus
- iliopsoas
- erector spinae
- soleus
- tibialis anterior

MIT KETTLEBELL ÜBER KOPF

ACHTEN SIE DARAUF,

- dass der Körper im Schwerpunkt ruht,
- dass Ihre Wirbelsäule neutral bleibt.

VERMEIDEN SIE,

- den Rücken zu überstrecken. Die Schultern sollten leicht hinter den Hüften stehen.
- die Ferse des vorderen Fußes vom Boden abzuheben,
- den hinteren Fuß nach vorne zu reißen,
- das vordere Knie über die Zehen hinauszubewegen,
- das vordere Knie nach innen wandern zu lassen,
- das hintere Bein anzuspannen, um es gestreckt zu halten.

Ausgangsposition: Sie stehen mit geschlossenen Füßen. Halten Sie die Kettlebell mit fast gestrecktem Arm über Kopf, die Handinnenfläche zeigt nach vorn. Der andere Arm hängt herab.

Aktion: Machen Sie einen Schritt nach vorn. Beugen Sie das Standbein, bis das Kniegelenk einen 90°-Winkel bildet und der Oberschenkel sich parallel zum Boden befindet. Auch das hintere Bein wird in einem rechten Winkel gebeugt, die Ferse hebt vom Boden ab und Sie balancieren auf den Zehen. Wirbelsäule und Oberschenkel bilden eine gerade Linie. Während der gesamten Bewegung halten Sie die Arme gestreckt und die Hantel bleibt direkt über Ihrem Kopf. Kehren Sie zum Ausgangspunkt zurück, indem Sie den Standfuß in den Boden pressen, Knie und Hüfte strecken und gleichzeitig den hinteren Fuß wieder nach vorn neben den Standfuß ziehen, bis Sie schließlich wieder aufrecht stehen.

Bewegungsablauf: Die Bewegung verläuft nach vorne unten. Ihre Wirbelsäule bleibt aufrecht und wird durch den Schritt und das Absenken nach vorne und unten verschoben. Wiederholen Sie die Übung mit dem anderen Bein.

VARIANTEN

Niedrigerer Schwierigkeitsgrad: Falten Sie die Hände hinter dem Kopf. Ausführung und Bewegungsablauf der Übung bleiben gleich.

Höherer Schwierigkeitsgrad: Legen Sie eine Langhantel über Ihre Schultern. Behalten Sie die gleiche Übungsabfolge bei. Balancieren Sie die Hantel mit Ihrem Körper, Ihre Hände sind etwas mehr als schulterbreit auseinander. Halten Sie die Schultern unten. Ihr Körper bleibt aufrecht und Ihr Kopf gerade.

MIT KETTLEBELL ÜBER KOPF

1

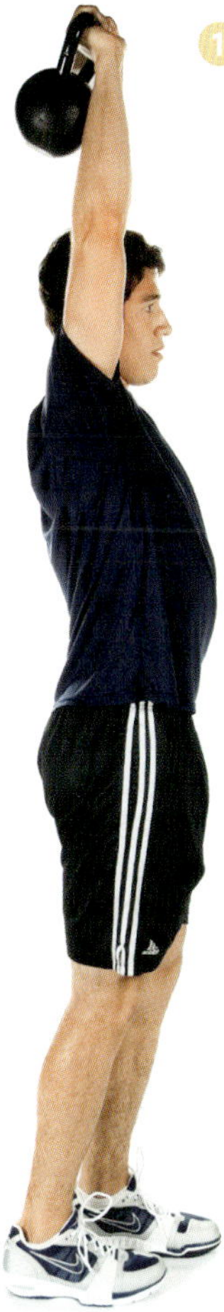

STABILISATION

- Halten Sie die Brust aufrecht und die Wirbelsäule gerade.
- Verteilen Sie Ihr Gewicht gleichmäßig auf den gesamten vorderen Fuß, das vordere Bein trägt das Hauptgewicht.
- Der hintere Fuß steht auf den Zehen.

2

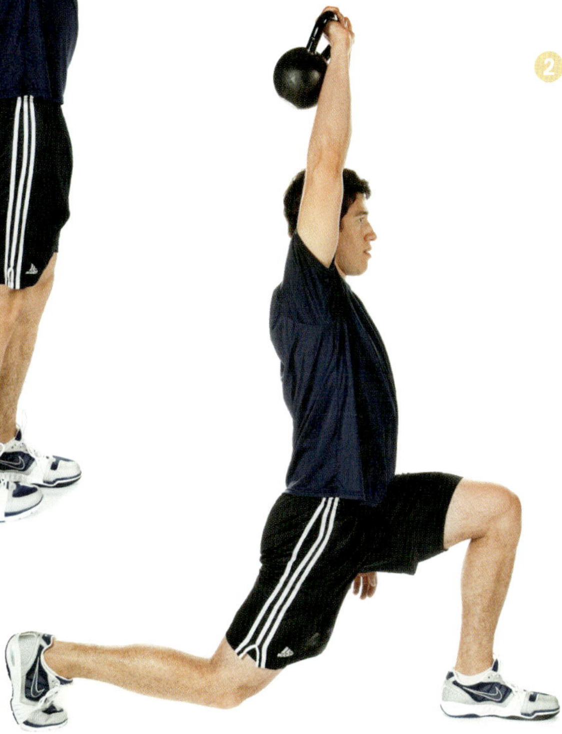

MIT KETTLEBELL ÜBER KOPF

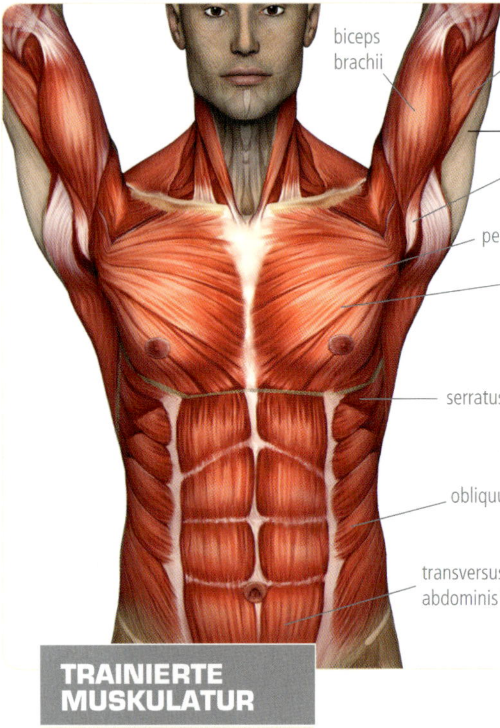

TRAINIERTE MUSKULATUR

- **gluteus maximus**
- **vastus lateralis**
- **vastus medialis**
- **vastus intermedius**
- **rectus femoris**
- **biceps femoris**
- **adductor magnus**

MIT KETTLEBELL ÜBER KOPF

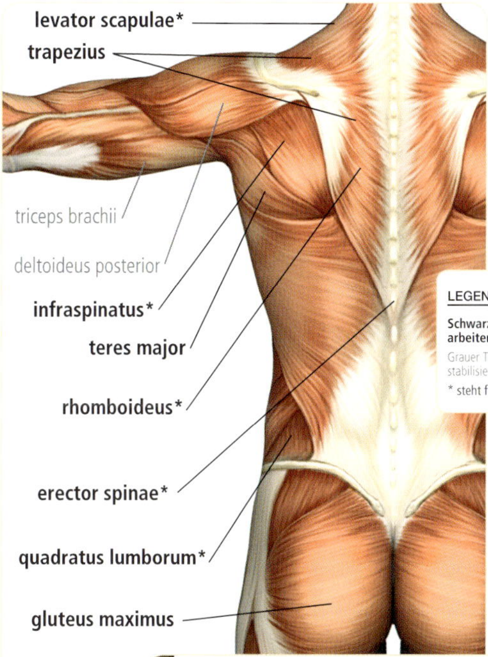

LEGENDE

Schwarzer Text steht für arbeitende Muskeln.

Grauer Text steht für stabilisierende Muskeln.

* steht für tiefe Muskulatur.

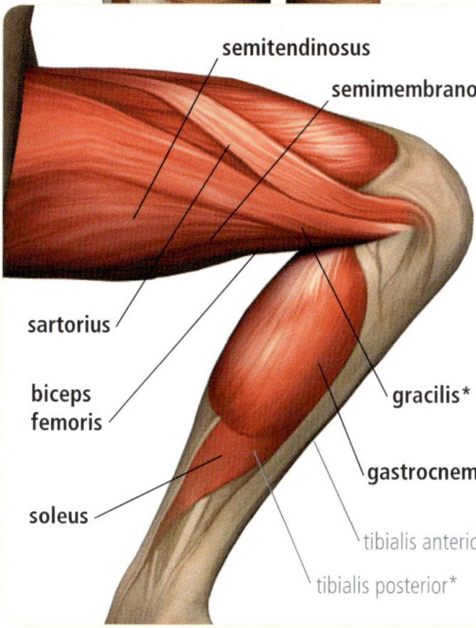

AUF DEN KASTEN

Ausgangsposition: Sie stehen hüftbreit. Legen Sie die Hände entweder auf die Hüften oder falten Sie sie hinter dem Kopf.

Aktion: Machen Sie einen Schritt nach vorn und setzen den vorderen Fuß auf einen Kasten. Beugen Sie das vordere Bein, bis Kniegelenk und Hüfte nahezu einen rechten Winkel bilden. Vergewissern Sie sich, dass Sie Ihren Körper aufrecht halten. Der Fuß steht flach auf dem Kasten. Das hintere Knie und die Hüfte fallen direkt nach unten, die Wirbelsäule bleibt dabei aufrecht. Dann stoßen Sie sich mit dem vorderen Bein ab und strecken Knie und Hüfte gleichzeitig, um den Körper wieder nach hinten und oben zu bewegen. Das hintere Bein bleibt so lange wie möglich gebeugt. Stoßen Sie sich nicht mit dem hinteren Bein vom Boden ab.

Bewegungsablauf: Die Bewegung verläuft nach vorne und leicht nach unten. Ihr Kopf befindet sich zunächst über dem sich bewegenden Fuß und zum Schluss über dem Körperschwerpunkt. Ihre Arme dienen dem Gleichgewicht und halten die Schultern hinten. Stehen Sie auf dieselbe Art und Weise wieder auf.

VARIANTE

Höherer Schwierigkeitsgrad: Halten Sie eine Langhantel mit gestreckten Armen direkt über Ihren Kopf. Die Schultern dürfen nicht hochgezogen werden. Achten Sie darauf, dass Hantel und Körper sich gleichzeitig nach vorn bewegen. Ausführung und Bewegungsablauf der Übung bleiben gleich.

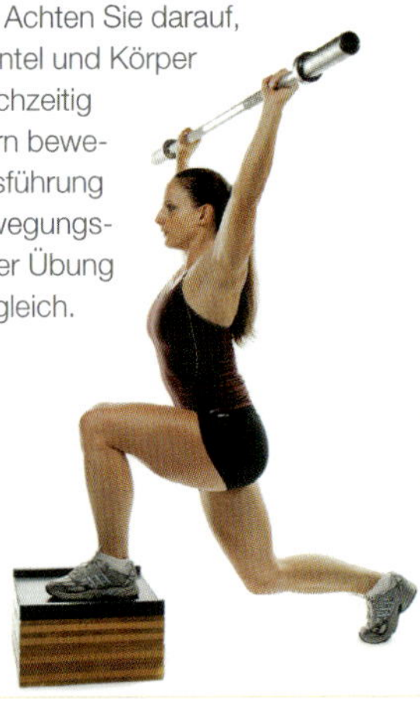

ACHTEN SIE DARAUF,

- dass sich die Wirbelsäule etwas nach vorn und dann direkt nach oben bewegt.

VERMEIDEN SIE,

- das hintere Bein zu strecken,
- dass sich das vordere Knie über die Zehen hinausbewegt oder von der Stufe abhebt,
- dass sich das vordere Knie zur Seite bewegt, halten Sie es stets über dem Fuß.

AUF DEN KASTEN

1

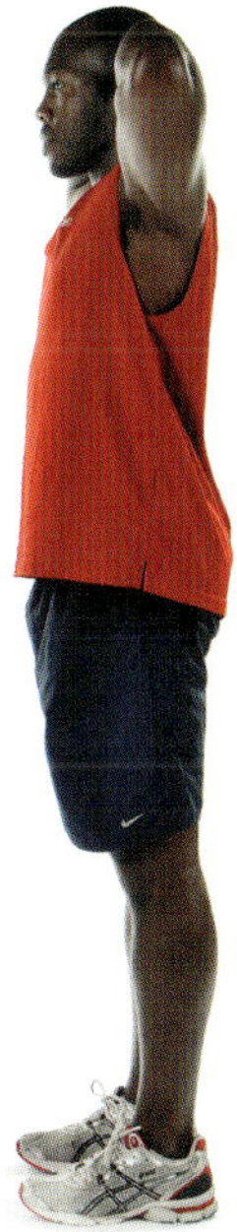

STABILISATION

- Spannen Sie die obere Rückenmuskulatur an und ziehen Sie die Schultern nach hinten unten.
- Halten Sie Schulter, Hüfte und Sprunggelenk auf einer Linie.

2

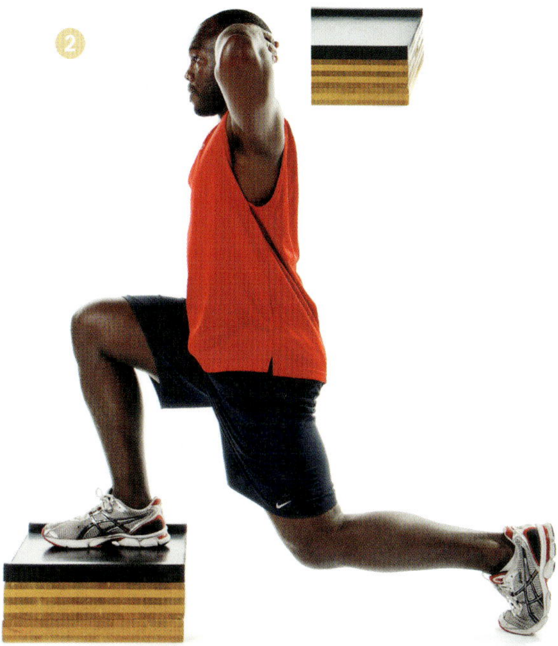

AUF DEN KASTEN

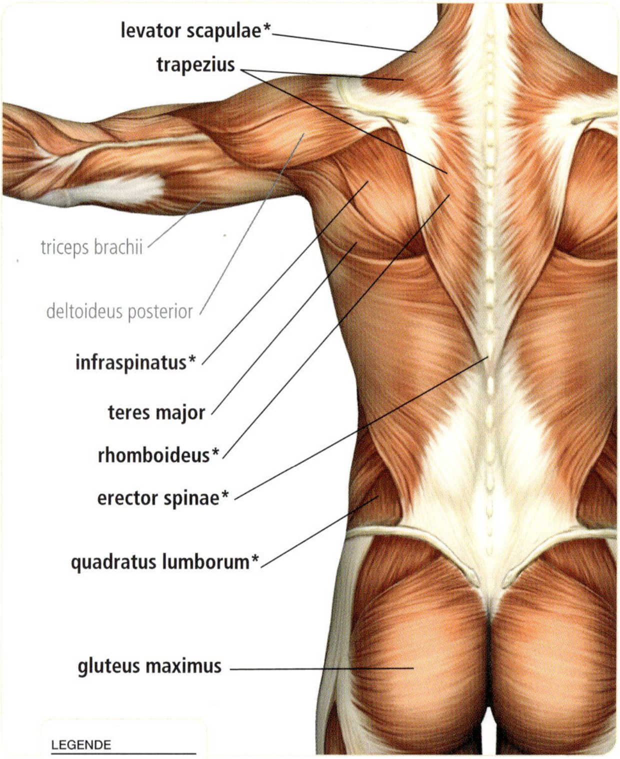

LEGENDE

Schwarzer Text steht für arbeitende Muskeln.

Grauer Text steht für stabilisierende Muskeln.

* steht für tiefe Muskulatur.

AUF DEN KASTEN

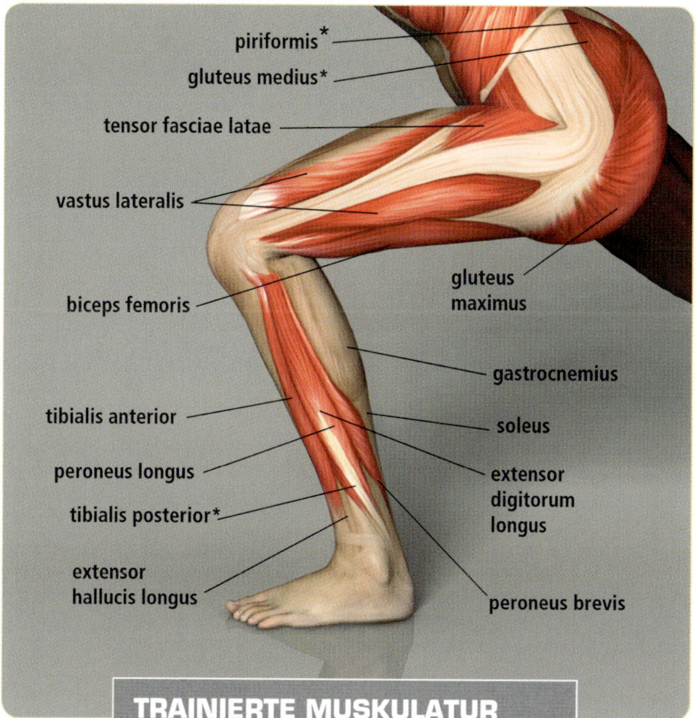

TRAINIERTE MUSKULATUR

- rectus femoris
- sartorius
- biceps femoris
- semitendinosus
- semimembranosus
- soleus
- tibialis posterior
- tibialis anterior
- adductor magnus

VOM KASTEN

1

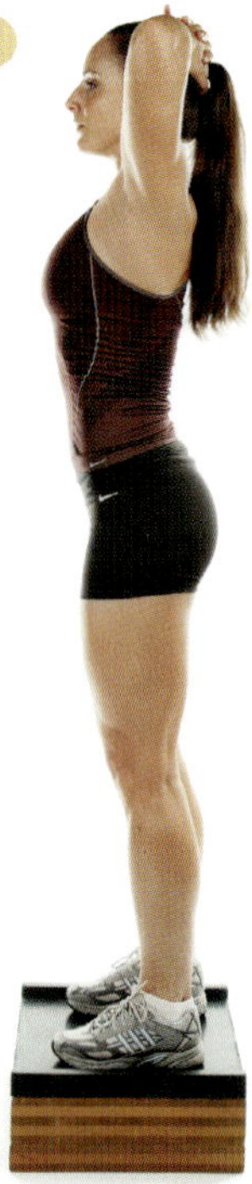

2

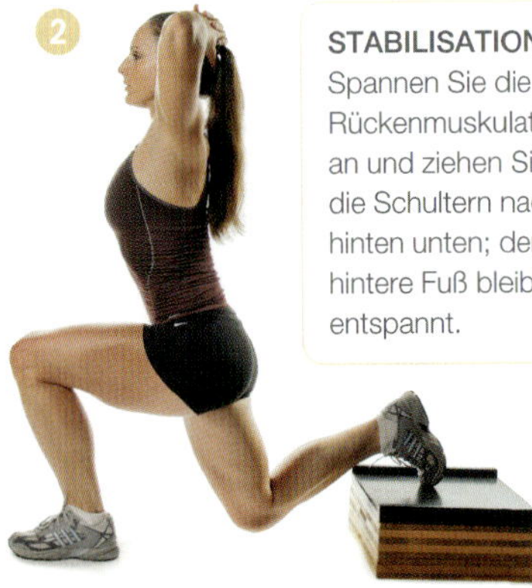

STABILISATION
Spannen Sie die Rückenmuskulatur an und ziehen Sie die Schultern nach hinten unten; der hintere Fuß bleibt entspannt.

ACHTEN SIE DARAUF,

- dass Ihr Kopf direkt über Ihren Hüften steht,
- dass Knie und Hüften sich gleichzeitig bewegen,
- dass das vordere Knie stets über dem gewichttragenden Fuß steht.

VERMEIDEN SIE,

- dass sich das vordere Knie über die Zehen hinausbewegt,
- dass Sie dabei Becken oder Rumpf verdrehen.

Ausgangsposition: Stellen Sie sich mit geschlossenen Füßen aufrecht auf einen Kasten. Falten Sie die Hände hinter dem Kopf und schauen Sie geradeaus.

Aktion: Machen Sie einen Schritt nach vorn, herunter vom Kasten. Beugen Sie Ihre Knie und bringen Sie den Rumpf nach vorn. Der Rumpf bleibt aufrecht, wenn der vordere Fuß den Boden wieder berührt. Durch das Beugen beider Knie bewegt sich der Rumpf direkt nach unten. Die Endstellung ist erreicht, wenn der vordere Oberschenkel parallel zum Boden steht und das hintere Knie fast den Boden berührt.

3

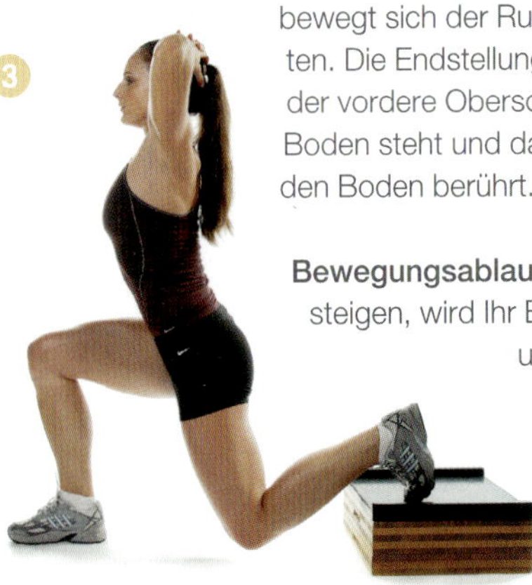

Bewegungsablauf: Während Sie absteigen, wird Ihr Becken nach vorne und unten verschoben. Rumpf, Brust und Kopf bleiben aufrecht.

VOM KASTEN

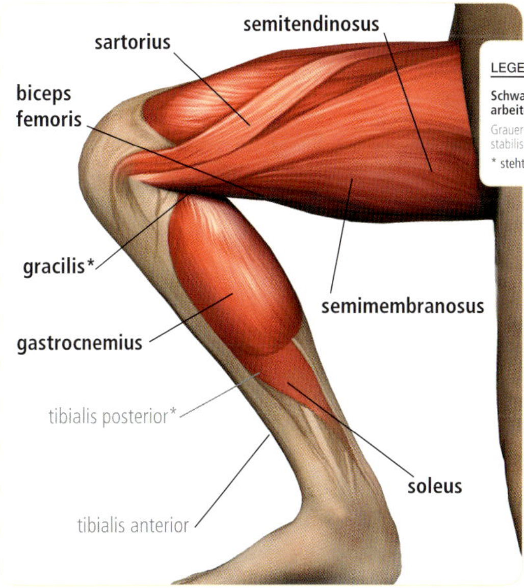

LEGENDE

Schwarzer Text steht für arbeitende Muskeln.

Grauer Text steht für stabilisierende Muskeln.

* steht für tiefe Muskulatur.

TRAINIERTE MUSKULATUR

- vastus lateralis
- vastus medialis
- vastus intermedius
- rectus femoris
- sartorius
- semitendinosus
- semimembranosus
- gluteus maximus
- erector spinae
- quadratus lumborum
- deltoideus
- transversus abdominis
- rhomboideus
- adductor magnus
- tensor fasciae latae
- gluteus medius

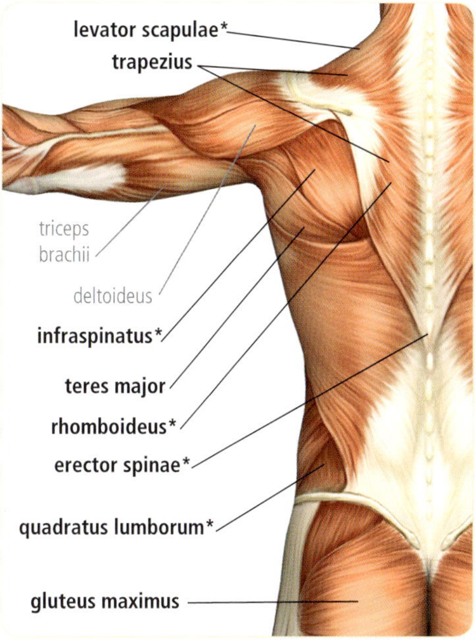

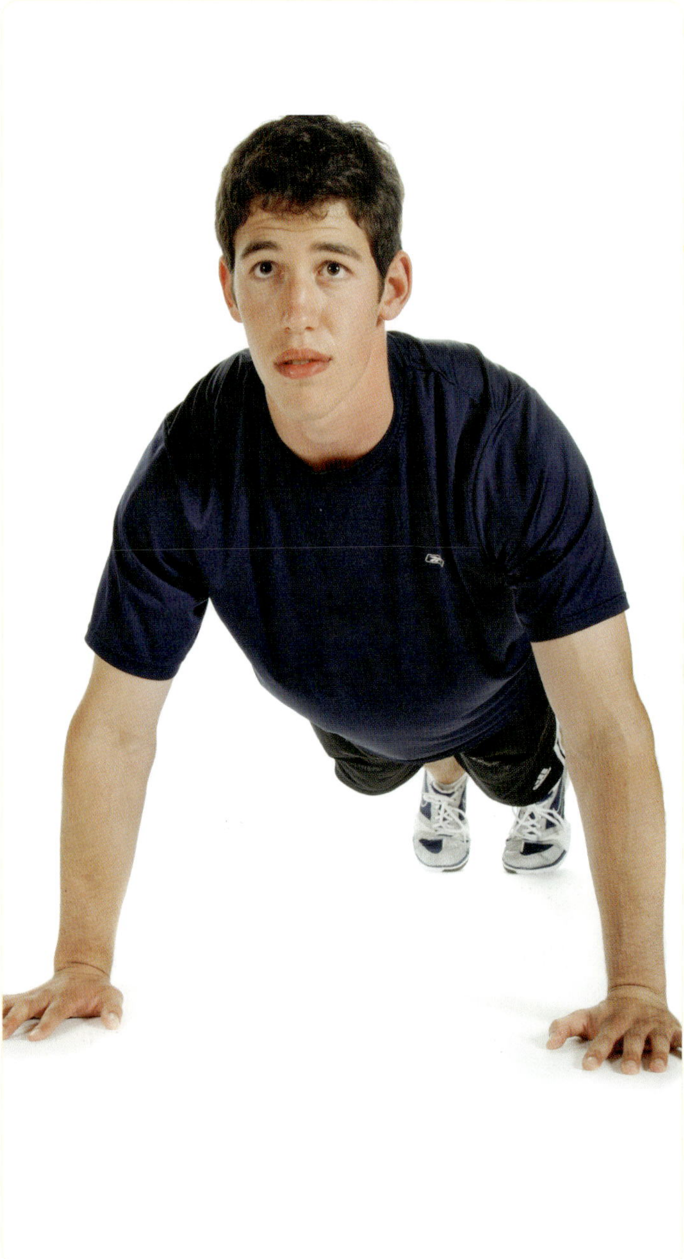

LIEGESTÜTZ

Der Klassiker. Den Liegestütz gibt es bereits seit tausenden von Jahren, und das aus gutem Grund. Er steht in dem Ruf, eine besonders einfache Übung zu sein, und wenn er korrekt ausgeführt wird, erweist er sich für nahezu jeden Teil des Körpers als sinnvoll und nutzbringend. In unserem Fitness-Studio nutzen wir den Liegestütz als ein diagnostisches Instrument zur Ermittlung der Ausdauer von Brust und Armen, aber auch der Schulterstabilität, der Kraft von Bauch und unterem Rücken, der Hüftstabilität und der Ausdauer der Beine.

Die beteiligten Gelenke sind Schulter, Ellbogen und Handgelenk.

Die wesentlichen Muskeln sind Brust- und Schultermuskeln sowie der Trizeps. Der hauptsächliche Nutzen dieser Übung liegt in der Stabilität von Schulter, Rücken und Hüfte, der Kraft und Ausdauer des Oberkörpers und der Ausdauer der Bauchmuskulatur.

GRUNDFORM

ACHTEN SIE DARAUF,

- dass Sie eine Bewegungsebene haben, d.h. eine gerade Linie vom Kopf zu den Füßen.

VERMEIDEN SIE,

- Teilbewegungen durchzuführen, etwa Ihre Schultern vor den Hüften anzuheben oder umgekehrt,
- die Schultern hochzuziehen,
- den Kopf zur Brust zu senken.

Ausgangsposition: Legen Sie sich mit dem Gesicht nach unten bäuchlings auf den Boden. Platzieren Sie die Hände auf Höhe der Schultern dicht am Körper, Ihre Fingerspitzen sind auf einer Linie mit den Schlüsselbeinen. Vergewissern Sie sich, dass Ihre Ellbogen im 45°-Winkel vom Körper wegzeigen. Stellen Sie die Füße auf die Zehenspitzen.

Aktion: Heben Sie Beine und Hüften vom Boden ab, Ihr Rücken ist leicht durchgedrückt. Drücken Sie mit den Händen gegen den Boden und strecken Sie die Arme. Durch das Beugen der Arme kehren Sie mit gestrecktem Körper wieder in die Ausgangsstellung zurück.

Bewegungsablauf: Der gestreckte Körper bewegt sich in einem Bogen um die Füße.

GRUNDFORM

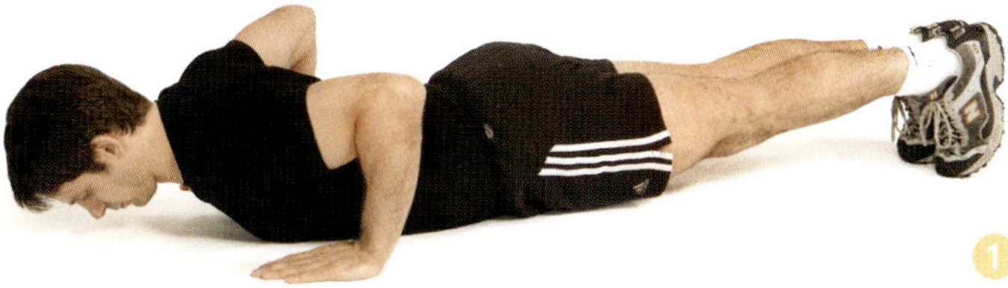

1

STABILISATION

- Die Knie bleiben gestreckt.
- Fixieren Sie die Sprunggelenke in einer stabilen Position.
- Hüften, Bauch und unterer Rücken bleiben durch Muskelspannung starr.

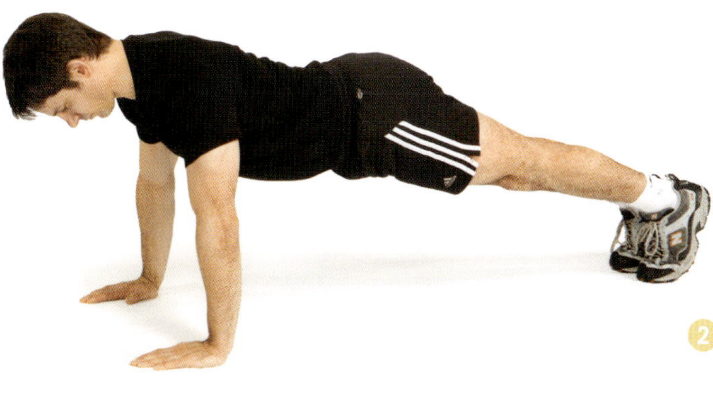

2

GRUNDFORM

VARIANTEN

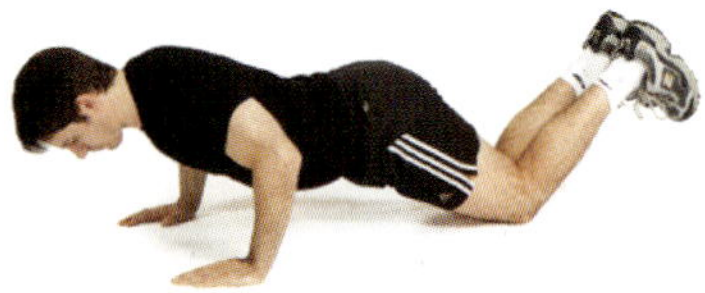

Niedrigerer Schwierigkeitsgrad: Verkürzen Sie den Hebel, indem Sie sich hinknien. Ausführung und Bewegungsablauf der Übung bleiben gleich.

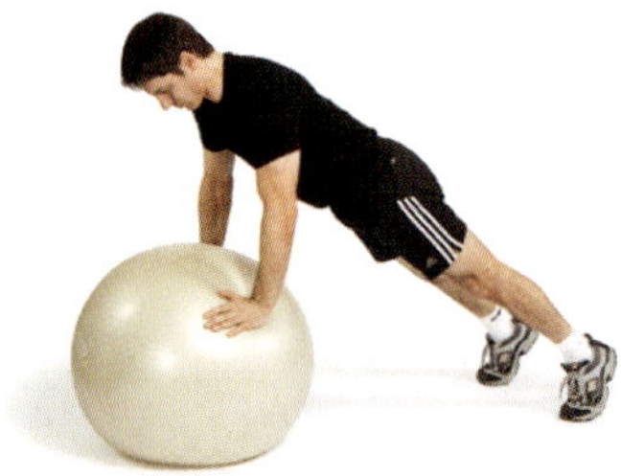

Höherer Schwierigkeitsgrad: Erhöhen Sie den Neigungswinkel auf 45°, indem Sie sich auf einen Gymnastikball stützen.

Höherer Schwierigkeitsgrad: Stellen Sie die Füße mit den Zehenspitzen auf einen kleinen Gymnastikball.

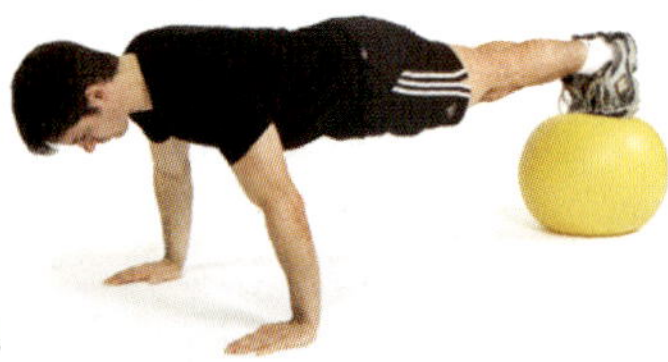

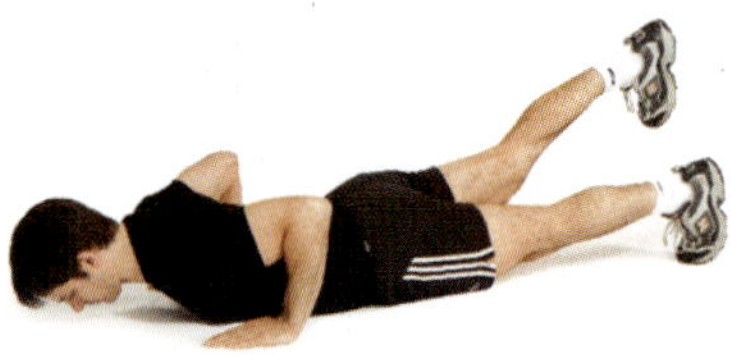

Höherer Schwierigkeitsgrad: Heben Sie ein Bein vom Boden ab und führen Sie dann die Bewegung auf die gleiche Weise aus.

GRUNDFORM

LEGENDE

Schwarzer Text steht für arbeitende Muskeln.

Grauer Text steht für stabilisierende Muskeln.

* steht für tiefe Muskulatur.

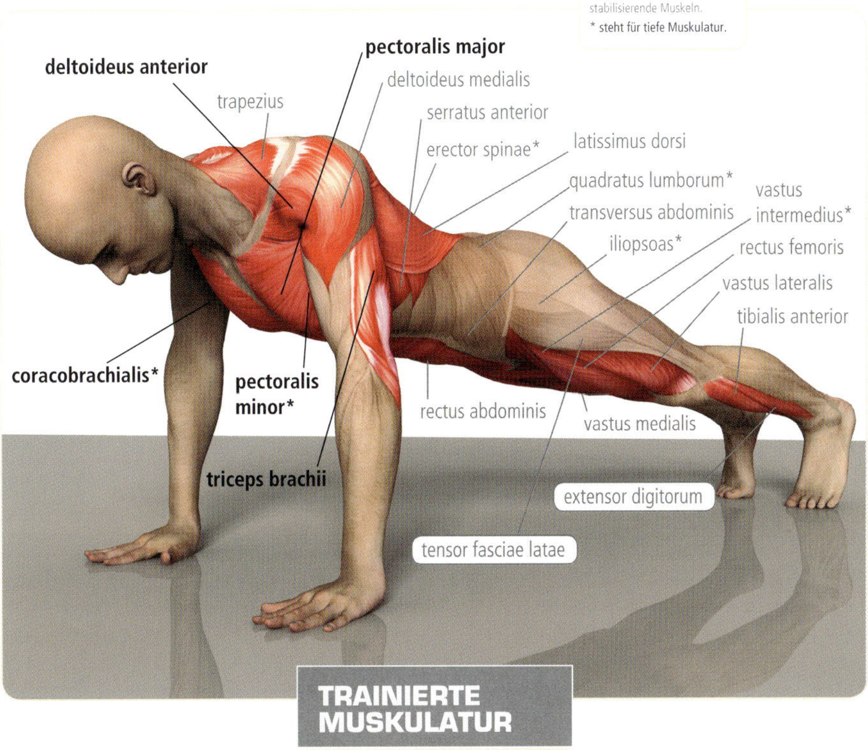

TRAINIERTE MUSKULATUR

- **deltoideus anterior**
- **coracobrachialis**
- **pectoralis major**
- **pectoralis minor**
- **triceps brachii**

LIEGESTÜTZ & ROLL-OUT

ACHTEN SIE DARAUF,

- dass die Wirbelsäule während der Bewegung der Arme und Beine nicht auch bewegt wird und stabil bleibt,
- dass die Schultern unten bleiben,
- dass die Hantel während des Drückens nicht bewegt wird.

VERMEIDEN SIE,

- Teilbewegungen durchzuführen, etwa Ihre Schultern vor der Hüfte anzuheben oder umgekehrt,
- die Schultern hochzuziehen,
- den Kopf zur Brust zu senken,
- dass die Hantel ruckartig vor- und zurückrollt.

Ausgangsposition: Stellen Sie eine Hantel mit sicher befestigten Gewichten an beiden Enden auf den Boden. Knien Sie sich davor und greifen Sie die Hantelstange mit ausgestreckten Armen. Die Hantelstange befindet sich schräg unter Ihrer Brust. Halten Sie Ihren Körper unter Muskelspannung.

Aktion: Halten Sie Ihre Arme in einem 45°-Winkel zum Körper. Lassen Sie Ihren Körper fallen, bis Ihre Brust die Hantelstange berührt, die Knie dienen dabei als Drehpunkt. Jetzt drücken Sie sich nach oben, bis die Arme gestreckt sind. Pause. Rollen Sie die Hantel mit gestreckten Armen nach vorn. Halten Sie kurz inne und ziehen Sie dann die Hantel zurück in die Ausgangsposition.

Bewegungsablauf: Senken Sie zunächst Ihren gestreckten Körper durch Beugen der Arme. Gleichzeitig bewegen sich Hüften und Schultern nach oben. Nutzen Sie Ihre Füße als Hebel. Während Sie die Arme heben, lassen Sie den Körper fallen.

LIEGESTÜTZ & ROLL-OUT

1

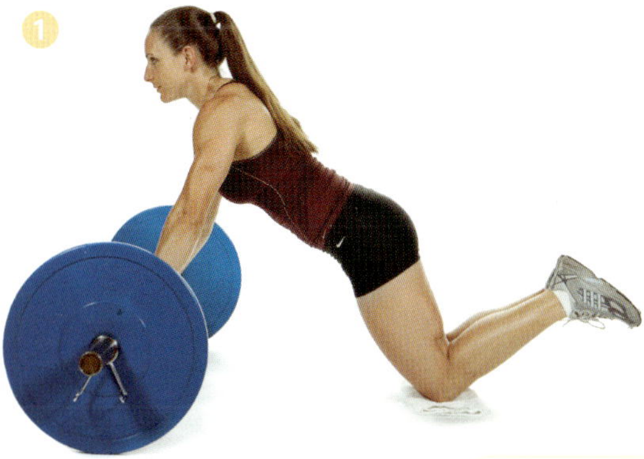

STABILISATION

- Die Knie bleiben verriegelt.
- Fixieren Sie die Sprunggelenke in einer stabilen Position.
- Hüften, Bauch und unterer Rücken bleiben durch Muskelspannung starr.

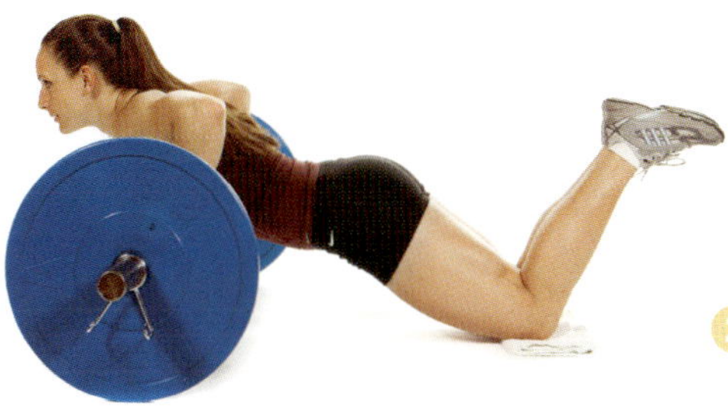

2

3

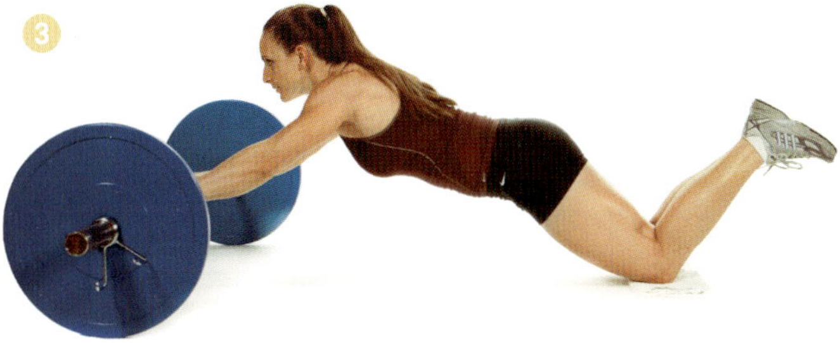

LIEGESTÜTZ & ROLL-OUT

VARIANTE

Höherer Schwierigkeitsgrad: Strecken Sie die Beine und halten Sie den ganzen Körper unter Spannung. Ausführung und Bewegungsablauf der Übung bleiben gleich.

1

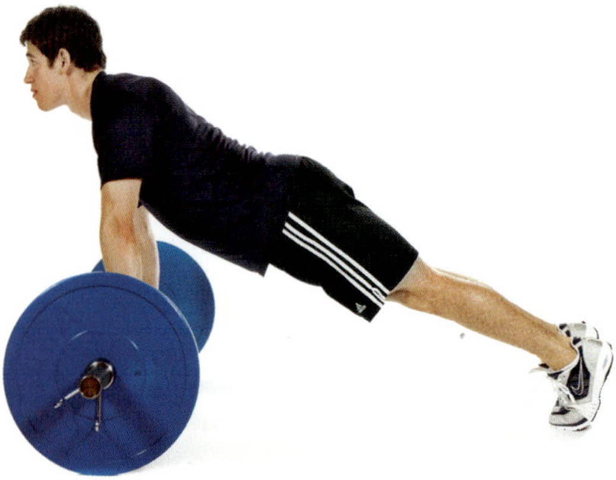

2

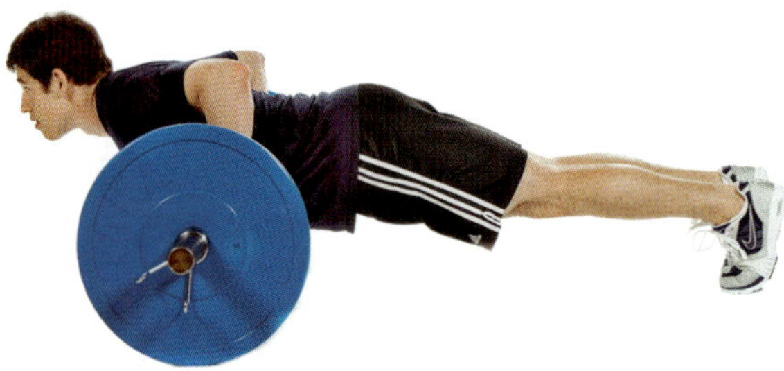

WEITERE VARIANTEN

Höherer Schwierigkeitsgrad: Stellen Sie die Füße auf einen Gymnastikball. Ausführung und Bewegungsablauf der Übung bleiben gleich.

Höherer Schwierigkeitsgrad: Heben Sie ein Bein an. Ausführung und Bewegungsablauf der Übung bleiben gleich.

LIEGESTÜTZ & ROLL-OUT

TRAINIERTE MUSKULATUR

- latissimus dorsi
- rectus abdominis
- serratus anterior
- pectoralis major
- pectoralis minor
- coracobrachialis
- deltoideus anterior
- teres major
- rhomboideus
- triceps brachii
- iliopsoas
- vastus lateralis
- vastus medialis
- vastus intermedius
- rectus femoris
- tibialis anterior
- transversus abdominis
- erector spinae
- trapezius
- quadratus lumborum

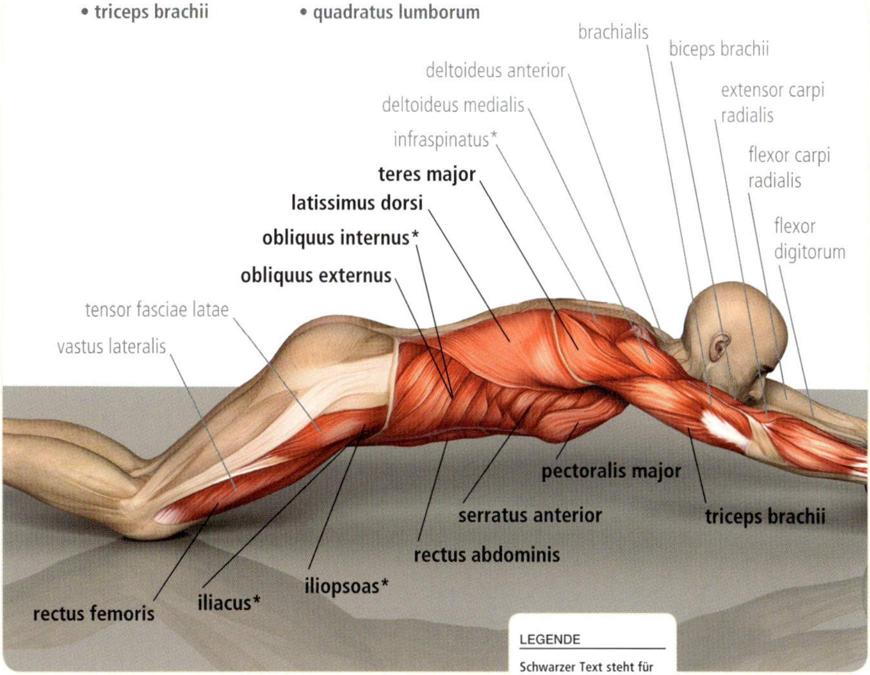

LEGENDE

Schwarzer Text steht für arbeitende Muskeln.

Grauer Text steht für stabilisierende Muskeln.

* steht für tiefe Muskulatur.

AUF GYMNASTIKBALL UND KÄSTEN

Ausgangsposition: Platzieren Sie Ihre Hände etwas mehr als schulterbreit auseinander auf zwei Kästen. Ihre Fingerspitzen sind auf einer Linie mit den Schlüsselbeinen. Stellen Sie die Zehenspitzen auf einen Gymnastikball. Verriegeln Sie die Sprunggelenke in einem 90°-Winkel. Halten Sie Ihren Körper in der Waagerechten.

Aktion: Senken Sie Ihren Körper durch Beugen der Arme, bis sich Ihre Brust auf Höhe der Hände befindet. Kehren Sie in die Ausgangsstellung zurück, indem Sie sich bis zur Streckung der Arme nach oben drücken.

Bewegungsablauf: Der gestreckte Körper bewegt sich in einem Bogen um die Füße.

ACHTEN SIE DARAUF,

- dass Sie eine Bewegungsebene haben, d.h. eine gerade Linie vom Kopf zu den Füßen.

VERMEIDEN SIE,

- Teilbewegungen durchzuführen, etwa Ihre Schultern vor den Hüften anzuheben oder umgekehrt,
- die Schultern hochzuziehen,
- die Stellung der Füße zu verändern,
- den Kopf zur Brust zu senken,
- Ihren Körper oder den Ball zur Seite wandern zu lassen.

AUF GYMNASTIKBALL UND KÄSTEN

1

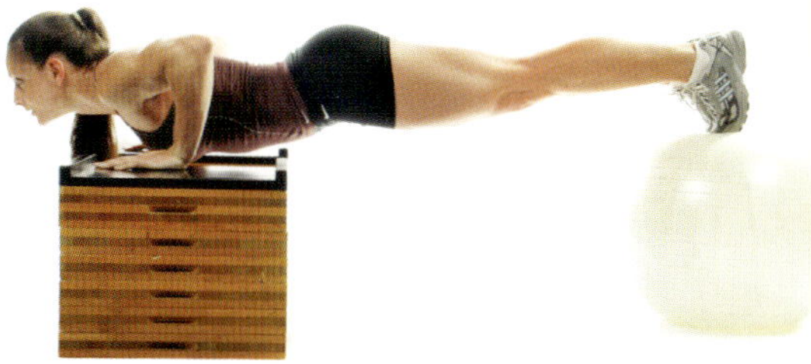

STABILISATION

- Die Knie bleiben gestreckt.
- Fixieren Sie die Sprunggelenke in einer stabilen Position.
- Hüften, Bauch und unterer Rücken bleiben durch die Muskelspannung

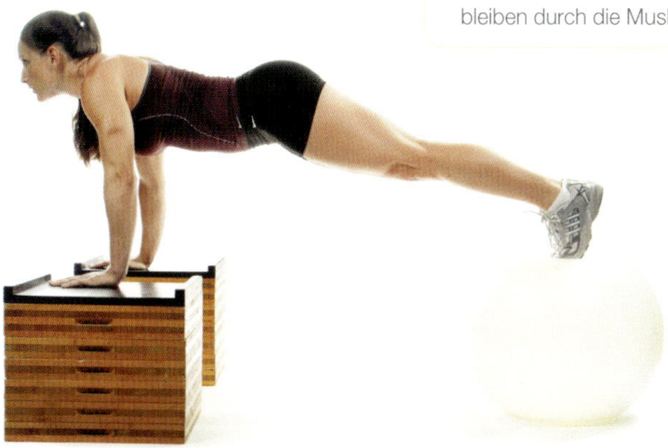

2

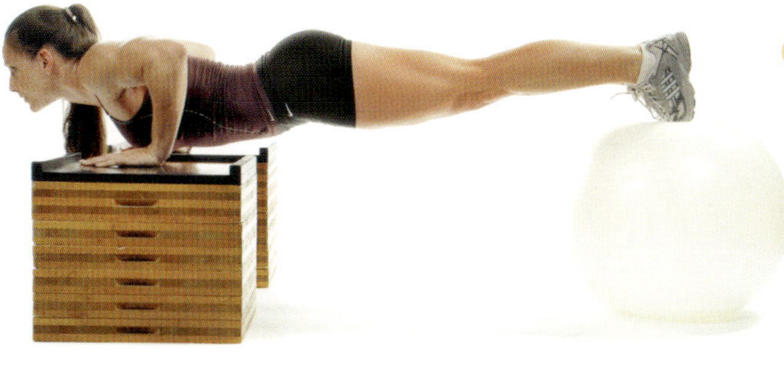

3

AUF GYMNASTIKBALL UND KÄSTEN

VARIANTE

Höherer Schwierigkeitsgrad: Ein Fuß bleibt mit den Zehenspitzen auf dem Gymnastikball. Heben Sie den anderen Fuß an. Ausführung und Bewegungsablauf der Übung bleiben gleich.

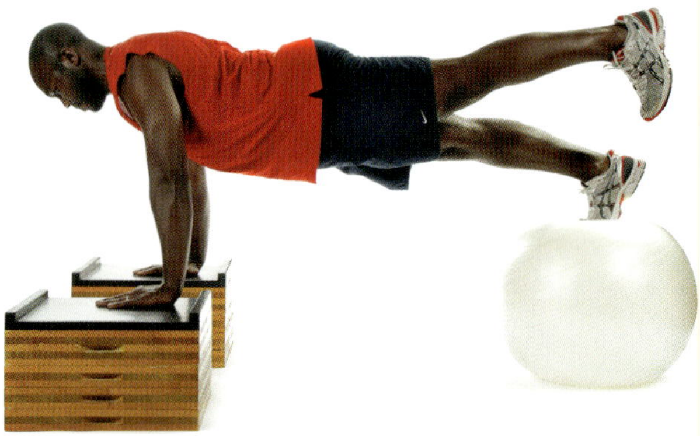

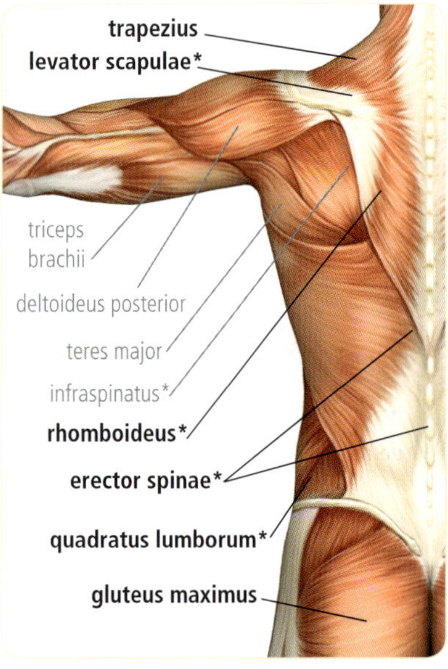

TRAINIERTE MUSKULATUR

- pectoralis major
- pectoralis minor
- coracobrachialis
- deltoideus anterior
- triceps brachii
- iliopsoas
- vastus lateralis
- vastus medialis
- vastus intermedius
- rectus femoris
- tibialis anterior
- transversus abdominis
- serratus anterior
- erector spinae
- trapezius
- latissimus dorsi
- quadratus lumborum

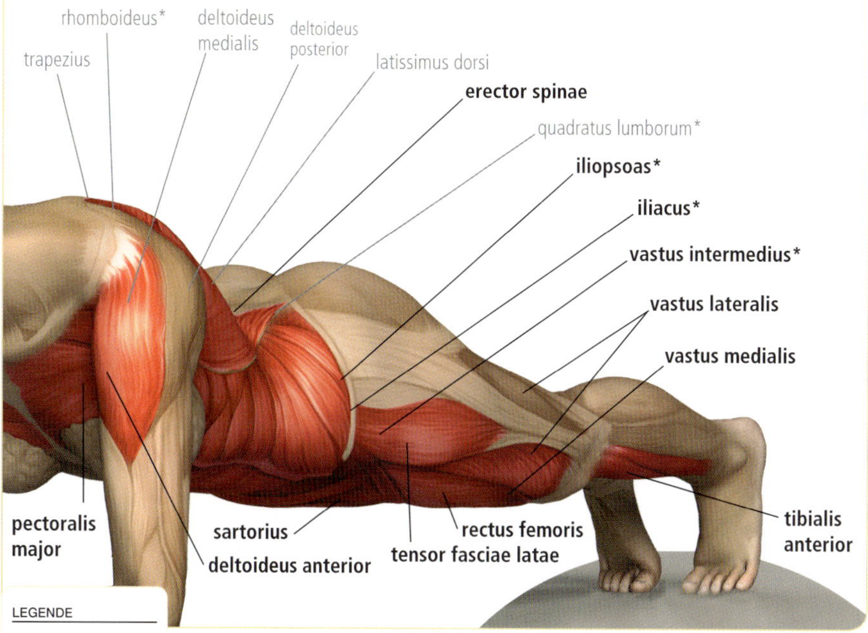

LEGENDE

Schwarzer Text steht für arbeitende Muskeln.

Grauer Text steht für stabilisierende Muskeln.

* steht für tiefe Muskulatur.

SANTANA

ACHTEN SIE DARAUF,
- dass Ihre Schultern unten bleiben,
- dass Sie den Hals lang machen,
- dass sich Schultern, Hüften und Füße auf einer Linie befinden.

VERMEIDEN SIE,
- die Knie zu beugen oder das Becken durchsacken zu lassen,
- Schulter und Hüfte zu weit zu drehen.

Ausgangsposition: Legen Sie sich flach auf den Boden. Platzieren Sie die Hände neben den Schultern und greifen Sie die Kurzhanteln mit dem Griff parallel zur Wirbelsäule. Ihre Ellbogen zeigen zur Decke. Ihre Füße stehen etwas mehr als schulterbreit auseinander und Ihre Wirbelsäule bleibt gerade.

Aktion: Drücken Sie sich nach oben. Sobald Ihre Arme gestreckt sind, drehen Sie Ihre Hüfte und Füße. Dabei heben Sie einen Arm in einem Bogen zur Decke, bis beide Arme eine gerade Linie bilden. Ihr Gewicht ruht auf den Schuhkanten und Ihre Beine sind leicht gespreizt. Rumpf, Hüfte und Beine stehen unter Muskelspannung.

Bewegungsablauf: Ihr gesamter Körper bewegt sich nach oben, weg vom Boden und dreht sich dann um 90° um seine Längsachse.

SANTANA

1

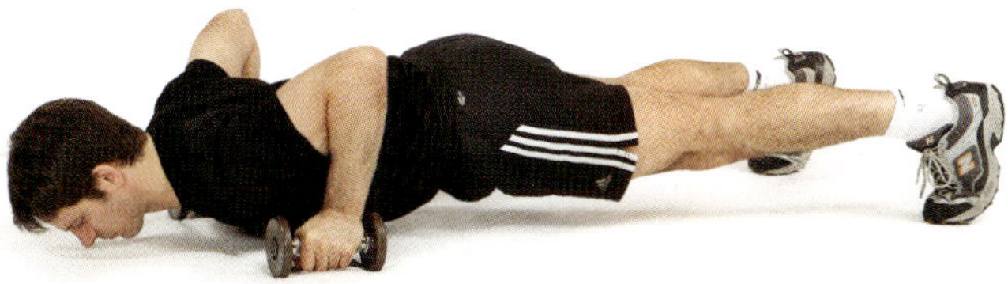

2

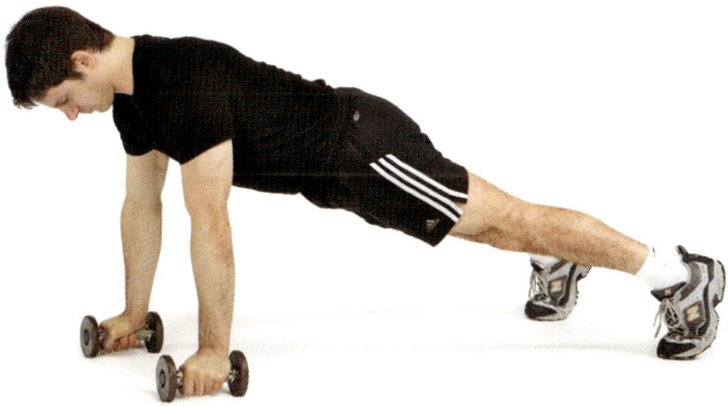

3

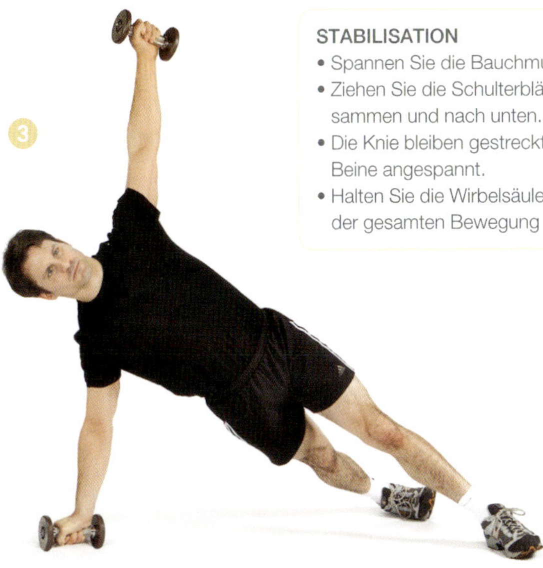

STABILISATION

- Spannen Sie die Bauchmuskeln an.
- Ziehen Sie die Schulterblätter zusammen und nach unten.
- Die Knie bleiben gestreckt und die Beine angespannt.
- Halten Sie die Wirbelsäule während der gesamten Bewegung neutral.

SANTANA

TRAINIERTE MUSKULATUR

- adductor longus
- adductor magnus
- deltoideus anterior
- coracobrachialis
- gluteus medius
- gracilis
- obturator externus
- obturator internus
- pectoralis major
- piriformis
- deltoideus posterior
- quadratus lumborum
- sartorius
- subscapularis
- supraspinatus
- tensor fasciae latae
- teres major
- teres minor
- vastus lateralis

1

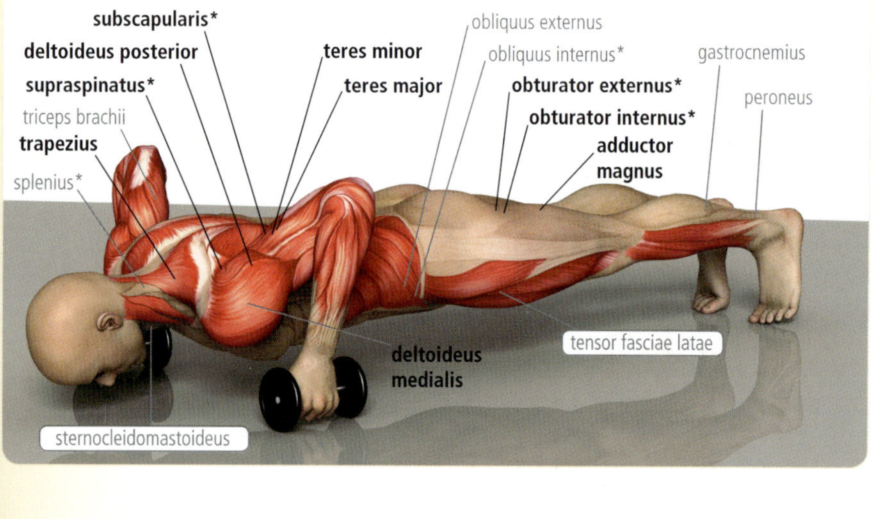

SANTANA

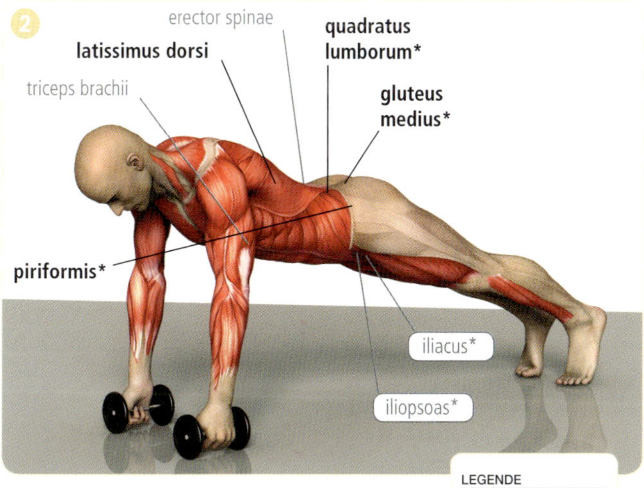

LEGENDE

Schwarzer Text steht für arbeitende Muskeln.

Grauer Text steht für stabilisierende Muskeln.

* steht für tiefe Muskulatur.

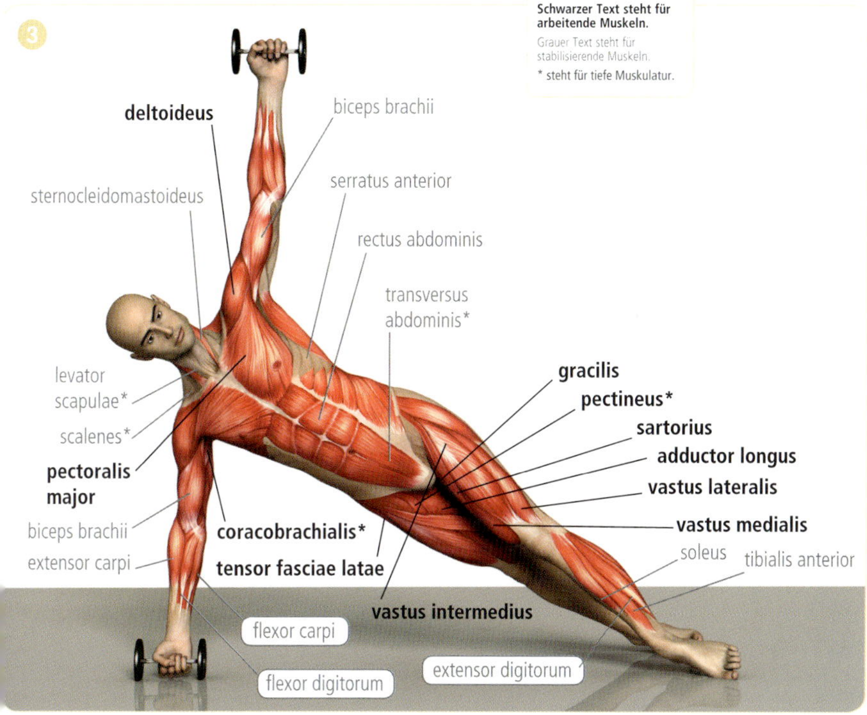

HANDTUCH-GLEITER

ACHTEN SIE DARAUF,
- dass Ihre Arme auf Brusthöhe einen rechten Winkel zu Ihrem Rumpf bilden.

VERMEIDEN SIE,
- den Kopf fallen zu lassen,
- die Arme dabei zu beugen oder zu überstrecken,
- die Stellung der Wirbelsäule zu verändern,
- die Schultern hochzuziehen.

Ausgangsposition: Starten Sie in der oberen Stellung des Liegestütz mit ganz ausgestreckten Armen. Platzieren Sie Ihre Hände etwas mehr als schulterbreit auseinander auf einem Handtuch. Spannen Sie dabei das Handtuch zwischen Ihren Händen.

Aktion: Führen Sie die Hände zusammen. Dabei bleibt Ihr Rumpf angespannt und die Arme bleiben gestreckt. Durch Spreizen der Arme kehren Sie zum Ausgangspunkt zurück.

Bewegungsablauf: Während Ihre Hände zueinandergleiten, heben sich Ihr Rumpf, Ihr Becken und Ihre Beine nach oben. Dabei dienen Ihre Füße als Drehpunkt. Bewegen Sie Ihre Hände gleichzeitig und ohne Ruckeln.

HANDTUCH-GLEITER

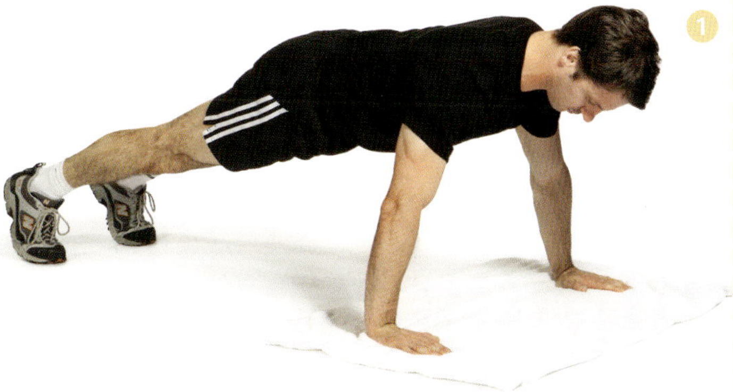

STABILISATION

- Halten Sie die Hüften oben und die Knie- und Sprunggelenke verriegelt.
- Halten Sie die Schultorn während der gesamten Bewegung unten.

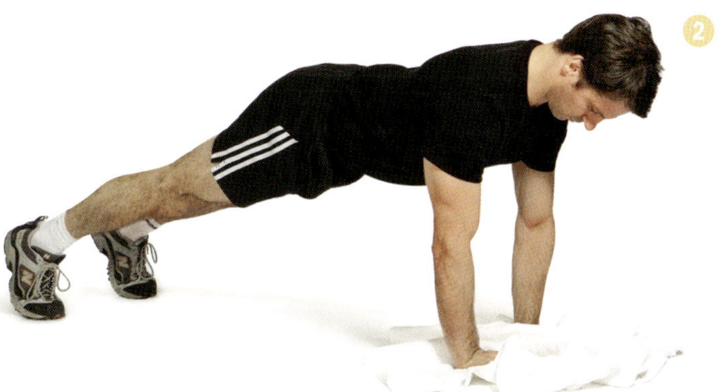

HANDTUCH-GLEITER

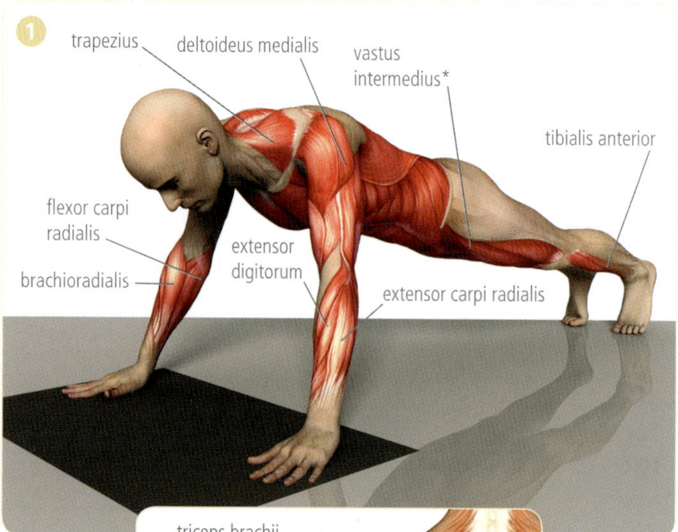

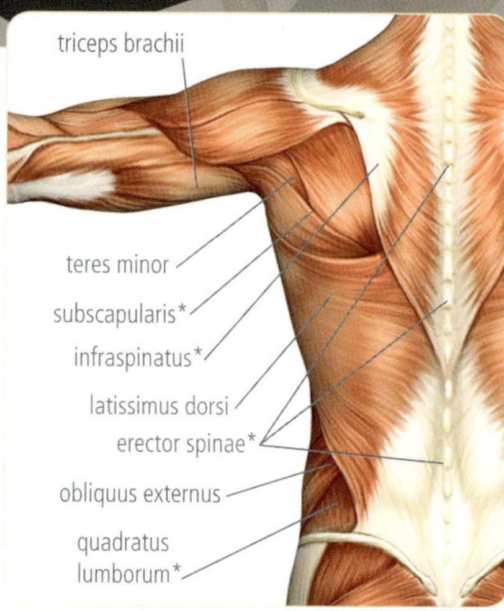

HANDTUCH-GLEITER

LEGENDE

Schwarzer Text steht für arbeitende Muskeln.

Grauer Text steht für stabilisierende Muskeln.

* steht für tiefe Muskulatur.

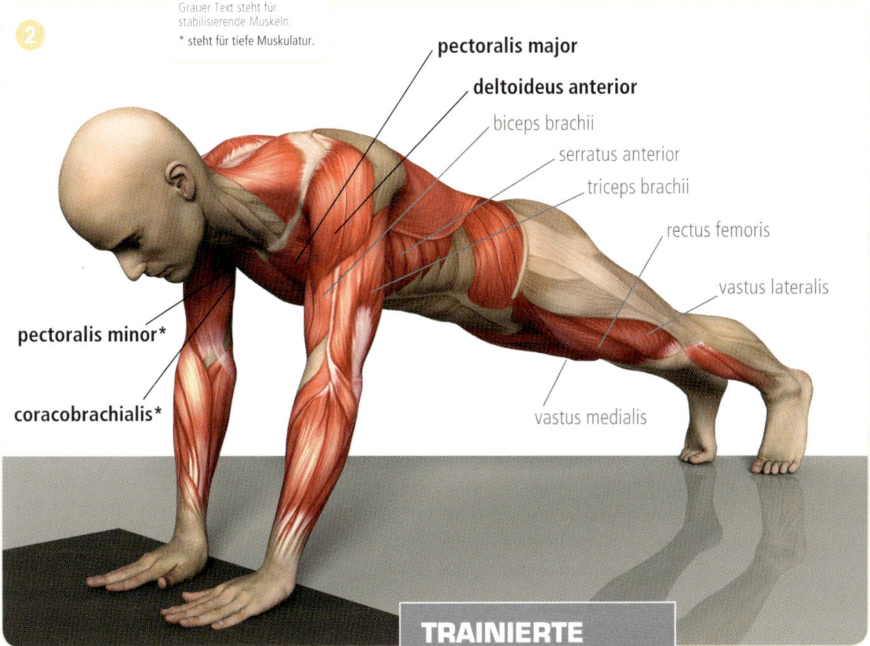

TRAINIERTE MUSKULATUR

- deltoideus anterior
- coracobrachialis
- pectoralis major
- pectoralis minor

PIKE & PRESS

ACHTEN SIE DARAUF,

- dass Sie eine Bewegungsebene haben, d. h. eine gerade Linie vom Kopf zu den Füßen.

VERMEIDEN SIE,

- Teilbewegungen durchzuführen, etwa Ihre Schultern vor den Hüften anzuheben oder umgekehrt,
- die Schultern hochzuziehen,
- den Kopf zur Brust zu senken,
- die Stellung der Füße zu verändern,
- Ihren Körper oder den Ball zur Seite wandern zu lassen.

Ausgangsposition: Platzieren Sie Ihre Hände etwas mehr als schulterbreit auseinander auf zwei Kästen (oder Bänken). Ihre Fingerspitzen sind auf einer Linie mit den Schlüsselbeinen. Legen Sie die Füße flach auf einem Gymnastikball ab und verriegeln Sie die Sprunggelenke.

Aktion: Senken Sie Ihren ganzen Körper durch Beugen der Arme, bis sich Ihre Brust auf Höhe der Hände befindet. Kehren Sie in die Ausgangsstellung zurück, indem Sie den Körper bis zur Streckung der Arme nach oben drücken. Aus dieser Position rollen Sie den Ball nach vorn, indem Sie Hüften und Zehen nach oben ziehen. Sie stehen jetzt mit gebeugtem Rumpf auf dem Ball, die Sprunggelenke stehen in einem 90°-Winkel. Oberkörper und Kopf zeigen zum Boden, während Sie die Arme beugen und so den Rumpf nach unten zwischen die Hände führen. Für den Rückweg drücken Sie sich mit den Händen von den Kästen ab bis zur Streckung der Arme. Lassen Sie dann die Hüften fallen und strecken Sie die Füße, bis Ihr Körper sich wieder in der Horizontalen befindet.

Bewegungsablauf: Der Körper bewegt sich in einem Bogen um die Füße.

PIKE & PRESS

1

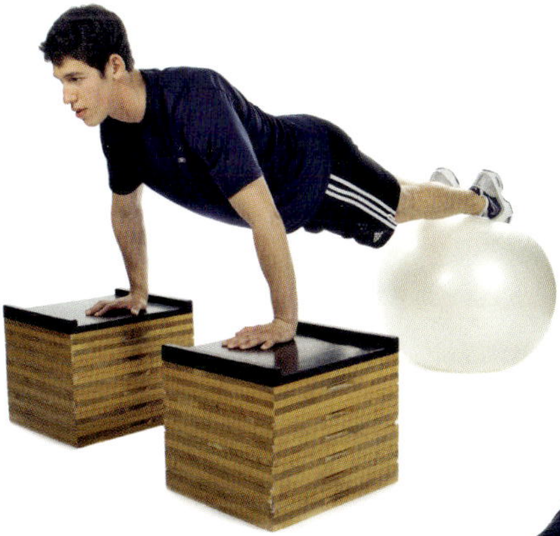

2

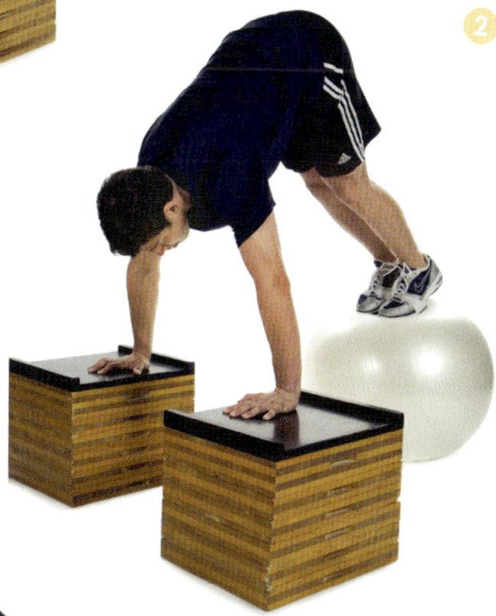

STABILISATION

- Die Knie bleiben gestreckt.
- Fixieren Sie die Sprunggelenke in einer stabilen Position.
- Hüften, Bauch und unterer Rücken bleiben durch Muskelspannung starr.

3

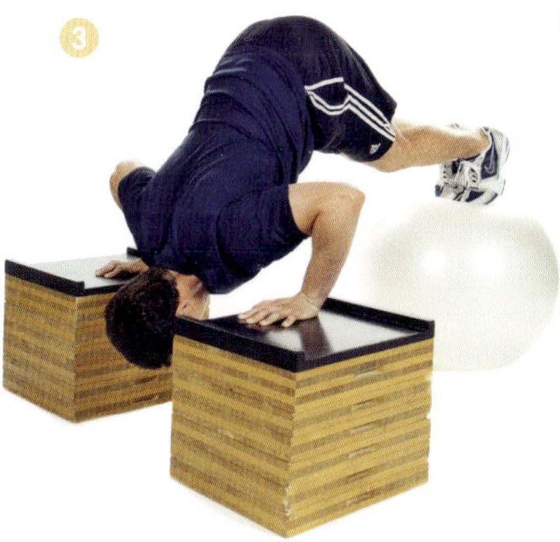

PIKE & PRESS

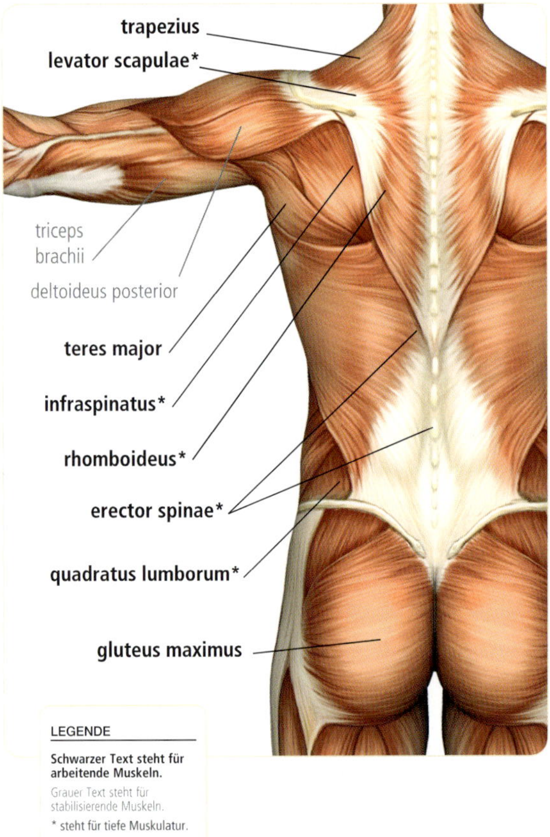
trapezius
levator scapulae*
triceps brachii
deltoideus posterior
teres major
infraspinatus*
rhomboideus*
erector spinae*
quadratus lumborum*
gluteus maximus
LEGENDE
Schwarzer Text steht für arbeitende Muskeln.
Grauer Text steht für stabilisierende Muskeln.
* steht für tiefe Muskulatur.

PIKE & PRESS

TRAINIERTE MUSKULATUR

- pectoralis major
- pectoralis minor
- coracobrachialis
- deltoideus anterior
- triceps brachii
- iliopsoas
- vastus lateralis
- vastus medialis
- vastus intermedius
- rectus femoris
- tibialis anterior
- transversus abdominis
- serratus anterior
- erector spinae
- trapezius
- latissimus dorsi
- quadratus lumborum

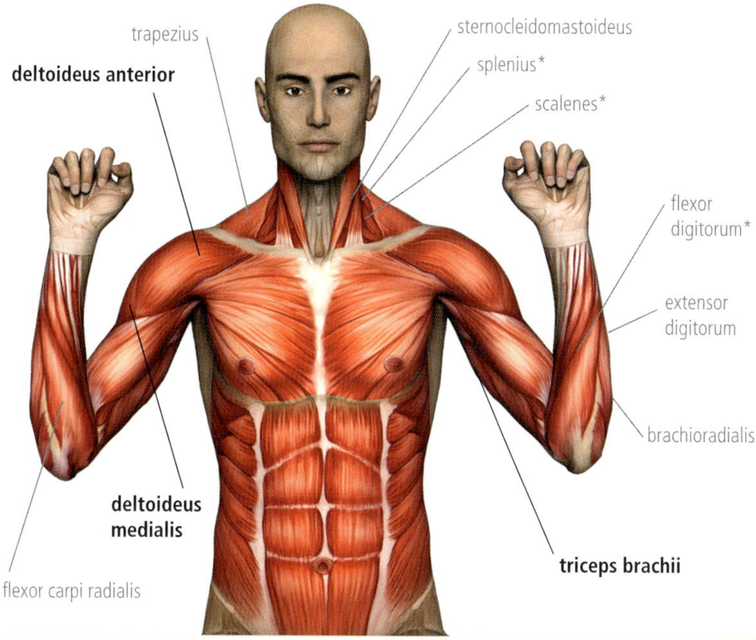

MIT RUMPFROTATION

ACHTEN SIE DARAUF,
- dass sich Ihre Fingerspitzen auf einer Linie befinden,
- dass das Becken während der gesamten Bewegung in einer Position bleibt,
- dass die Füße stabil bleiben und den Boden nur mit den Kanten berühren.

VERMEIDEN SIE,
- die Schulter hochzuziehen,
- im Sprunggelenk abzuknicken und dadurch mit den Knöcheln den Boden zu berühren.

Ausgangsposition: Die Hände nehmen die gleiche Stellung ein wie beim Liegestütz. Drehen Sie den Rumpf. Dabei sind Ihre Füße entweder in Schrittstellung mit dem unteren Fuß vorn oder ein Fuß liegt auf dem anderen.

Aktion: Heben Sie Becken und Beine vom Boden ab. Ihr unterer Rücken ist leicht durchgedrückt. Drücken Sie sich vom Boden ab und strecken Sie die Arme. Um zurückzugelangen, senken Sie Ihren Körper durch Beugen der Arme in einer Bewegungsebene, d. h. in einer geraden Linie vom Kopf zu den Füßen, wieder ab. Wiederholen Sie die Übung auf der anderen Seite.

Bewegungsablauf: Der Körper dreht in einem Bogen um die Füße nach oben.

MIT RUMPFROTATION

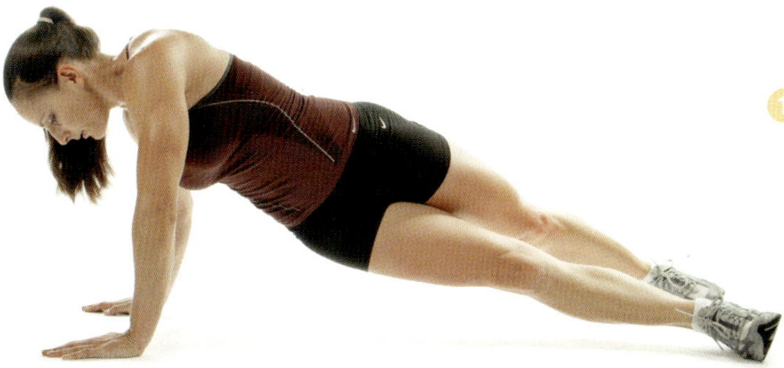

1

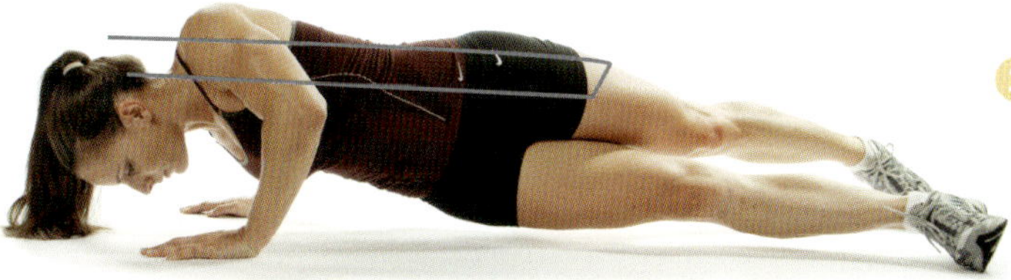

2

STABILISATION

- Halten Sie das Kniegelenk verriegelt.
- Fixieren Sie die Sprunggelenke in einer stabilen Position.
- Hüften, Bauch und unterer Rücken bleiben durch Muskelspannung starr.

MIT RUMPFROTATION

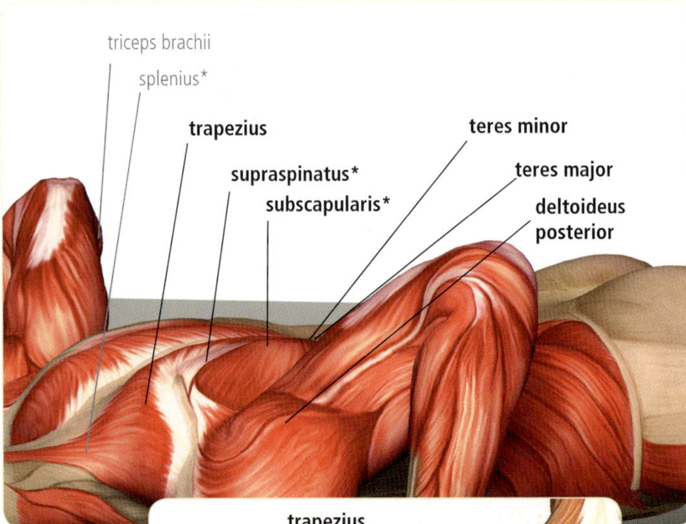

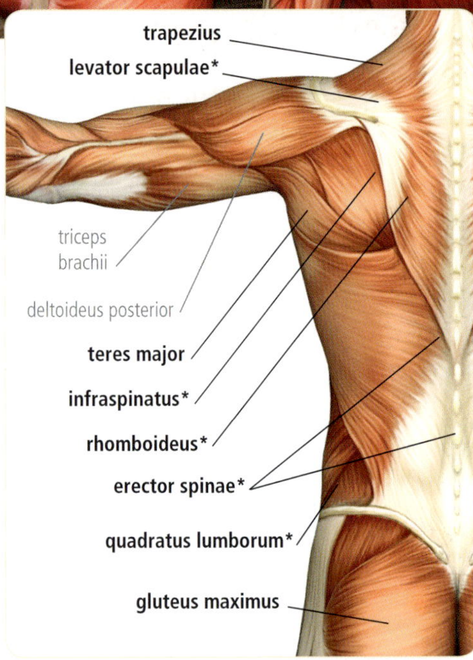

MIT RUMPFROTATION

LEGENDE

Schwarzer Text steht für arbeitende Muskeln.

Grauer Text steht für stabilisierende Muskeln.

* steht für tiefe Muskulatur.

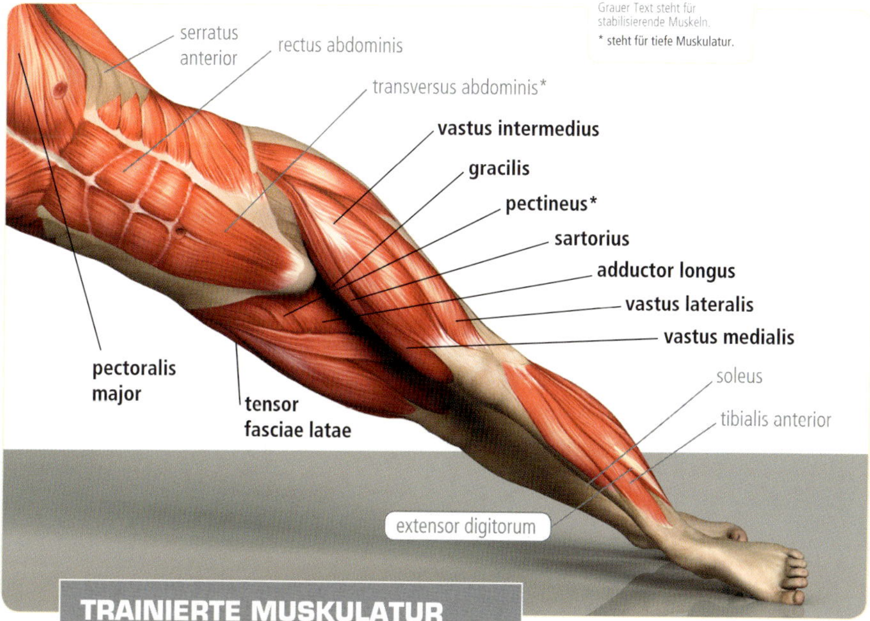

TRAINIERTE MUSKULATUR

- pectoralis major
- pectoralis minor
- coracobrachialis
- deltoideus anterior
- triceps brachii
- iliopsoas
- vastus lateralis
- vastus medialis
- vastus intermedius
- rectus femoris
- anterior tibialis
- transversus abdominis
- serratus anterior
- erector spinae
- trapezius
- latissimus dorsi
- quadratus lumborum

MIT KLATSCHEN

Ausgangsposition: Legen Sie sich mit dem Gesicht nach unten bäuchlings auf den Boden. Platzieren Sie die Hände auf Höhe der Schultern dicht am Körper, Ihre Fingerspitzen sind auf einer Linie mit den Schlüsselbeinen. Vergewissern Sie sich, dass Ihre Ellbogen im 45°-Winkel vom Körper wegzeigen. Stellen Sie die Füße auf die Zehenspitzen.

Aktion: Drücken Sie sich mit den Händen kräftig vom Boden ab, sodass Sie die Hände vom Boden lösen können. Wenn Sie den höchsten Punkt der Bewegung erreichen, klatschen Sie direkt unter der Brust einmal in die Hände. Bringen Sie die Hände sofort wieder in ihre ursprüngliche Position und kehren dann in die Ausgangsstellung zurück. Verlangsamen Sie die Geschwindigkeit beim Absenken des Körpers, bis Sie sich dicht über dem Boden befinden. Wiederholen Sie die Übung sofort noch einmal.

Bewegungsablauf: Der gestreckte Körper bewegt sich in einem Bogen um die Füße.

ACHTEN SIE DARAUF,

- dass Sie den Körper unter Spannung halten,
- dass die Hände genau zum Ausgangspunkt zurückkehren,
- dass Sie eine fließende Bewegung ausführen.

VERMEIDEN SIE,

- am tiefsten Punkt der Bewegung zu stoppen,
- die Handposition deutlich während der Übung zu verändern.

MIT KLATSCHEN

1

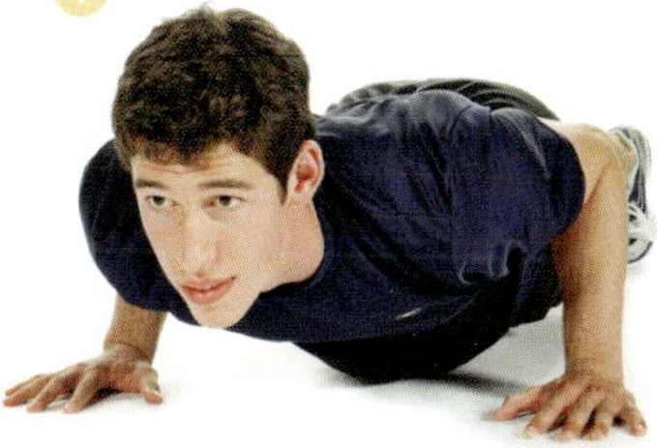

2

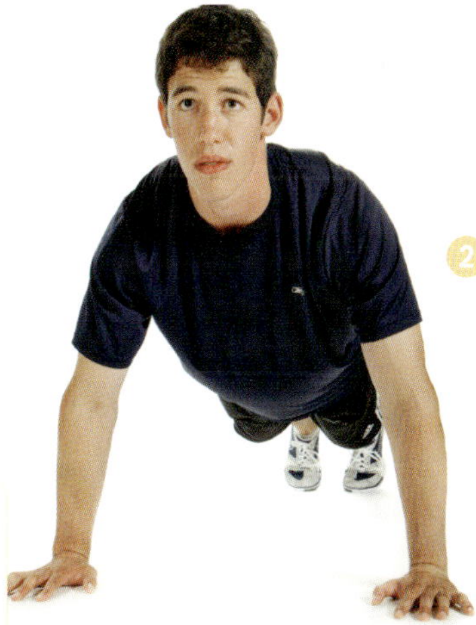

STABILISATION

- Die Knie bleiben gestreckt.
- Fixieren Sie die Sprunggelenke in einer stabilen Position.
- Hüften, Bauch und unterer Rücken bleiben durch Muskelspannung starr.

3

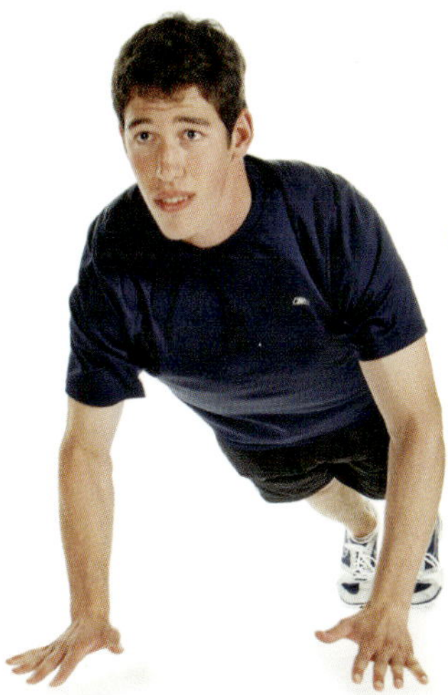

4

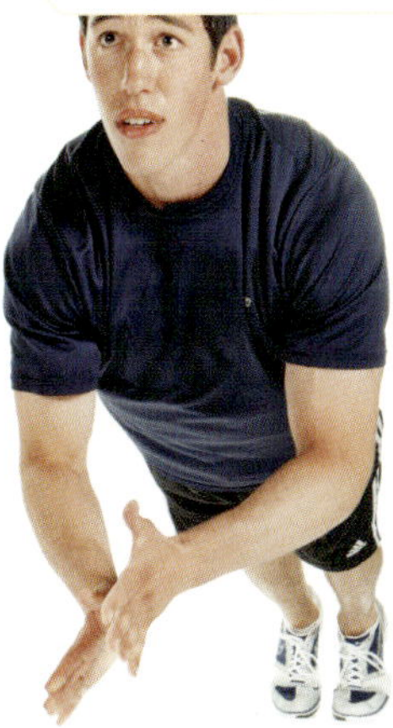

MIT KLATSCHEN

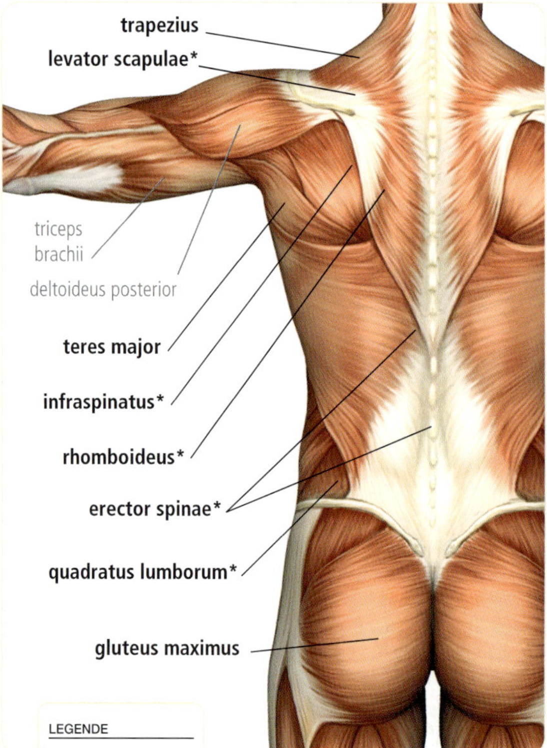

LEGENDE

Schwarzer Text steht für arbeitende Muskeln.

Grauer Text steht für stabilisierende Muskeln.

* steht für tiefe Muskulatur.

MIT KLATSCHEN

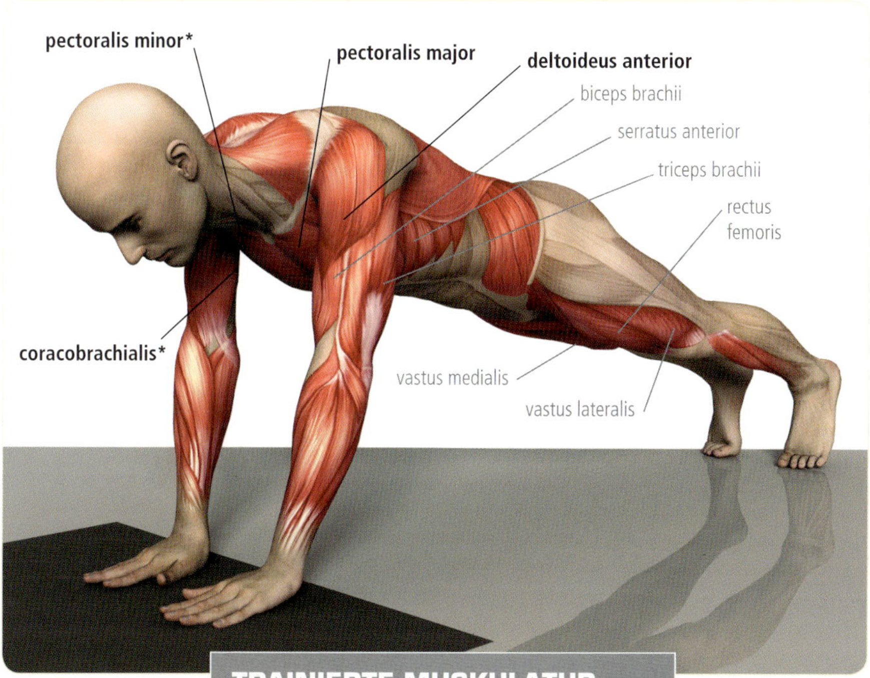

TRAINIERTE MUSKULATUR

- pectoralis major
- pectoralis minor
- coracobrachialis
- deltoideus anterior
- triceps brachii
- iliopsoas
- vastus lateralis
- vastus medialis
- vastus intermedius
- rectus femoris
- tibialis anterior
- transversus abdominis
- serratus anterior
- erector spinae
- trapezius
- latissimus dorsi
- quadratus lumborum

AUF KETTLEBELLS

Ausgangsposition: Greifen Sie die Kettlebells, die etwas mehr als schulterbreit auseinander auf Höhe Ihrer Schlüsselbeine stehen. Vergewissern Sie sich außerdem, dass Ihre Ellbogen im 45°-Winkel vom Körper wegzeigen. Stellen Sie die Füße auf die Zehenspitzen.

Aktion: Heben Sie Beine und Hüften vom Boden ab, Ihr Rücken ist leicht durchgedrückt. Drücken Sie mit den Händen gegen den Boden und strecken Sie die Arme. Durch Beugen der Arme kehren Sie mit gestrecktem Körper wieder in die Ausgangsstellung zurück.

Bewegungsablauf: Der gestreckte Körper bewegt sich in einem Bogen um die Füße.

ACHTEN SIE DARAUF,

- dass Sie eine Bewegungsebene haben, d. h. eine gerade Linie vom Kopf zu den Füßen.

VERMEIDEN SIE,

- Teilbewegungen durchzuführen, etwa Ihre Schultern vor den Hüften anzuheben oder umgekehrt,
- die Schultern hochzuziehen,
- den Kopf zur Brust zu senken.

VARIANTE

Höherer Schwierigkeitsgrad: Platzieren Sie eine Hand auf einem Medizinball, die andere auf dem Boden. Ausführung und Bewegungsablauf der Übung bleiben gleich.

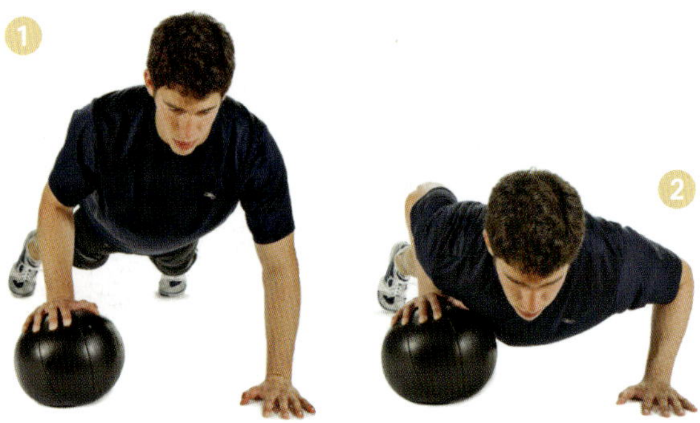

AUF KETTLEBELLS

1

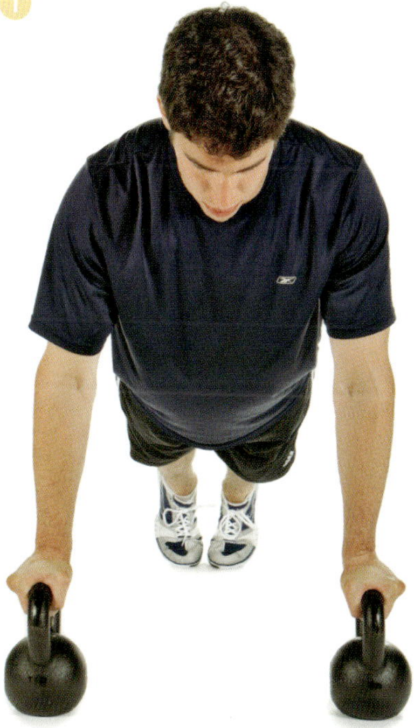

STABILISATION
- Die Knie bleiben gestreckt.
- Fixieren Sie die Sprunggelenke in einer stabilen Position.
- Hüften, Bauch und unterer Rücken bleiben durch Muskelspannung starr.

2

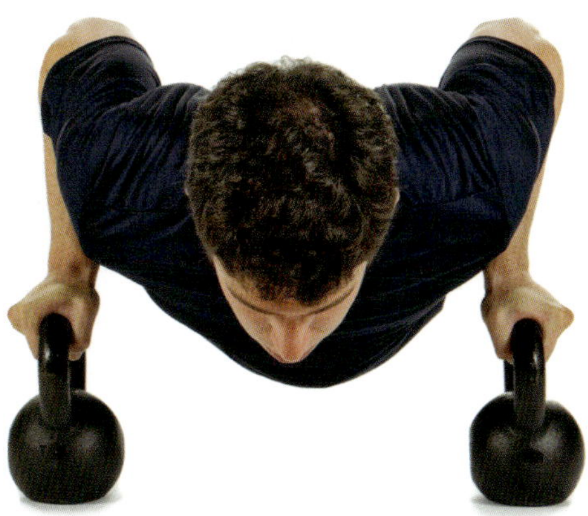

AUF KETTLEBELLS

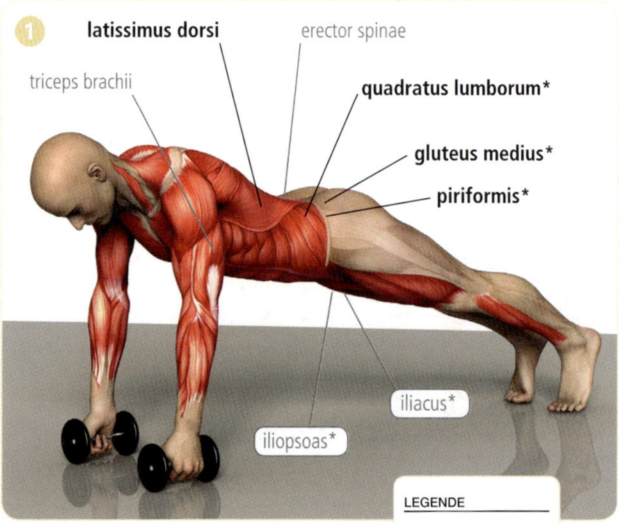

LEGENDE

Schwarzer Text steht für arbeitende Muskeln.

Grauer Text steht für stabilisierende Muskeln.

* steht für tiefe Muskulatur.

AUF KETTLEBELLS

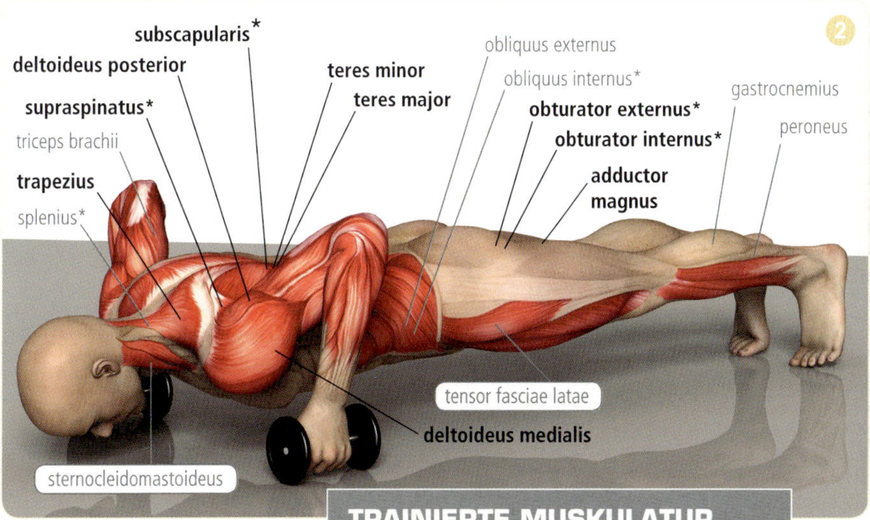

TRAINIERTE MUSKULATUR

- pectoralis major
- pectoralis minor
- coracobrachialis
- deltoideus anterior
- triceps brachii
- iliopsoas
- vastus lateralis
- vastus medialis
- vastus intermedius
- rectus femoris
- tibialis anterior
- transversus abdominis
- serratus anterior
- erector spinae
- trapezius
- latissimus dorsi
- quadratus lumborum

MIT HANDWANDERN

Ausgangsposition: Beginnen Sie mit einer Hand auf dem Boden und der anderen erhöht auf einem Kasten.

Aktion: Führen Sie den Liegestütz mit engem Stand der Hände durch. Sobald Sie zur Ausgangsposition zurückgekehrt sind, platzieren Sie beide Hände auf dem Kasten. Dann setzen Sie die andere etwas weiter als schulterbreit neben den Kasten. Die Füße bleiben an derselben Stelle. Wiederholen Sie den Liegestütz. Aus der Ausgangshaltung setzen Sie die untere Hand wieder auf den Kasten und wiederholen die Übung.

Bewegungsablauf: Der gestreckte Körper bewegt sich in einem Bogen um die Füße. Der Rumpf senkt sich gerade zum Boden und kehrt auf dem gleichen Weg zurück.

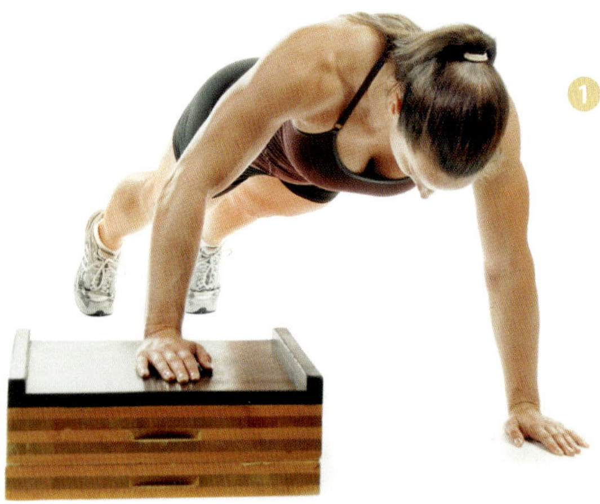

ACHTEN SIE DARAUF,
- dass die Schultern eine waagrechte Linie bilden,
- dass Sie die Brust gerade halten,
- dass der Ellbogen der oberen Hand in der höchsten Position leicht gebeugt bleibt, während der andere Arm gestreckt ist.

VERMEIDEN SIE,
- eine Schulter fallen zu lassen,
- das Becken durchhängen zu lassen oder es im Gegensatz anzuheben,
- die Knie dabei zu beugen.

MIT HANDWANDERN

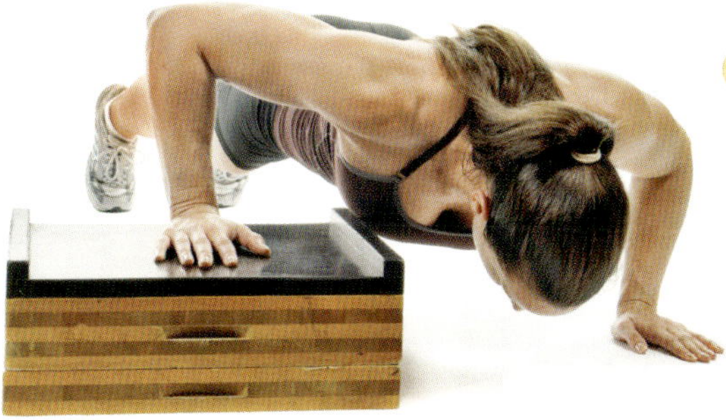

2

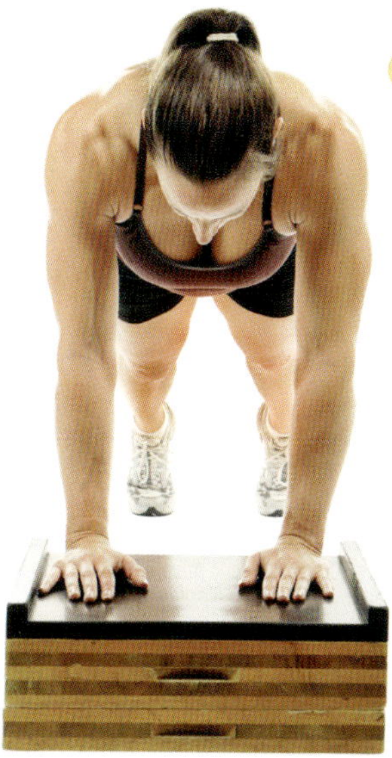

3

STABILISATION

- Halten Sie den Rumpf durch Muskelspannung starr.
- Die Beine bleiben gestreckt und die Füße stehen fest, aber entspannt.

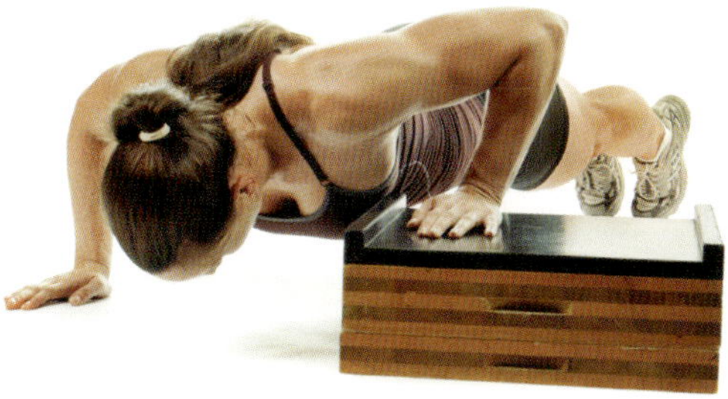

4

MIT HANDWANDERN

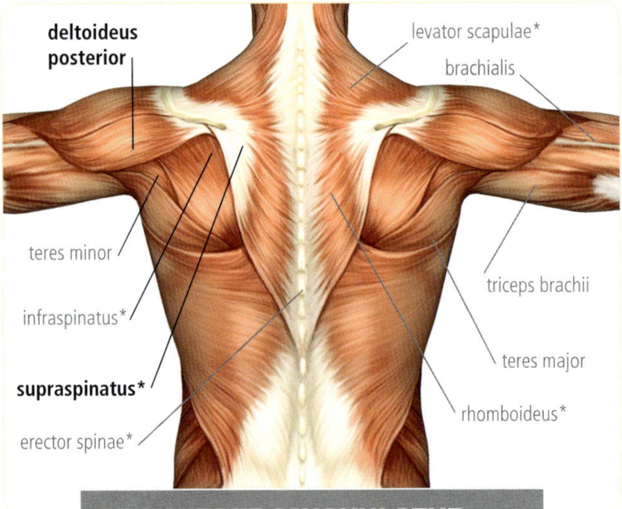

TRAINIERTE MUSKULATUR

- pectoralis major
- pectoralis minor
- coracobrachialis
- deltoideus anterior
- triceps brachii
- iliopsoas
- vastus lateralis
- vastus medialis
- vastus intermedius
- rectus femoris
- tibialis anterior
- transversus abdominis
- serratus anterior
- erector spinae
- trapezius
- latissimus dorsi
- quadratus lumborum

MIT HANDWANDERN

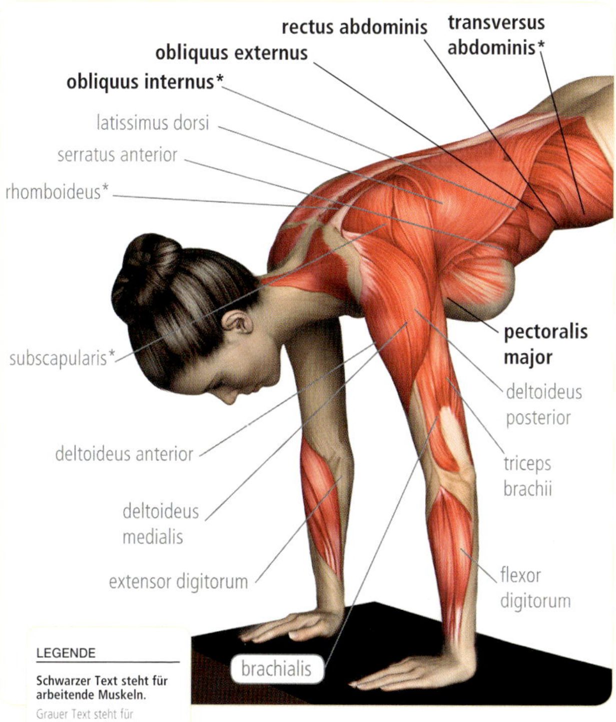

LEGENDE

Schwarzer Text steht für arbeitende Muskeln.

Grauer Text steht für stabilisierende Muskeln.

* steht für tiefe Muskulatur.

AN DEN RINGEN

ACHTEN SIE DARAUF,

- dass Sie eine Bewegungsebene haben, d. h. eine gerade Linie vom Kopf zu den Füßen.

VERMEIDEN SIE,

- Teilbewegungen durchzuführen, etwa Ihre Schultern vor den Hüften anzuheben oder umgekehrt,
- die Schultern hochzuziehen,
- den Kopf zur Brust zu senken.

Ausgangsposition: Halten Sie Ihren Körper unter Muskelspannung. Greifen Sie die Ringe in etwas mehr als Schulterbreite im Obergriff. Die Ringe stehen auf einer Linie vor Ihren Schultern.

Aktion: Senken Sie den Körper durch Beugen der Arme kontrolliert ab. Die Zehen dienen dabei als Drehpunkt. Bewegen Sie während des Absenkens die Hände zur Seite, bis Ihre Brust sich auf Höhe der Ringe befindet. Die Ellbogen sind jetzt rechtwinklig gebeugt. Drücken Sie die Hände Richtung Boden, bis Ihre Arme wieder ganz gestreckt sind.

Bewegungsablauf: Der Rumpf senkt sich gerade zum Boden und kehrt auf dem gleichen Weg zurück. Die Hände gehen bei der Abwärtsbewegung nach außen und bei der Aufwärtsbewegung nach innen.

AN DEN RINGEN

1

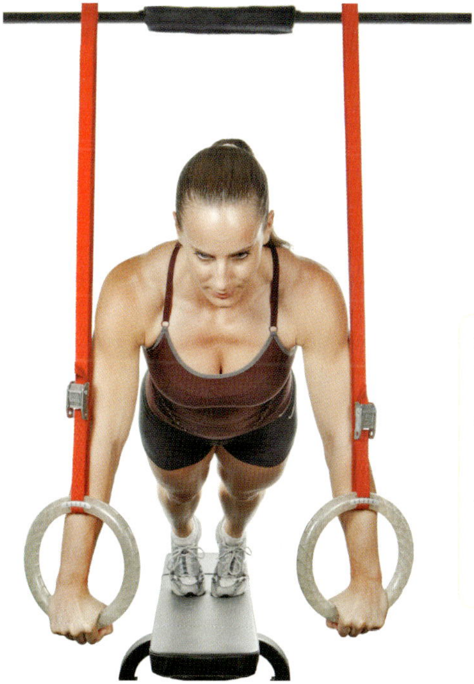

2

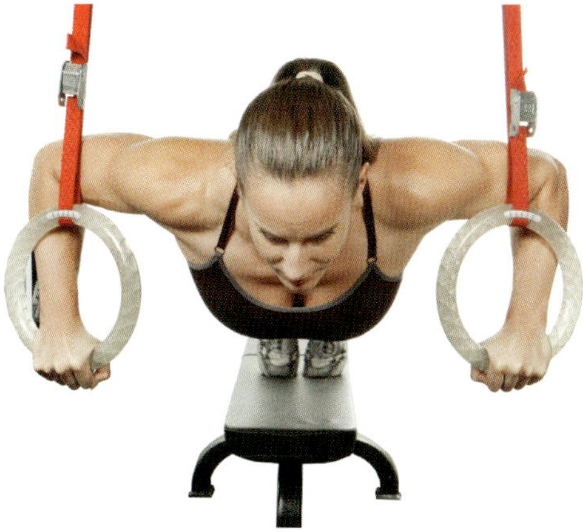

STABILISATION

- Die Knie bleiben gestreckt.
- Fixieren Sie die Sprunggelenke in einer stabilen Position.
- Hüften, Bauch und unterer Rücken bleiben durch Muskelspannung starr.

AN DEN RINGEN

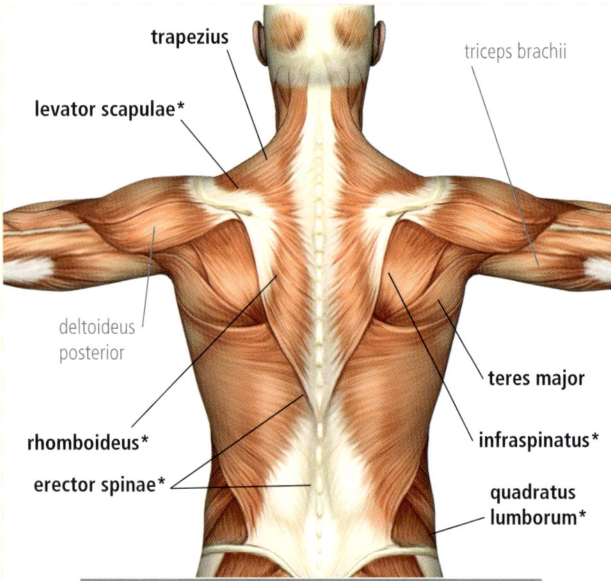

TRAINIERTE MUSKULATUR

- pectoralis major
- pectoralis minor
- coracobrachialis
- deltoideus anterior
- triceps brachii
- iliopsoas
- vastus lateralis
- vastus medialis
- vastus intermedius
- rectus femoris
- tibialis anterior
- transversus abdominis
- serratus anterior
- erector spinae
- trapezius
- latissimus dorsi
- quadratus lumborum

AN DEN RINGEN

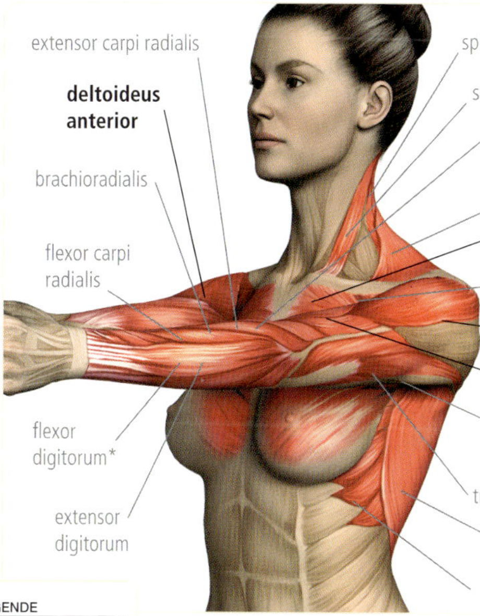

LEGENDE

Schwarzer Text steht für arbeitende Muskeln.

Grauer Text steht für stabilisierende Muskeln.

* steht für tiefe Muskulatur.

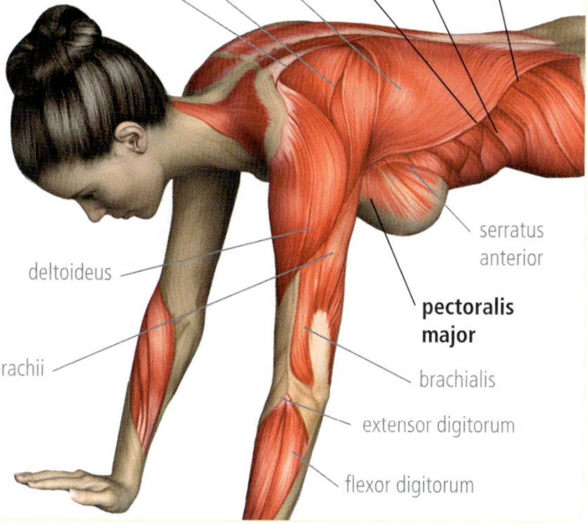

EINARMIGER SLIDE

Ausgangsposition: Nehmen Sie auf einem glatten, ebenen Boden (vorzugsweise aus Holz) eine Liegestütz-Stellung ein. Die Beine sind gestreckt und unter jeder Hand befindet sich ein kleines Handtuch. Die Hände sind direkt unter den Schultern.

Aktion: Beugen Sie einen Arm und schieben Sie den anderen Arm gleichzeitig gestreckt nach vorn. Dadurch senkt sich Ihr Rumpf. Drücken Sie den gebeugten Arm gegen den Boden und strecken Sie ihn, während Sie den gestreckten Arm zurückziehen. Wechseln Sie die Arme.

Bewegungsablauf: Die Wirbelsäule bewegt sich gerade nach unten. Ein Arm bewegt sich nach vorn.

ACHTEN SIE DARAUF,
- dass Ihre Bewegungen fließend ineinander übergehen,
- dass Sie die Bewegungen gleichzeitig ausführen.

VERMEIDEN SIE,
- mit dem Rumpf den Boden zu berühren,
- dabei die Knie zu beugen,
- den Körper rotieren zu lassen.

VARIANTE
Niedrigerer Schwierigkeitsgrad: Nehmen Sie die Liegestütz-Position mit gebeugten Knien ein.

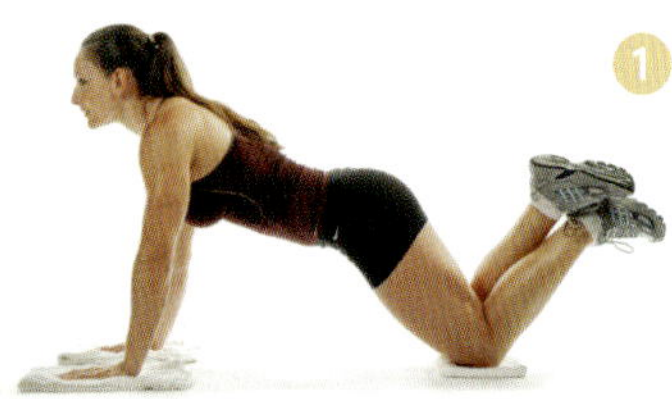

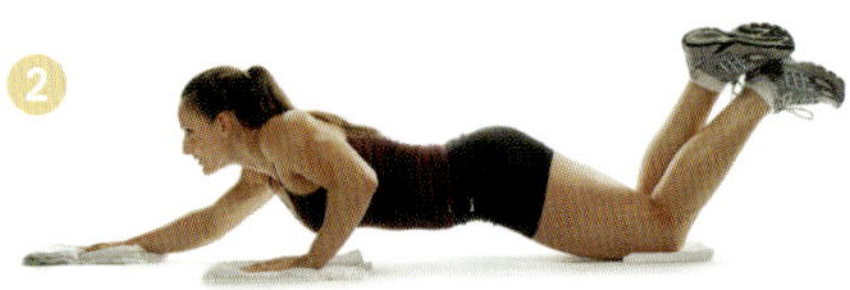

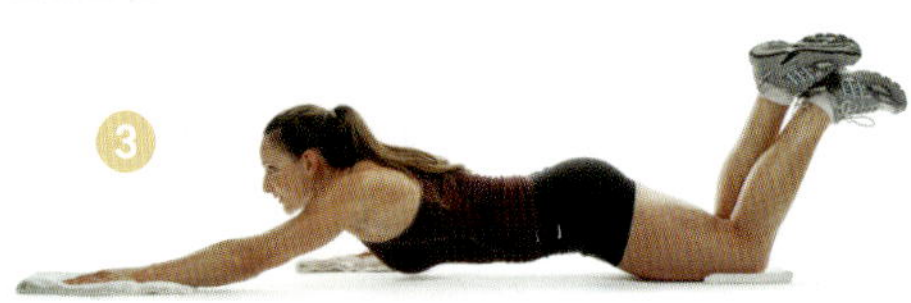

EINARMIGER SLIDE

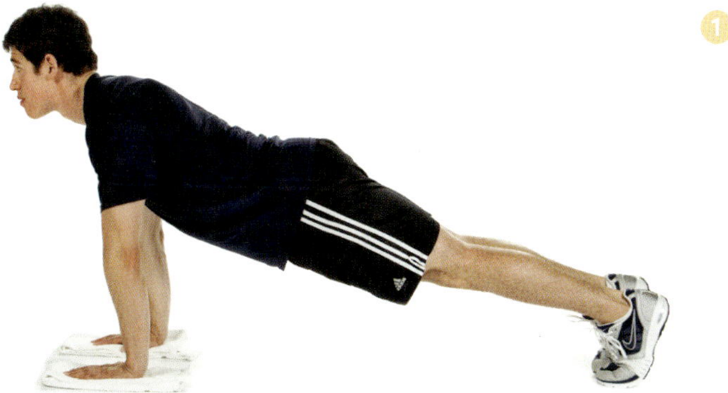

STABILISATION

- Halten Sie Muskelspannung in beiden Händen.
- Die Beine bleiben gestreckt und die Hüften gerade.

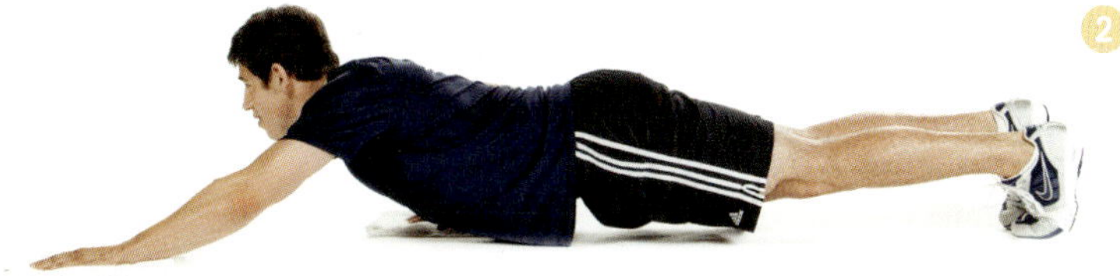

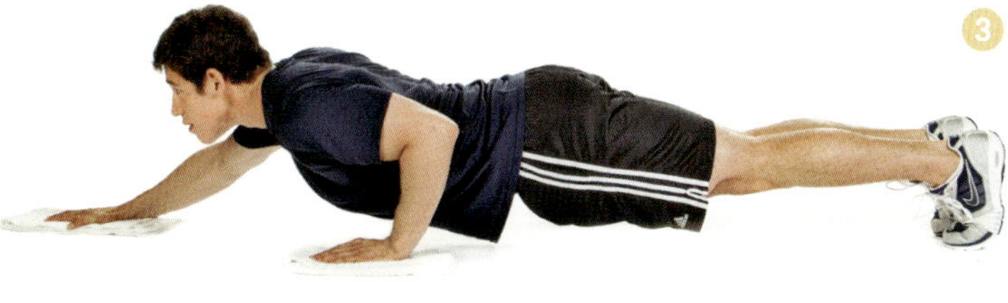

EINARMIGER SLIDE

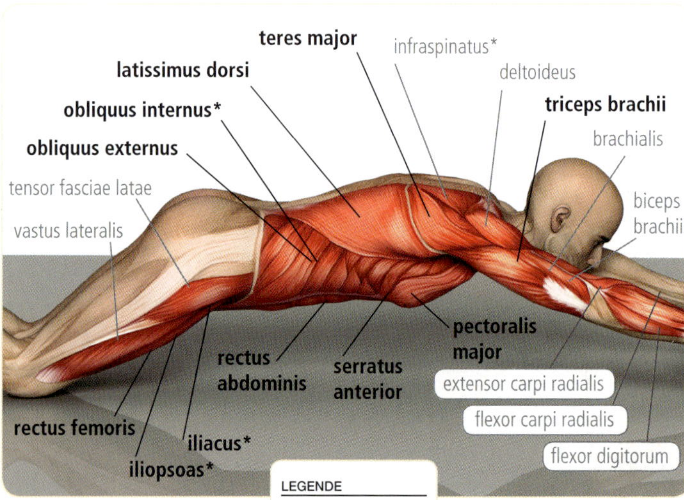

LEGENDE

Schwarzer Text steht für arbeitende Muskeln.

Grauer Text steht für stabilisierende Muskeln.

* steht für tiefe Muskulatur.

EINARMIGER SLIDE

TRAINIERTE MUSKULATUR

- pectoralis major
- pectoralis minor
- coracobrachialis
- deltoideus
- triceps brachii
- iliopsoas
- vastus lateralis
- vastus medialis
- vastus intermedius
- rectus femoris
- tibialis anterior
- transversus abdominis
- serratus anterior
- erector spinae
- trapezius
- latissimus dorsi
- quadratus lumborum

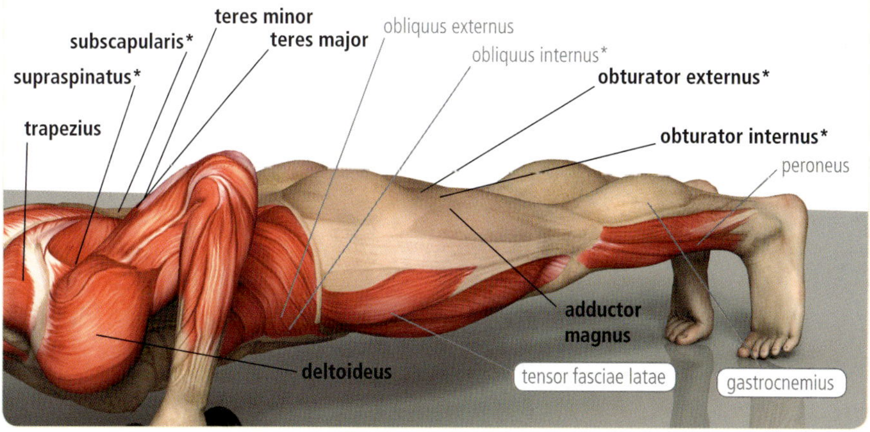

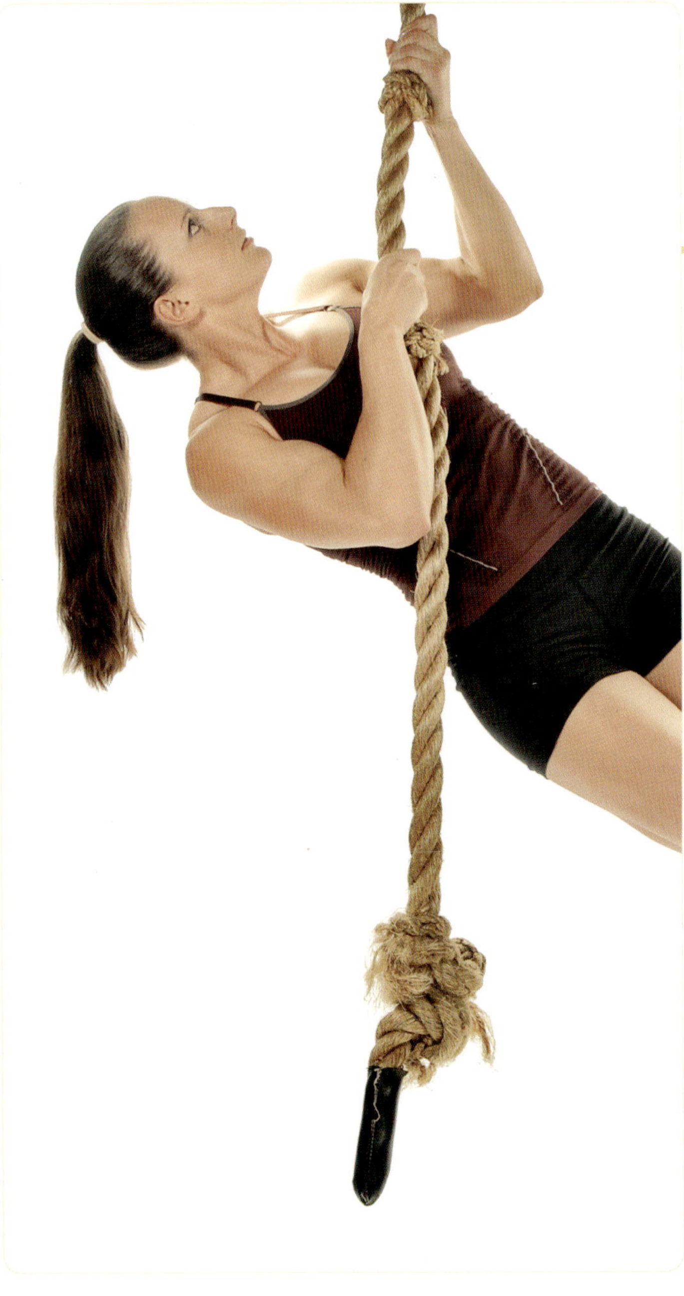

KLIMMZUG

Wie seine bessere Hälfte (den Liegestütz) kennt man auch den Klimmzug seit tausenden von Jahren. Die beiden sind das Yin und Yang für die Aufgaben des Oberkörpers: schieben und ziehen. Der Klimmzug ist möglicherweise die Übung, die am meisten einschüchtert, denn da sind Sie und die Stange, und entweder können Sie sich hochziehen oder Sie können es nicht. Die Schwerkraft ist erbarmungslos und es gibt keine Möglichkeit zu schummeln. Als Trainingsübung für den Oberkörper ist der Klimmzug eine absolute Notwendigkeit für jeden – auf jedem Trainingslevel.

Die beteiligten Gelenke sind Schulter, Ellbogen und Handgelenk, die trainierten Muskeln sind Rücken- und Schultermuskeln sowie der Bizeps. Klimmzüge dienen vor allem der Zugkraft und Ausdauer des Oberkörpers, der Stabilität der Schultern, der Greifkraft sowie der Körperhaltung.

GRUNDFORM

Ausgangsposition: Greifen Sie die Stange in Schulterbreite, die Handinnenflächen sind Ihnen zugewandt. Lassen Sie sich mit leicht gebeugten Knien hängen und halten Sie Ihren Kopf gerade.

Aktion: Ziehen Sie sich senkrecht nach oben, bis Ihre Brust sich auf Höhe der Stange befindet: Das ist das Ende der konzentrischen Phase. Senken Sie Ihren Körper wieder zur Ausgangsposition ab, d. h. bis zur Streckung der Arme (Ende der exzentrischen Phase).

Bewegungsablauf: Ihr Körper bewegt sich senkrecht nach oben. Ihr Oberkörper kippt ganz leicht nach hinten, sodass Ihr Kinn glatt an der Stange vorbeikommt.

ACHTEN SIE DARAUF,

- dass Sie die Arme nach dem Klimmzug wieder ganz strecken,
- dass Sie die Schulterblätter nach unten zusammenziehen, wenn Sie die Übung beginnen.

VERMEIDEN SIE,

- zu schwingen, ruckartig zu ziehen, das Kinn hochzurecken oder auch die Arme zu überstrecken.

GRUNDFORM

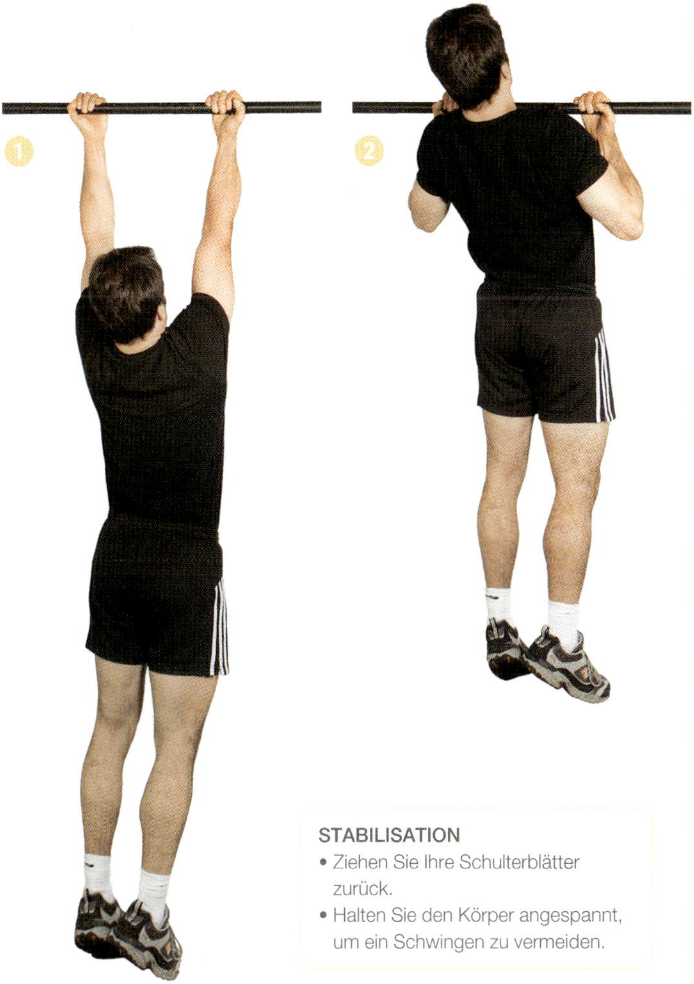

STABILISATION

- Ziehen Sie Ihre Schulterblätter zurück.
- Halten Sie den Körper angespannt, um ein Schwingen zu vermeiden.

GRUNDFORM

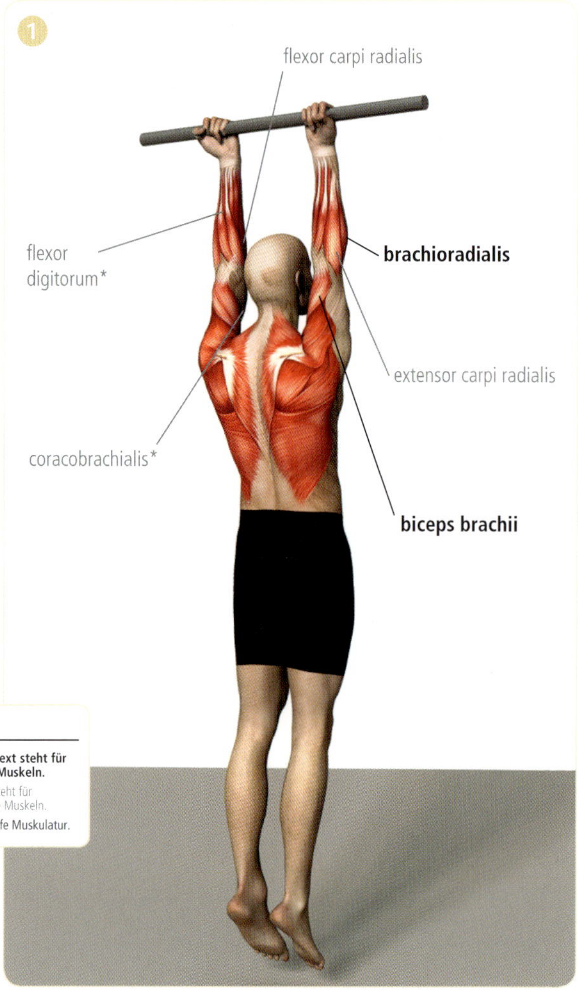

LEGENDE

Schwarzer Text steht für arbeitende Muskeln.

Grauer Text steht für stabilisierende Muskeln.

* steht für tiefe Muskulatur.

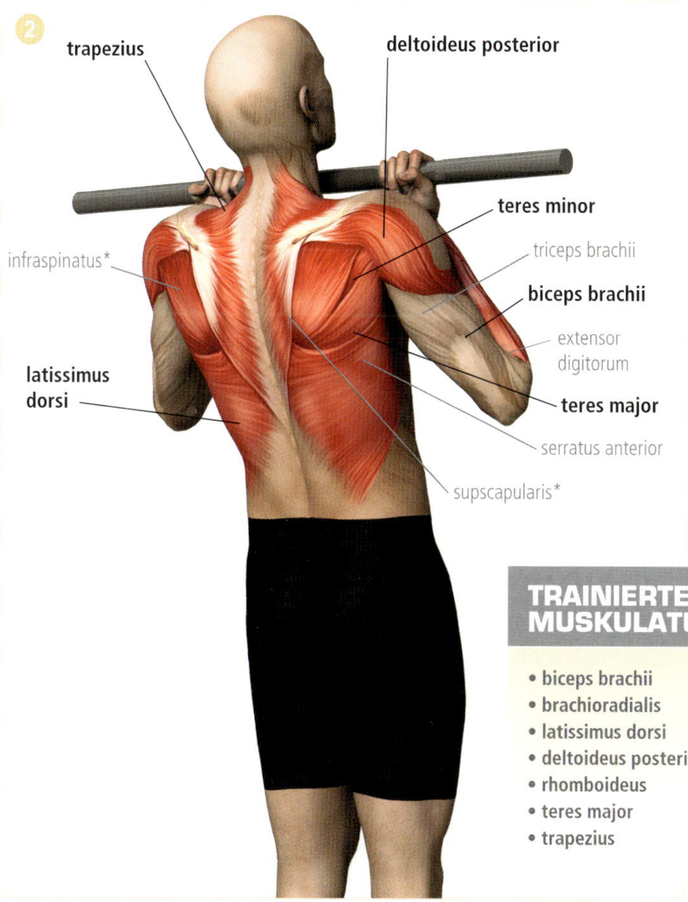

TRAINIERTE MUSKULATUR

- biceps brachii
- brachioradialis
- latissimus dorsi
- deltoideus posterior
- rhomboideus
- teres major
- trapezius

MIT AFFENGRIFF

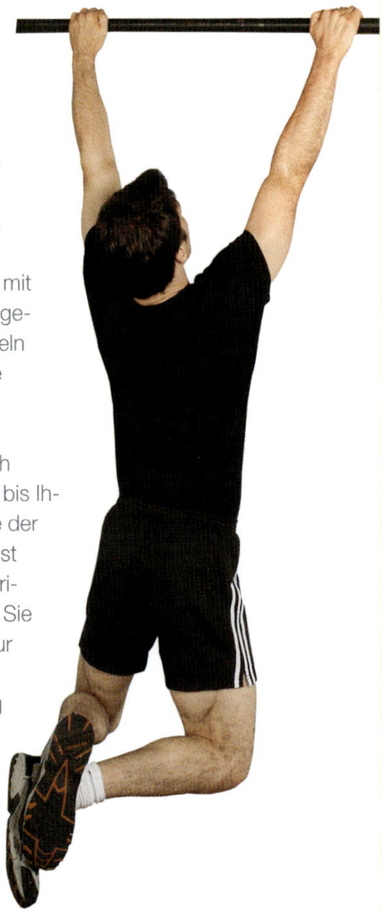

Ausgangsposition: Greifen Sie die Stange in Schulterbreite im Affengriff (die Daumen liegen neben den Fingern). Lassen Sie sich mit gebeugten Knien und gekreuzten Unterschenkeln hängen und halten Sie Ihren Kopf gerade.

Aktion: Ziehen Sie sich senkrecht nach oben, bis Ihre Brust sich auf Höhe der Stange befindet: Das ist das Ende der konzentrischen Phase. Senken Sie Ihren Körper wieder zur Ausgangsposition ab, d. h. bis zur Streckung der Arme (Ende der exzentrischen Phase).

Bewegungsablauf: Ihr Körper bewegt sich senkrecht nach oben. Dabei kippt Ihr Oberkörper ganz leicht nach hinten, sodass Ihr Kinn glatt an der Stange vorbeikommt.

STABILISATION

- Ziehen Sie Ihre Schulterblätter zurück.
- Halten Sie den Körper angespannt, um ein Schwingen zu vermeiden.

ACHTEN SIE DARAUF,

- dass Sie die Arme nach dem Klimmzug wieder ganz strecken,
- dass Sie die Schulterblätter nach unten zusammenziehen, wenn Sie die Übung beginnen.

VERMEIDEN SIE,

- zu schwingen, ruckartig zu ziehen, das Kinn hochzurecken oder auch die Arme zu überstrecken.

MIT AFFENGRIFF

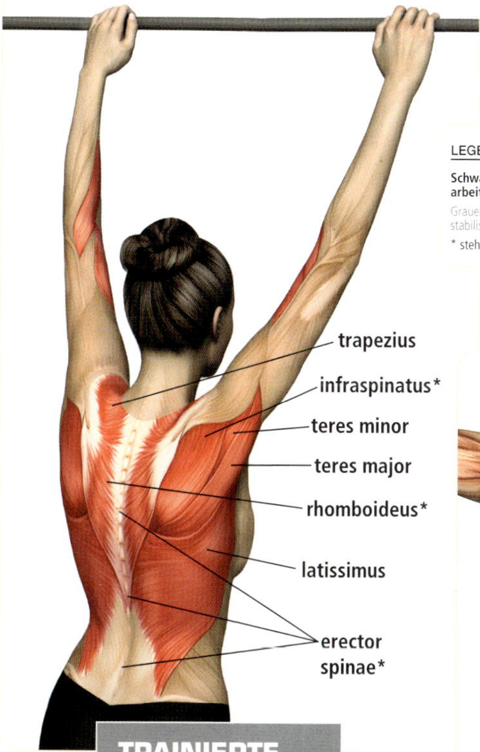

LEGENDE

Schwarzer Text steht für arbeitende Muskeln.

Grauer Text steht für stabilisierende Muskeln.

* steht für tiefe Muskulatur.

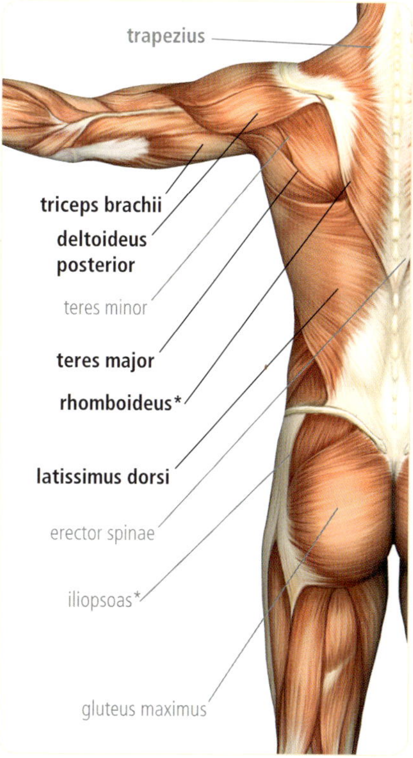

TRAINIERTE MUSKULATUR

- biceps brachii
- brachioradialis
- latissimus dorsi
- deltoideus posterior
- rhomboideus
- teres major
- trapezius

45°-RUDERN

Ausgangsposition: Greifen Sie die Stange in Schulterbreite wahlweise im Ober- oder Untergriff. Lassen Sie sich mit gestrecktem Körper hängen – Ihr Körper bildet einen 45°-Winkel zum Boden und Sie stehen auf den Fersen.

Aktion: Ziehen Sie Ihren Körper zur Stange, bis Ihre Brust die Stange berührt. Senken Sie sich langsam wieder ab und wiederholen Sie die Übung. Achten Sie darauf, dass Ihre Brust die Stange bei jeder Wiederholung berührt und Ihr Körper während der ganzen Bewegung unter Muskelspannung steht.

Bewegungsablauf: Ihr Körper bewegt sich in einem Bogen um Ihre Fersen als Drehpunkt.

ACHTEN SIE DARAUF,

- dass Sie eine Bewegungsebene haben, d. h. eine gerade Linie vom Kopf zu den Füßen.

VERMEIDEN SIE,

- Teilbewegungen durchzuführen, etwa Ihre Schultern vor den Hüften anzuheben oder umgekehrt,
- die Schultern hochzuziehen,
- den Kopf zur Brust zu senken.

45°-RUDERN

1

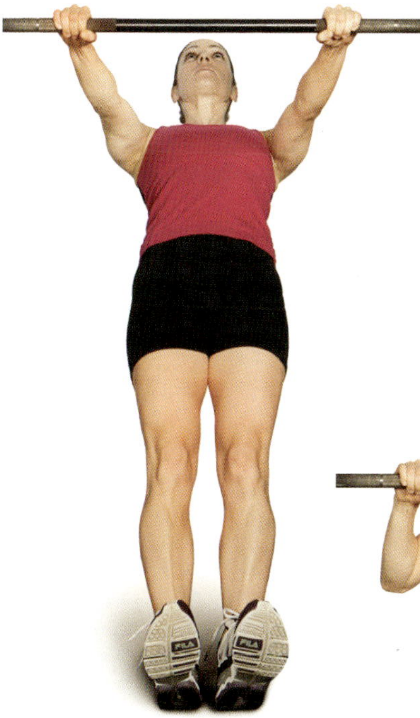

2

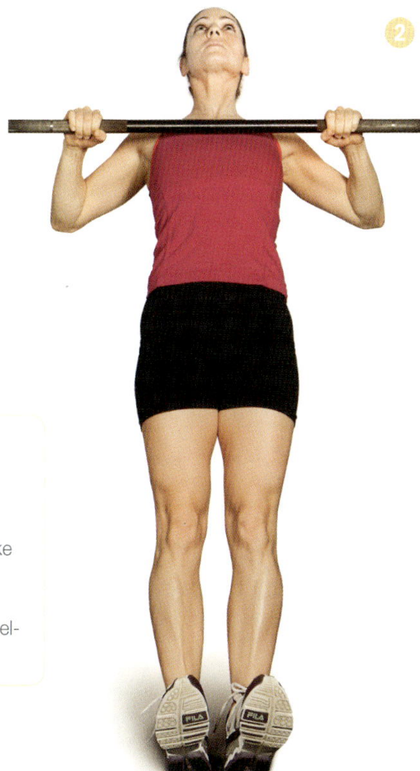

STABILISATION

- Fixieren Sie die Schultern in einer Position.
- Die Knie bleiben gestreckt.
- Halten Sie die Sprunggelenke in einer stabilen Position.
- Hüften, Bauch und unterer Rücken bleiben durch Muskelspannung starr.

45°-RUDERN

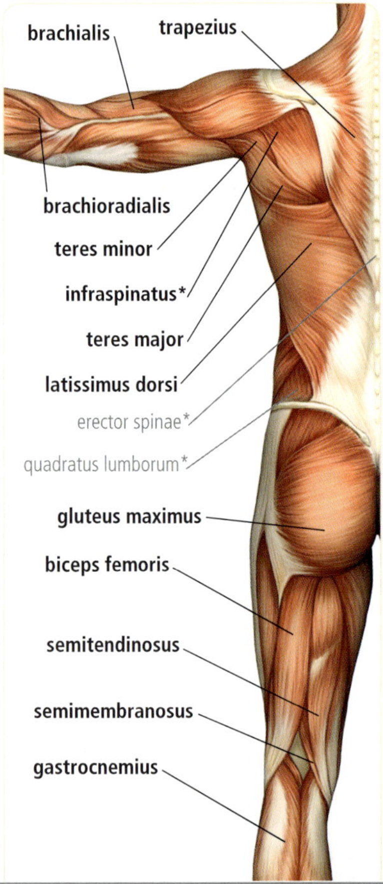

TRAINIERTE MUSKULATUR

- biceps brachii
- brachialis
- brachioradialis
- infraspinatus
- latissimus dorsi
- rhomboideus
- teres major
- teres minor
- trapezius

45°-RUDERN

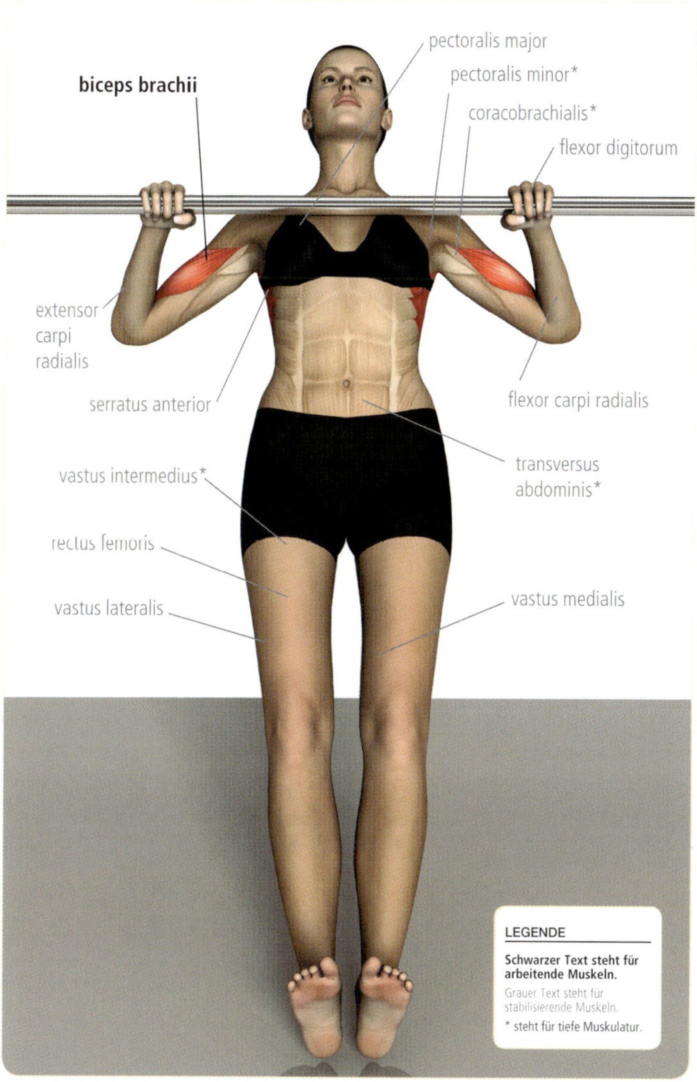

LEGENDE

Schwarzer Text steht für arbeitende Muskeln.

Grauer Text steht für stabilisierende Muskeln.

* steht für tiefe Muskulatur.

HORIZONTALES RUDERN

Ausgangsposition: Greifen Sie die Stange in Schulterbreite wahlweise im Ober- oder Untergriff. Lassen Sie sich mit gestrecktem Körper hängen. Legen Sie die Füße hoch (z. B. auf eine Bank), sodass sich Ihr Körper parallel zum Boden befindet.

Aktion: Ziehen Sie Ihren Körper zur Stange, bis Ihre Brust die Stange berührt. Senken Sie sich langsam wieder ab und wiederholen Sie die Übung. Achten Sie darauf, dass Ihre Brust die Stange bei jeder Wiederholung berührt und dass Ihr Körper während der gesamten Bewegung unter Muskelspannung steht.

Bewegungsablauf: Ihr Körper bewegt sich in einem Bogen um Ihre Fersen als Drehpunkt.

ACHTEN SIE DARAUF,
- dass Sie eine Bewegungsebene haben, d. h. eine gerade Linie vom Kopf zu den Füßen.

VERMEIDEN SIE,
- Teilbewegungen durchzuführen, etwa Ihre Schultern vor den Hüften anzuheben oder umgekehrt,
- die Schultern hochzuziehen,
- den Kopf zur Brust zu senken.

VARIANTE

Höherer Schwierigkeitsgrad: Legen Sie Ihre Unterschenkel auf einen Gymnastikball.

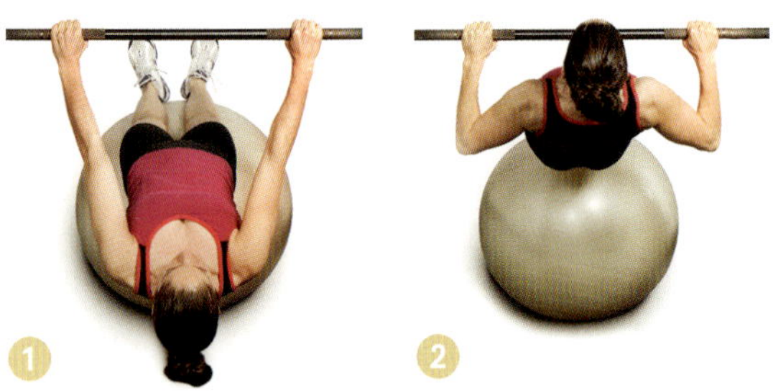

HORIZONTALES RUDERN

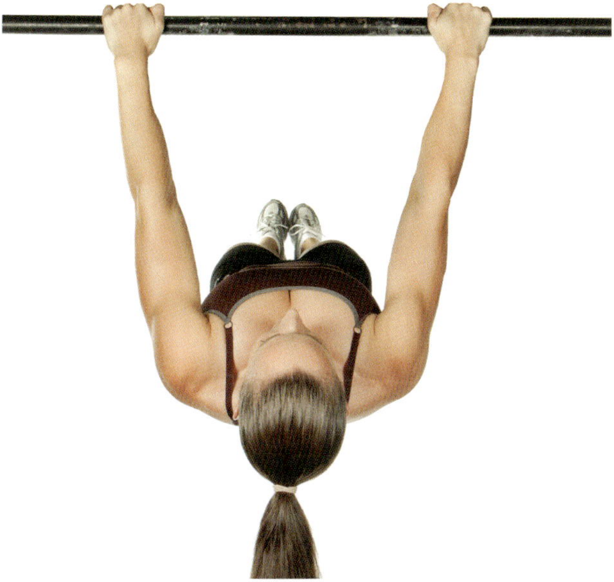

1

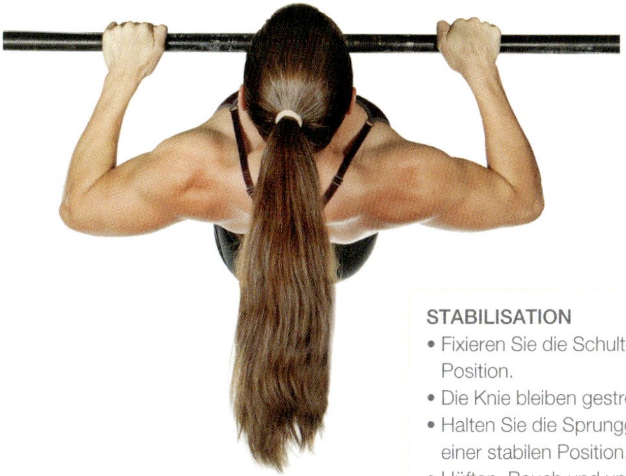

2

STABILISATION

- Fixieren Sie die Schultern in einer Position.
- Die Knie bleiben gestreckt.
- Halten Sie die Sprunggelenke in einer stabilen Position.
- Hüften, Bauch und unterer Rücken bleiben durch Muskelspannung starr.

HORIZONTALES RUDERN

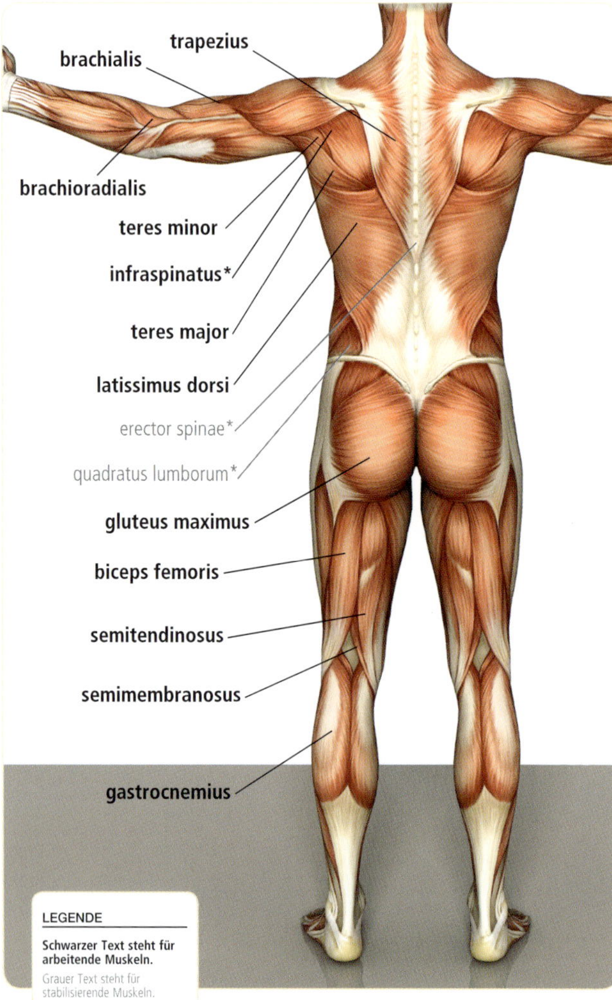

LEGENDE

Schwarzer Text steht für arbeitende Muskeln.

Grauer Text steht für stabilisierende Muskeln.

* steht für tiefe Muskulatur.

HORIZONTALES RUDERN

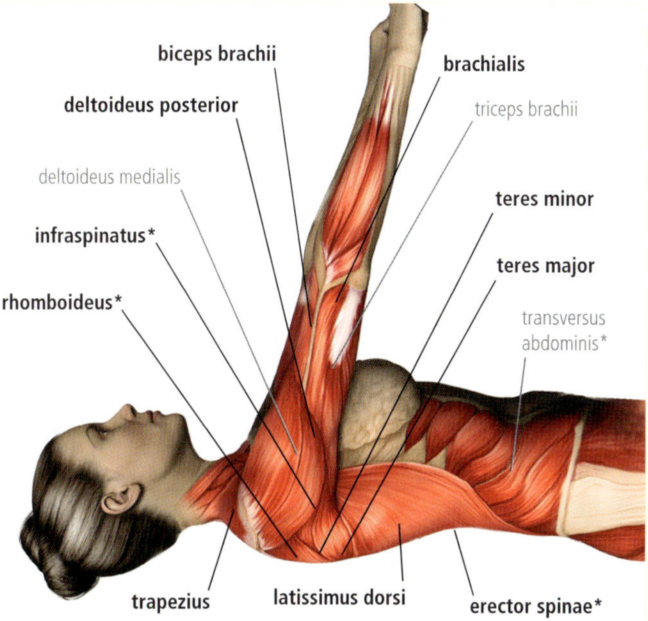

TRAINIERTE MUSKULATUR

- biceps brachii
- brachialis
- brachioradialis
- infraspinatus
- latissimus dorsi
- rhomboideus
- teres major
- teres minor
- trapezius

SEITLICH AM SEIL

Ausgangsposition: Stellen Sie sich auf eine Bank. Greifen Sie das Seil in Brusthöhe im Kreuzgriff mit der unteren Hand näher zum Körper. Lehnen Sie sich zurück, bis sich Ihr Körper unter Muskelspannung in einem 30°-Winkel zum Boden befindet. Ihre Füße stehen auf den Kanten, die Sprunggelenke sind in einer stabilen Position fixiert.

Aktion: Ziehen Sie sich nach oben. Dabei bleibt das Seil immer dicht am Körper. Halten Sie Ihren Körper die ganze Zeit unter Muskelspannung.

Bewegungsablauf: Die Arme bewegen sich nach unten und zum Rumpf hin und Ihr Körper bewegt sich nach oben.

ACHTEN SIE DARAUF,

- dass Ihre Füße als Drehpunkt dienen,
- dass das Seil dicht am Körper bleibt.

VERMEIDEN SIE,

- das Becken durchsacken zu lassen,
- den Körper rotieren zu lassen.

SEITLICH AM SEIL

1

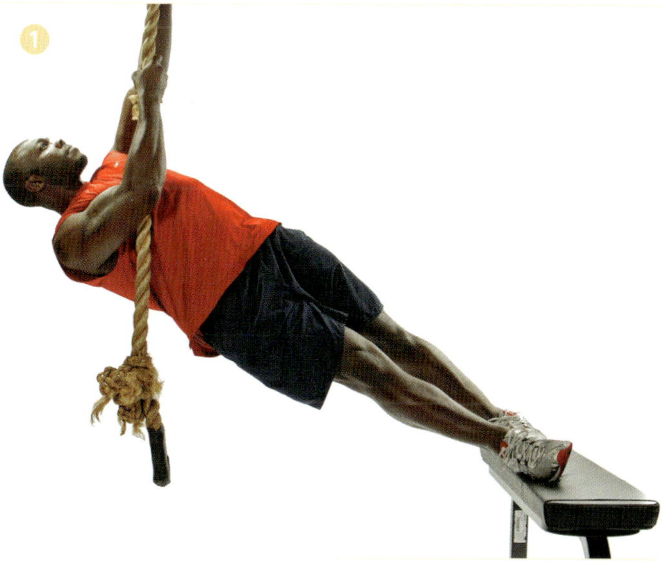

STABILISATION

- Die Beine bleiben gestreckt.
- Fixieren Sie die Knie- und Sprunggelenkc in einer stabilen Position.
- Die Wirbelsäule bleibt in einer neutralen Position.

2

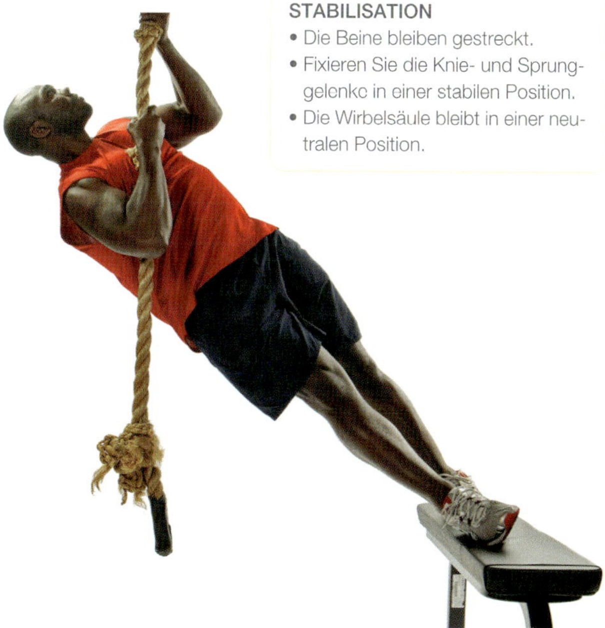

SEITLICH AM SEIL

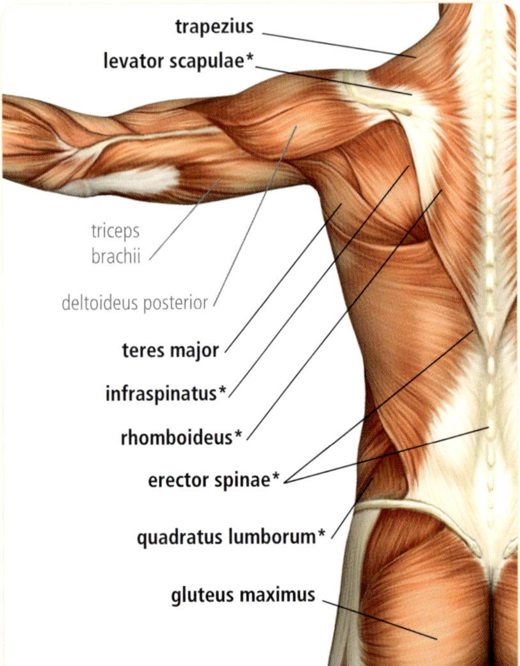

TRAINIERTE MUSKULATUR

- serratus anterior
- obliquus externus
- rectus abdominis
- deltoideus posterior
- teres major
- teres minor
- supraspinatus
- infraspinatus
- subscapularis
- triceps brachii
- pectoralis major
- pectoralis minor
- latissimus dorsi
- transversus abdominis
- gluteus medius
- piriformis
- obturator externus
- obturator internus
- iliopsoas
- gluteus maximus
- pectineus
- vastus lateralis
- vastus medialis
- vastus intermedius
- rectus femoris
- biceps femoris
- semitendinosus
- semimembranosus
- tensor fasciae latae
- adductor longus
- adductor magnus
- gracilis
- quadratus lumborum
- erector spinae

SEITLICH AM SEIL

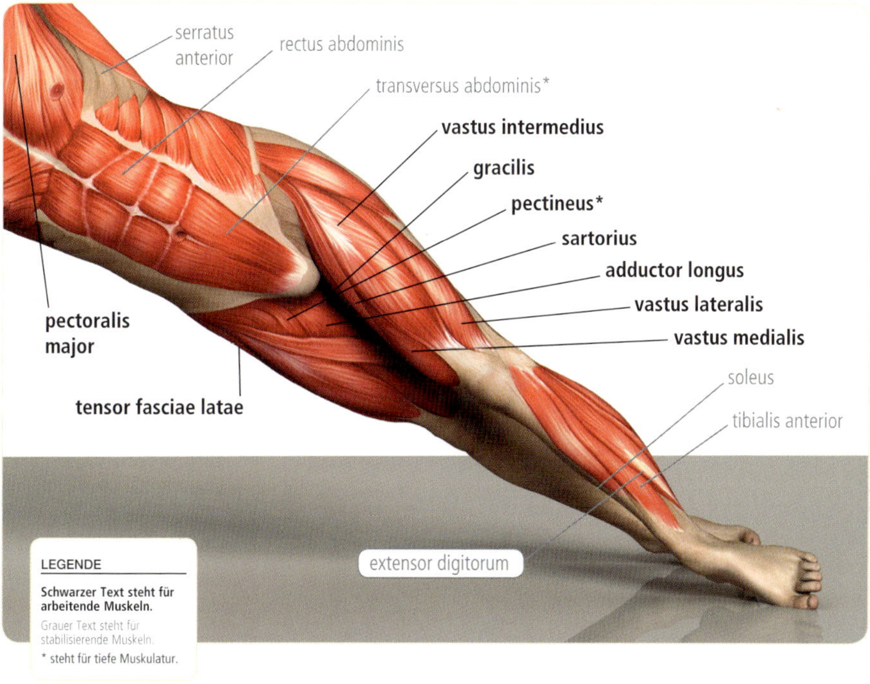

MIT OBERGRIFF

Ausgangsposition: Greifen Sie die Stange in Schulterbreite im Obergriff (die Handinnenflächen zeigen von Ihnen weg). Lassen Sie sich mit gebeugten Knien und gekreuzten Unterschenkeln hängen und halten Sie Ihren Kopf gerade.

Aktion: Ziehen Sie sich senkrecht nach oben, bis Ihre Brust sich auf Höhe der Stange befindet: Das ist das Ende der konzentrischen Phase. Senken Sie Ihren Körper wieder zur Ausgangsposition ab, d. h. bis zur Streckung der Arme (Ende der exzentrischen Phase).

Bewegungsablauf: Ihr Körper bewegt sich senkrecht nach oben. Ihr Oberkörper kippt ganz leicht nach hinten, sodass Ihr Kinn glatt an der Stange vorbeikommt.

ACHTEN SIE DARAUF,

- dass Sie die Arme nach dem Klimmzug wieder ganz strecken,
- dass Sie die Schulterblätter nach unten zusammenziehen, wenn Sie mit der Bewegung beginnen.

VERMEIDEN SIE,

- zu schwingen, ruckartig zu ziehen, das Kinn hochzurecken oder die Arme zu überstrecken.

1

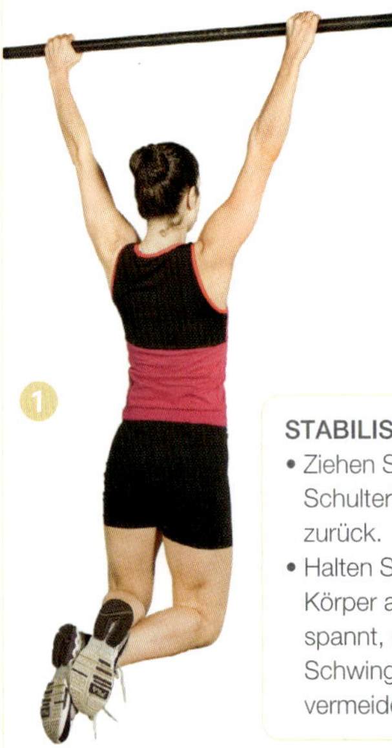

STABILISATION

- Ziehen Sie Ihre Schulterblätter zurück.
- Halten Sie den Körper angespannt, um ein Schwingen zu vermeiden.

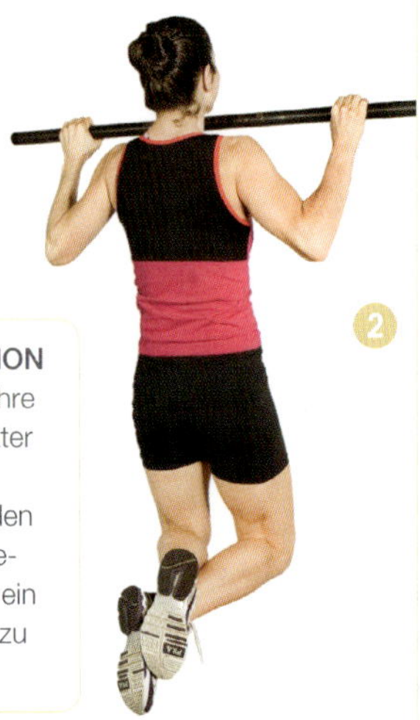

2

MIT OBERGRIFF

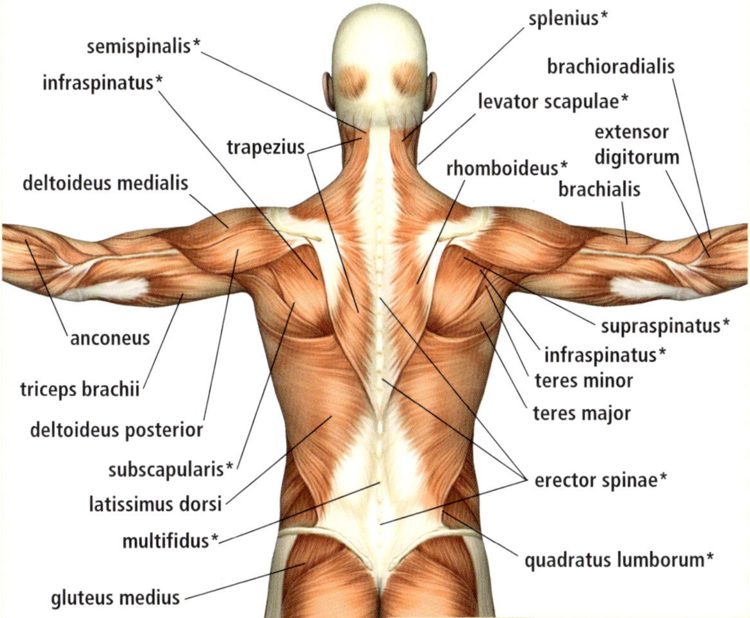

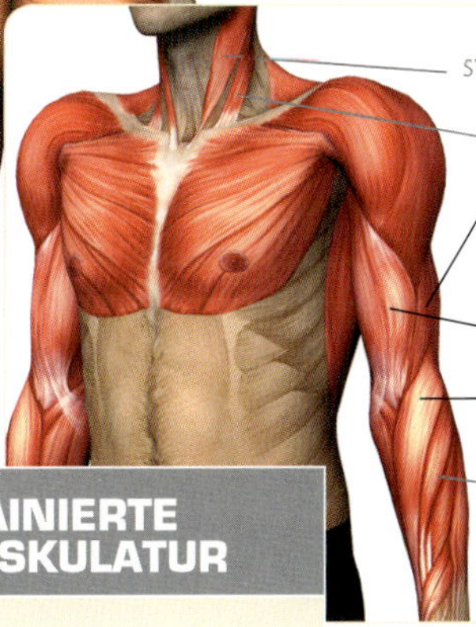

LEGENDE

Schwarzer Text steht für arbeitende Muskeln.

Grauer Text steht für stabilisierende Muskeln.

* steht für tiefe Muskulatur.

TRAINIERTE MUSKULATUR

- biceps brachii
- brachioradialis
- latissimus dorsi
- deltoideus posterior
- rhomboideus
- teres major
- trapezius

IM STAND

Ausgangsposition: Sie stehen an einer Sprossenwand und greifen eine Sprosse auf Höhe Ihrer Schlüsselbeine im Obergriff. Ihre Hände sind etwas mehr als schulterbreit voneinander entfernt. Wenn Sie jetzt losließen, würden Sie hintenüberfallen.

Aktion: Lassen Sie Ihr Becken nach hinten unten fallen, beugen Sie die Knie und strecken Sie die Arme. Halten Sie die Wirbelsäule dabei aufrecht und neutral. Ziehen Sie sich wieder hoch und strecken Sie Beine und Hüften. Die Wirbelsäule bleibt weiterhin aufrecht und neutral.

Bewegungsablauf: Die Wirbelsäule bewegt sich nach hinten und unten, die Arme strecken sich nach oben und vorn, das Becken fällt nach hinten und die Oberschenkel bewegen sich nach oben, hin zum Rumpf. Die Unterschenkel bleiben in der Ausgangsstellung.

ACHTEN SIE DARAUF,
- dass Sie die Bewegungen gleichzeitig ausführen,
- dass Sie die Wirbelsäule und den Kopf während der gesamten Bewegung aufrecht halten,
- dass Sie die Brust nach oben und zur Sprossenwand ziehen,
- dass Sie in der Endposition die Ellbogen dicht am Körper halten.

VERMEIDEN SIE,
- den Rumpf nach vorne fallen zu lassen,
- die Ellbogen in der Zugphase nach hinten zu ziehen.

VARIANTE

Gleicher Schwierigkeitsgrad: Fassen Sie ein Seil in Brusthöhe und lehnen Sie sich nach hinten. Machen Sie die gleiche Bewegung wie beim Hinsetzen. Halten Sie das Seil straff. Ziehen Sie sich wieder hoch und strecken Sie dabei Beine und Hüften.

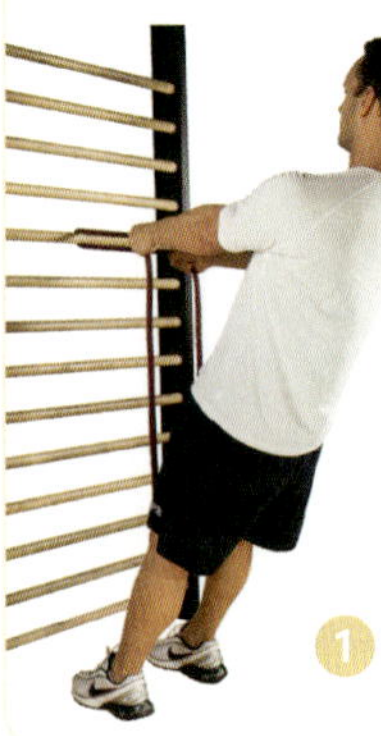

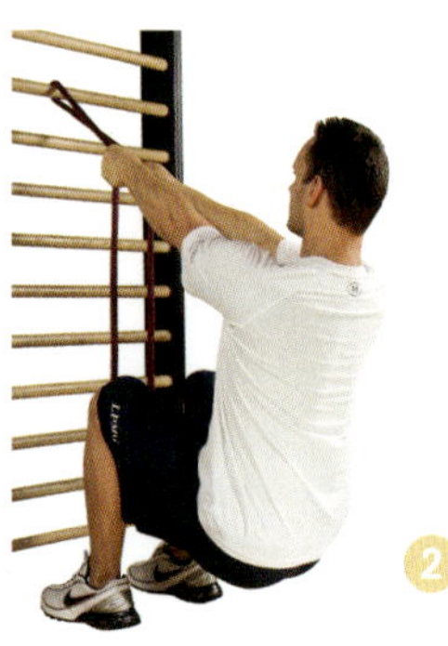

1

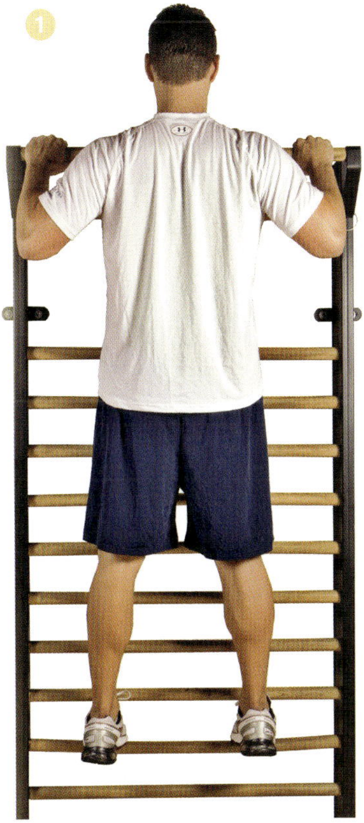

STABILISATION

- Ziehen Sie die Fersen nicht hoch und verteilen Sie Ihr Gewicht gleichmäßig.
- Halten Sie den Brustkorb gerade und Ihren Kopf aufrecht.

2

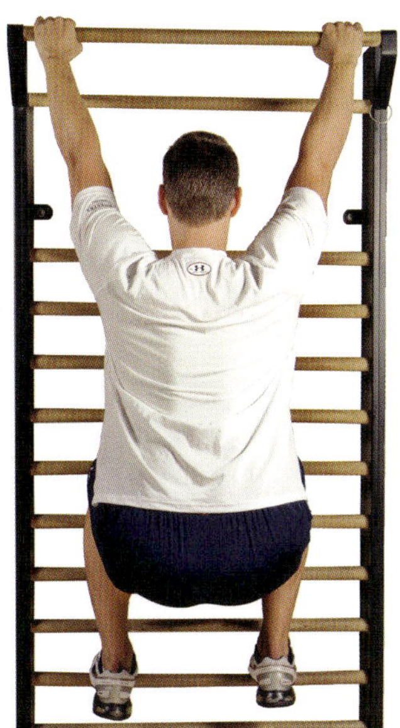

IM STAND

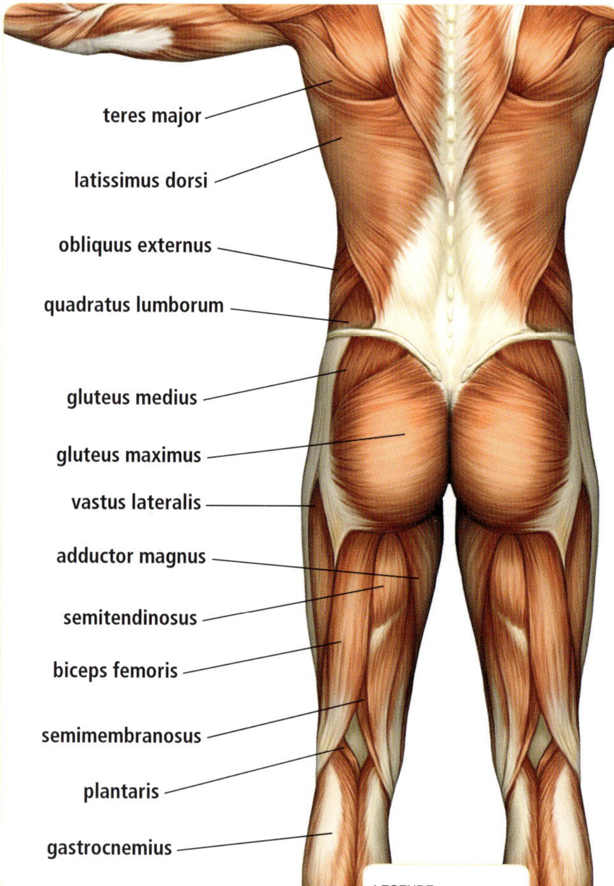

LEGENDE

Schwarzer Text steht für arbeitende Muskeln.

Grauer Text steht für stabilisierende Muskeln.

* steht für tiefe Muskulatur.

IM STAND

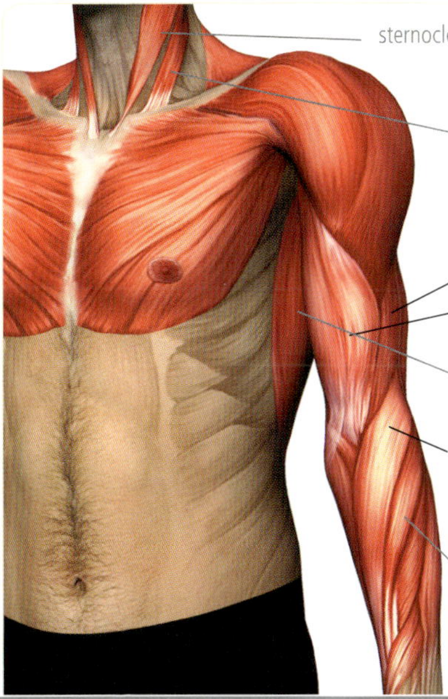

TRAINIERTE MUSKULATUR

- latissimus dorsi
- rhomboideus
- trapezius
- erector spinae
- infraspinatus
- teres major
- teres minor
- deltoideus posterior
- brachialis
- biceps brachii
- brachioradialis
- gluteus maximus
- biceps femoris
- semitendinosus
- semimembranosus
- gastrocnemius
- vastus lateralis
- vastus medialis
- vastus intermedius
- rectus femoris
- tibialis anterior
- soleus
- pectoralis major
- pectoralis minor
- coracobrachialis
- extensor carpi radialis
- flexor carpi radialis
- extensor digitorum
- flexor digitorum
- infraspinatus
- supscapularis
- levator scapulae
- deltoideus medialis
- triceps brachii
- serratus anterior
- transversus abdominis
- quadratus lumborum

LEITER

Ausgangsposition: Sie stehen mit einem Bein auf einer Sprosse der Sprossenwand und halten sich im Obergriff. Ihr Kopf ist über der gegriffenen Sprosse, die Hände sind mehr als schulterbreit auseinander. Nur der Ballen Ihres Standfußes trägt Ihr Gewicht, das andere Bein hängt leicht hinter dem Standbein gerade herunter.

Aktion: Sie steigen ab, jedoch ohne mit dem freien Bein den Boden zu berühren. Dabei strecken Sie die Arme und beugen das Standbein im Knie- und Hüftgelenk. Um zum Ausgangspunkt zurückzukehren, ziehen Sie die Ellbogen nach unten und stoßen sich mit dem Fuß des Standbeins ab.

Bewegungsablauf: Die Wirbelsäule bewegt sich nach unten und hinten, die Arme strecken sich nach oben und vorne, das Becken fällt nach hinten unten. Das obere Bein bewegt sich nach oben, zum Rumpf hin.

ACHTEN SIE DARAUF,

- dass das Bein, auf dem kein Gewicht ruht, eine gerade Verlängerung der Wirbelsäule bildet,
- dass alle Bewegungen gleichzeitig ausgeführt werden.

VERMEIDEN SIE,

- die Schultern hochzuziehen,
- in den Hüften zu drehen,
- die aufrechte Haltung der Wirbelsäule aufzugeben.

LEITER

1

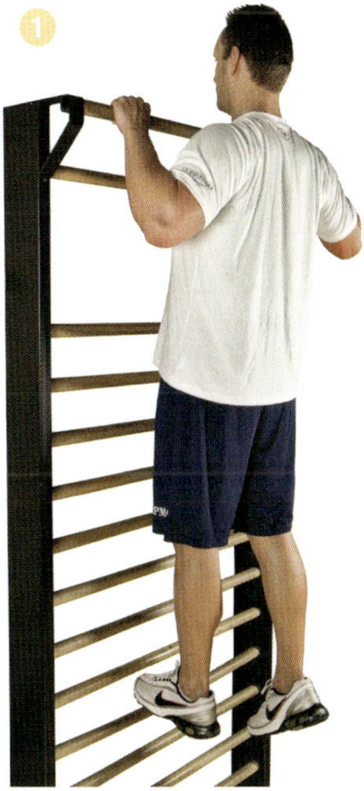

STABILISATION

- Halten Sie die Brust aufrecht und die Schultern unten.
- Halten Sie Hüften und Schultern parallel zueinander.

2

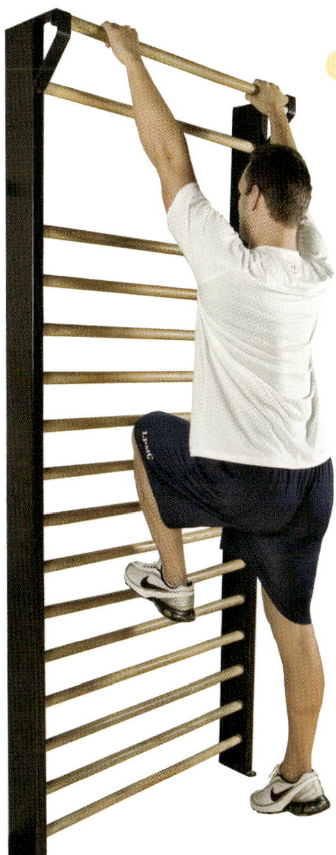

LEITER

VARIANTE

Gleicher Schwierigkeitsgrad: Sie stehen mit leicht gespreizten Beinen auf einer Sprosse. Greifen Sie mit einer Hand eine Sprosse in Schulterhöhe, und zwar etwas enger als schulterbreit. Mit der anderen Hand halten Sie eine Hantel, der Arm ist gestreckt und ruht entspannt an der Hüfte. Lassen Sie das Becken kontrolliert nach hinten unten fallen. Dabei werden Knie und Hüften gebeugt und der haltende Arm gestreckt. Ziehen Sie sich dann wieder hoch und strecken Beine und Hüften. Die Wirbelsäule bleibt aufrecht und der Arm mit der Hantel gestreckt und dicht am Körper.

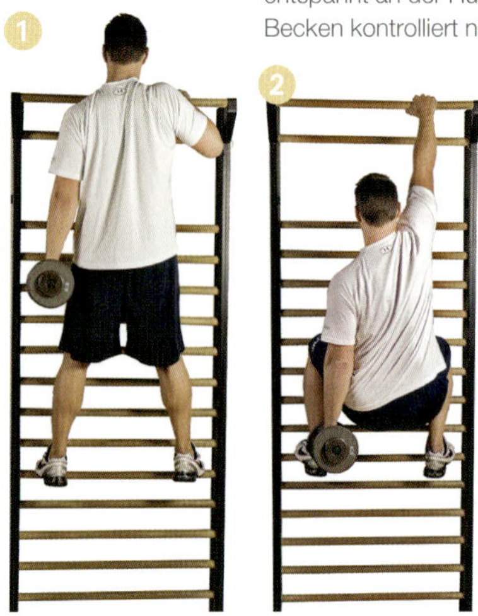

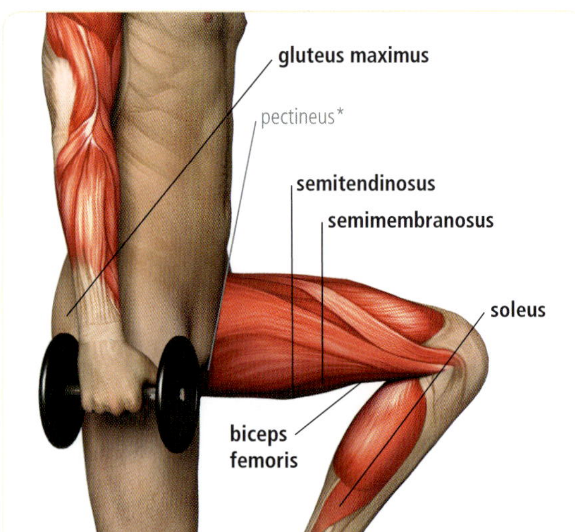

LEITER

LEGENDE

Schwarzer Text steht für arbeitende Muskeln.

Grauer Text steht für stabilisierende Muskeln.

* steht für tiefe Muskulatur.

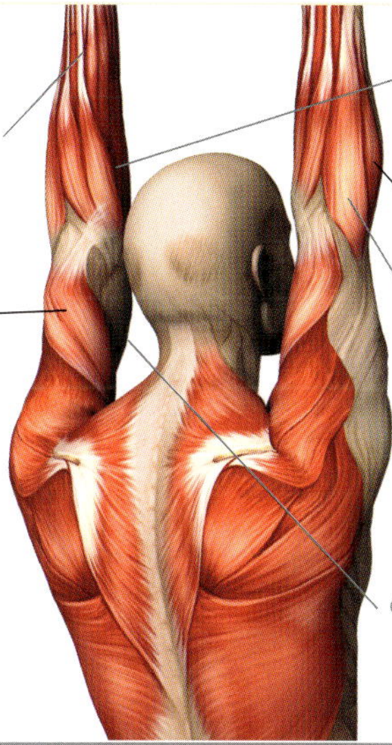

TRAINIERTE MUSKULATUR

- latissimus dorsi
- rhomboideus
- erector spinae
- infraspinatus
- trapezius
- teres major
- teres minor
- deltoideus posterior
- brachialis
- biceps brachii
- brachioradialis
- gluteus maximus
- biceps femoris
- semitendinosus
- semimembranosus
- gastrocnemius
- vastus lateralis
- vastus medialis
- vastus intermedius
- rectus femoris
- tibialis anterior
- biceps femoris
- semitendinosus
- semimembranosus
- soleus
- pectoralis major
- pectoralis minor
- coracobrachialis
- extensor carpi radialis
- flexor carpi radialis
- extensor digitorum
- flexor digitorum
- infraspinatus
- supscapularis
- levator scapulae
- deltoideus medialis
- triceps brachii
- serratus anterior
- transversus abdominis
- erector spinae
- quadratus lumborum

AM SEIL MIT WECHSELGRIFF

Ausgangsposition: Sie stehen an einem Seil, das Sie im Wechselgriff fassen. Eine Hand befindet sich auf Kinnhöhe, die andere über Ihrem Kopf. Machen Sie einen Schritt nach vorn, sodass das Seil neben Ihrer Hüfte hängt. Stellen Sie sich mit den Fersen auf eine Bank. Knie und Hüftgelenke sollten jetzt im rechten Winkel gebeugt sein. Der obere Arm ist gestreckt.

Aktion: Ziehen Sie sich nach oben und drücken Sie sich gleichzeitig mit den Fersen hoch. Vergewissern Sie sich, dass die Knie gebeugt bleiben und dass Sie den Rumpf während der ganzen Bewegung aufrecht halten.

Bewegungsablauf: Die Arme bewegen sich nach unten und zum Rumpf hin und der Körper bewegt sich senkrecht nach oben. Die Knie strecken sich leicht, während das Becken sich aufwärts bewegt.

ACHTEN SIE DARAUF,
- dass das Seil dicht am Körper bleibt,
- dass sich die Stellung der Wirbelsäule nicht verändert.

VERMEIDEN SIE,
- dabei die Knie zu überstrecken,
- den Körper rotieren zu lassen.

AM SEIL MIT WECHSELGRIFF

1

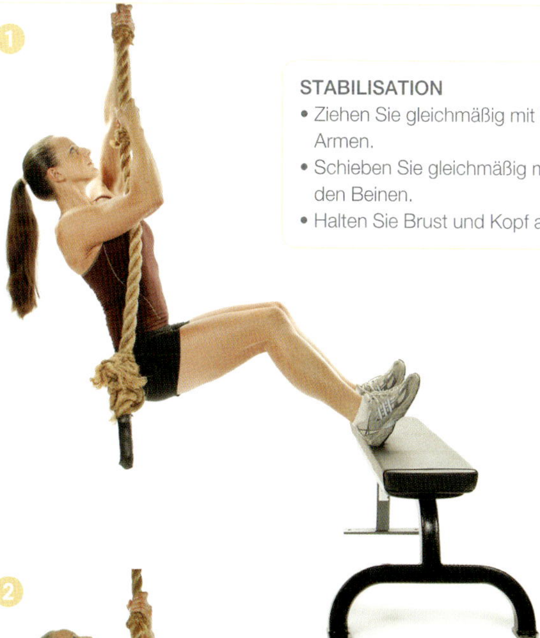

STABILISATION

- Ziehen Sie gleichmäßig mit beiden Armen.
- Schieben Sie gleichmäßig mit beiden Beinen.
- Halten Sie Brust und Kopf aufrecht.

2

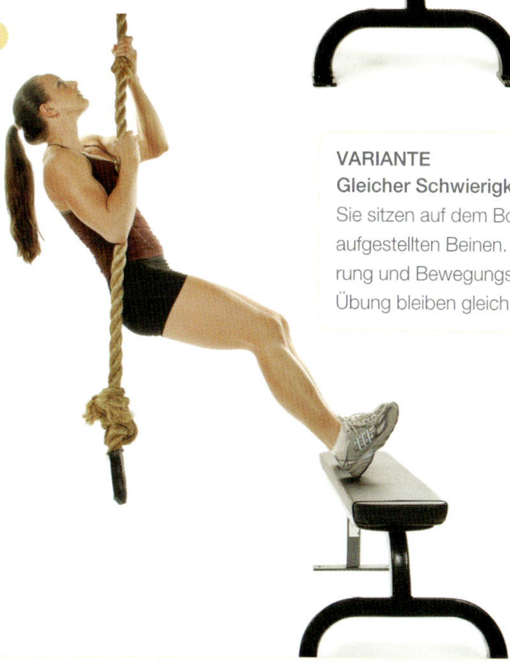

VARIANTE

Gleicher Schwierigkeitsgrad: Sie sitzen auf dem Boden mit aufgestellten Beinen. Ausführung und Bewegungsablauf der Übung bleiben gleich.

AM SEIL MIT WECHSELGRIFF

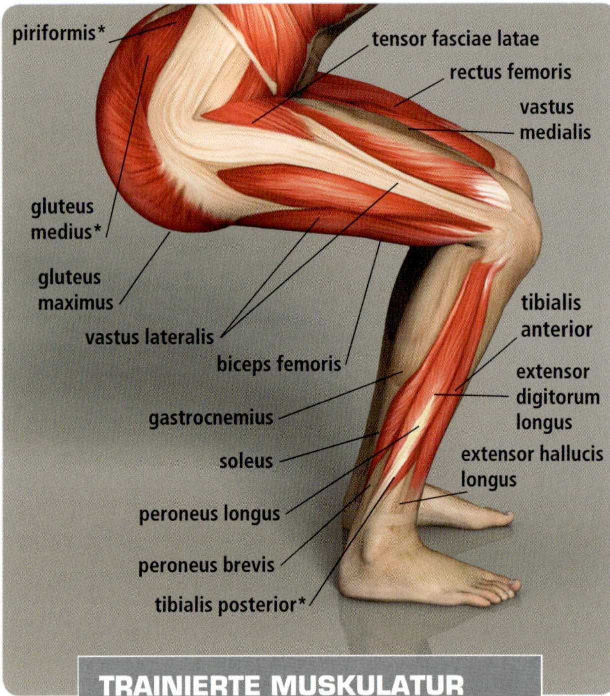

TRAINIERTE MUSKULATUR

- biceps brachii
- brachioradialis
- latissimus dorsi
- deltoideus posterior
- rhomboideus
- teres major
- trapezius
- biceps femoris
- gastrocnemius
- semimembranosus
- semitendinosus
- pronator teres
- flexor carpi radialis
- flexor digitorum
- pectoralis minor
- deltoideus medialis
- triceps brachii
- brachialis
- flexor carpi ulnaris
- palmaris longus
- flexor carpi pollicis longus

AM SEIL MIT WECHSELGRIFF

LEGENDE

Schwarzer Text steht für arbeitende Muskeln.

Grauer Text steht für stabilisierende Muskeln.

* steht für tiefe Muskulatur.

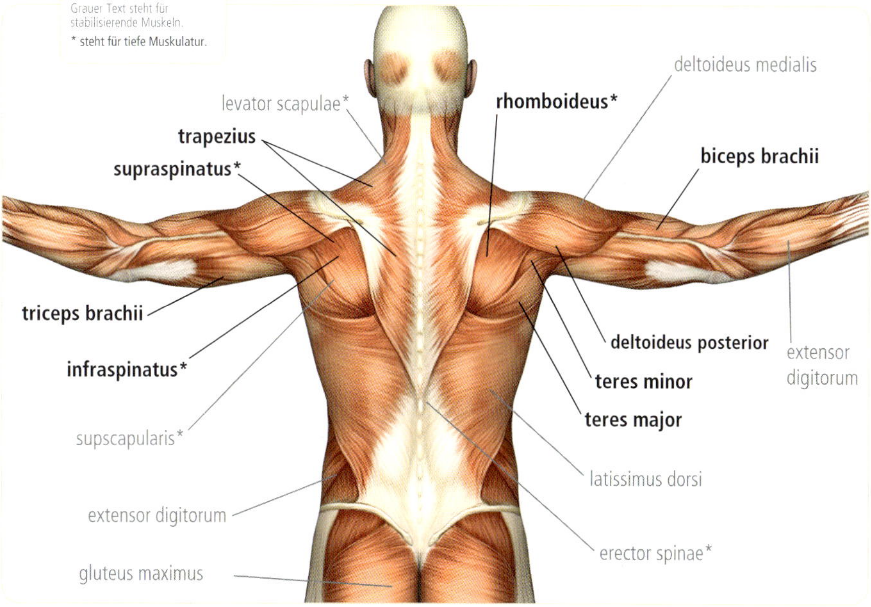

FALLEN & ZIEHEN

ACHTEN SIE DARAUF,
- dass sich alle Körperteile gleichzeitig bewegen,
- dass die Füße in die Bewegung mit einbezogen werden.

VERMEIDEN SIE
- ein Durchsacken des Beckens,
- Einzelbewegungen von Knien, Hüften und ebenso der Wirbelsäule.

Ausgangsposition: Stellen Sie sich auf eine Bank. Greifen Sie das Seil im Kreuzgriff, eine Hand befindet sich vor Ihrem Gesicht, die andere auf Brusthöhe. Lehnen Sie sich vor, bis Ihr Körper sich in einem 45°-Winkel zum Boden befindet.

Aktion: Lassen Sie sich fallen und drehen Sie sich kontrolliert auf eine Seite des Seils, bis Ihre Arme vollständig gestreckt sind. Halten Sie den ganzen Körper unter Muskelspannung. Ziehen Sie sich am Seil nach oben, während der untere Teil Ihres Körpers rotiert. Gleichzeitig pressen Sie die Zehen gegen die Bank. Sobald das Seil wieder vor Ihrer Brust steht, strecken Sie die Arme weg vom Körper. Schieben Sie das Seil von sich fort und damit Ihren Körper nach oben, bis Sie die Ausgangsposition wieder erreicht haben.

Bewegungsablauf: Der Rumpf bewegt sich nach unten und rotiert. Die Arme bewegen sich zum Rumpf hin und dann vom Rumpf weg und vor dem Rumpf entlang.

FALLEN & ZIEHEN

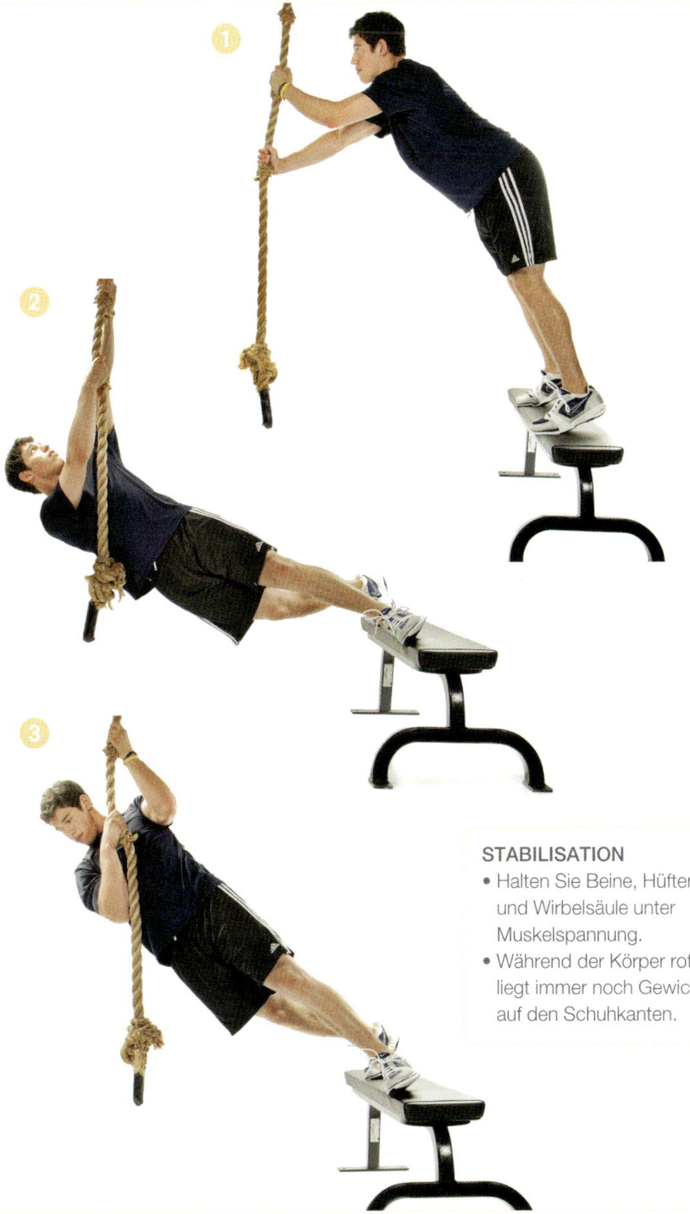

STABILISATION

- Halten Sie Beine, Hüften und Wirbelsäule unter Muskelspannung.
- Während der Körper rotiert, liegt immer noch Gewicht auf den Schuhkanten.

FALLEN & ZIEHEN

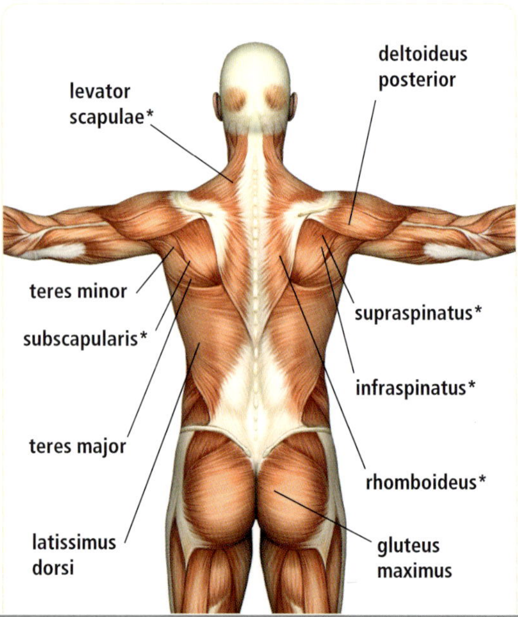

TRAINIERTE MUSKULATUR

- serratus anterior
- obliquus externus
- rectus abdominis
- deltoideus posterior
- teres major
- teres minor
- supraspinatus
- infraspinatus
- subscapularis
- triceps brachii
- pectoralis major
- pectoralis minor
- latissimus dorsi
- transversus abdominis
- gluteus medius
- piriformis
- obturator externus
- obturator internus
- iliopsoas
- gluteus maximus
- pectineus
- vastus lateralis
- vastus medialis
- vastus intermedius
- rectus femoris
- biceps femoris
- semitendinosus
- semimembranosus
- tensor fasciae latae
- adductor longus
- adductor magnus
- gracilis
- quadratus lumborum
- erector spinae

LEGENDE

Schwarzer Text steht für arbeitende Muskeln.

Grauer Text steht für stabilisierende Muskeln.

* steht für tiefe Muskulatur.

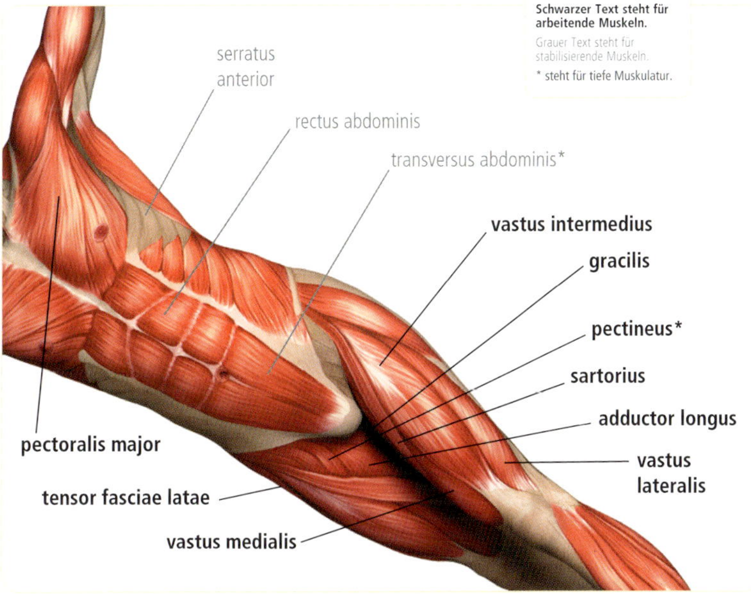

AM SEIL

ACHTEN SIE DARAUF,
- dass Becken und Brust dicht am Seil bleiben,
- dass sich die Stellung der Wirbelsäule nicht verändert.

VERMEIDEN SIE,
- den Körper rotieren zu lassen.

Ausgangsposition: Sie stehen auf Zehenspitzen an einem Seil, das Sie im Wechselgriff fassen. Eine Hand befindet sich etwas über Ihrem Kopf, die andere bei gestrecktem Arm darüber. Machen Sie einen Schritt nach vorn, sodass das Seil mittig vor Ihrer Brust hängt.

Aktion: Halten Sie Ihr Gewicht nur mit den Händen und beugen Sie dabei die Knie. Sie hängen jetzt ohne Bodenkontakt am Seil. Ziehen Sie sich am Seil hoch, bis sich Ihr Kinn oberhalb der unteren Hand befindet. Vergewissern Sie sich, dass Ihre Knie gebeugt bleiben und dass Sie Ihren Rumpf während der ganzen Bewegung aufrecht halten. Lassen Sie sich langsam sinken und wiederholen Sie dann die Übung.

Bewegungsablauf: Die Arme bewegen sich nach unten und zum Rumpf hin und der Körper bewegt sich senkrecht nach oben. Die Knie bleiben leicht gebeugt.

AM SEIL

1

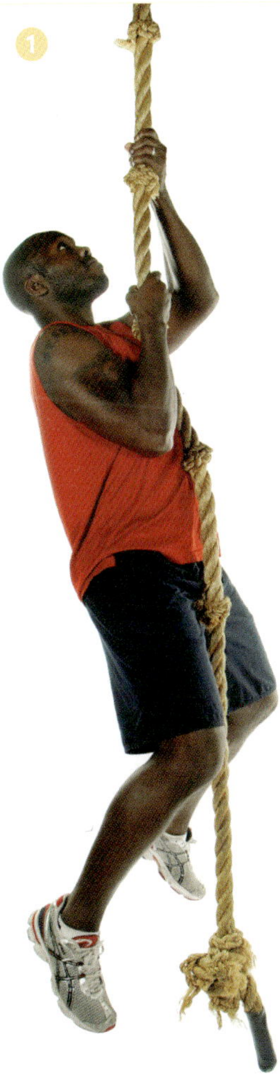

2

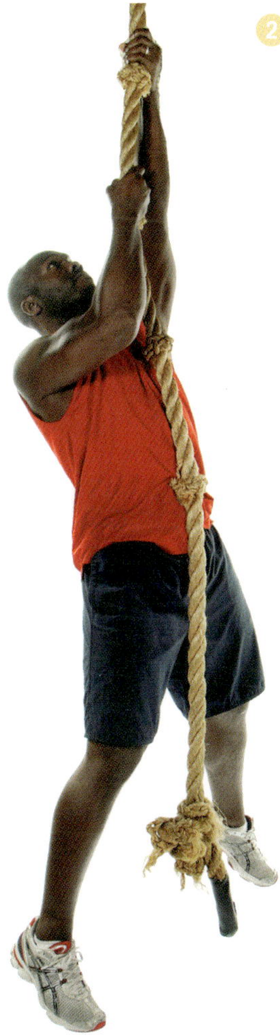

STABILISATION

- Ziehen Sie gleichmäßig mit beiden Armen.
- Halten Sie Brust und Kopf aufrecht.

AM SEIL

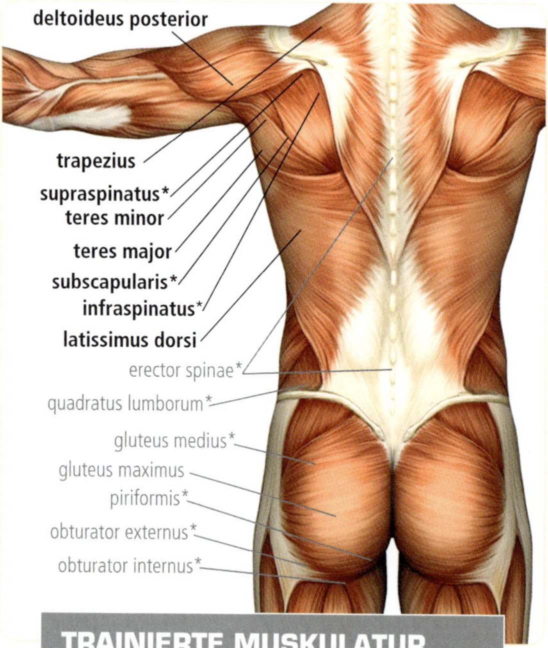

TRAINIERTE MUSKULATUR

- biceps brachii
- brachioradialis
- latissimus dorsi
- deltoideus posterior
- rhomboideus
- teres major
- trapezius
- biceps femoris
- gastrocnemius
- semimembranosus
- semitendinosus
- pronator teres
- flexor carpi radialis
- flexor digitorum
- pectoralis minor
- triceps brachii
- brachialis
- flexor carpi ulnaris
- palmaris longus
- flexor carpi pollicis longus

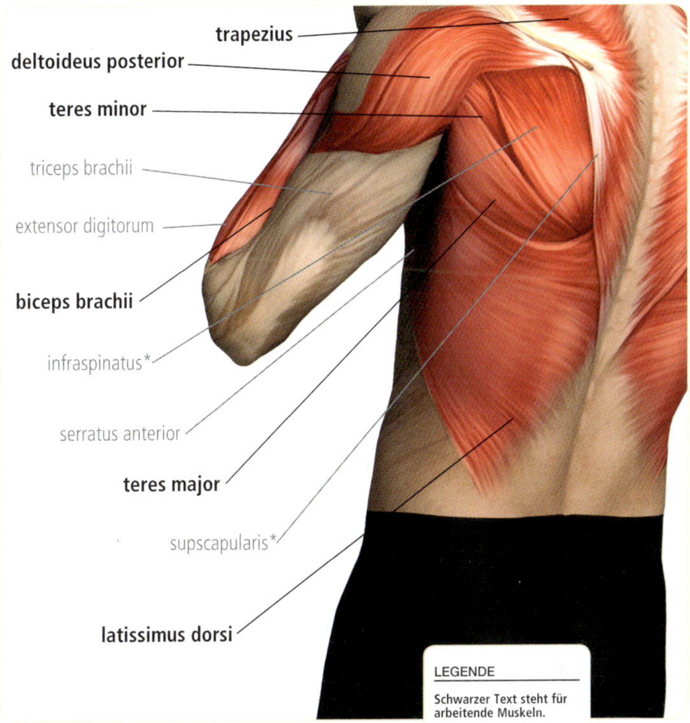

LEGENDE

Schwarzer Text steht für arbeitende Muskeln.

Grauer Text steht für stabilisierende Muskeln.

* steht für tiefe Muskulatur.

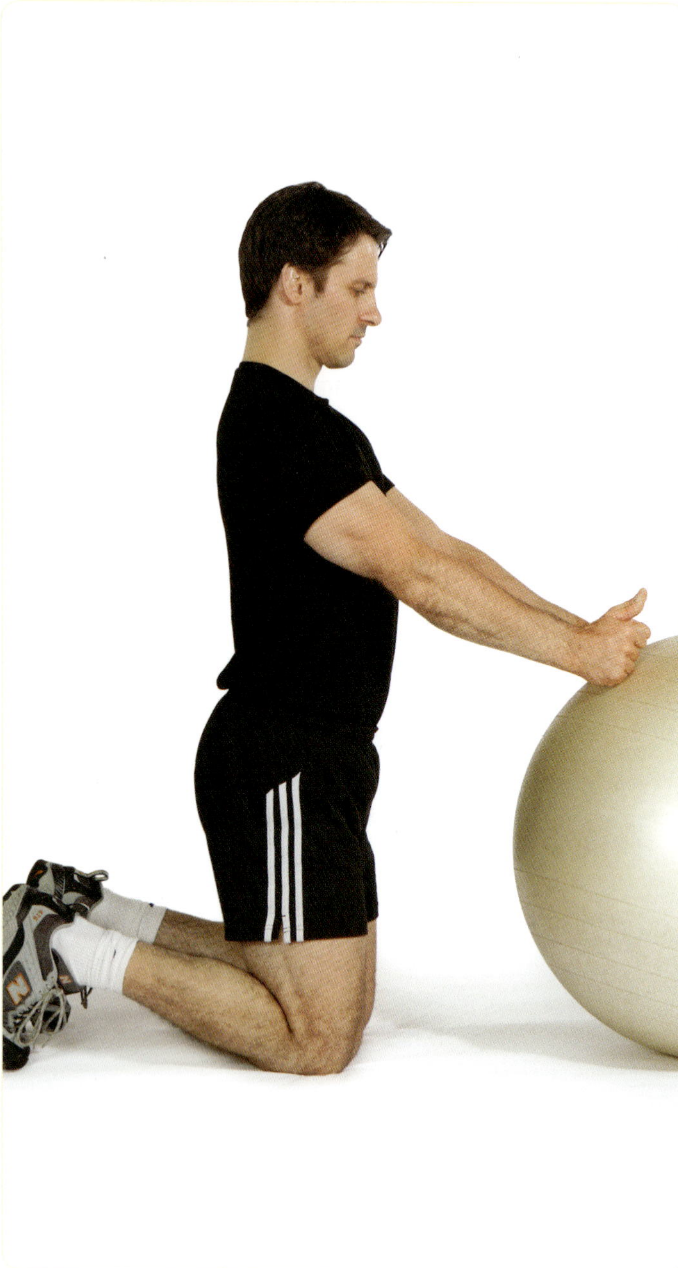

BAUCHRAD

Die Bauchmuskeln sind die Muskeln, denen die meiste Aufmerksamkeit geschenkt wird, bei denen aber die geringsten Erfolge erzielt werden. Ich habe unzählige Menschen unzählige von Bauchmuskelübungen absolvieren sehen, ohne dass viel dabei herausgekommen wäre außer schmerzenden Nacken und schmerzenden Rücken.

Was die Effektivität anbelangt, gehören die Bauchradübungen zweifellos zu den besten. Denn sie bringen Resultate.

Die beteiligten Gelenke sind Hüfte, Schulter und Knie. Die hauptsächlich trainierten Muskeln sind die geraden und schrägen Bauchmuskeln sowie die Hüftbeuger. Außerdem ist die gesamte Rücken- und Brustmuskulatur beteiligt. Diese Übungen dienen vor allem der Kraft und Beweglichkeit von Hüfte und Bauch, der Beweglichkeit des unteren Rückens und der Stabilität von Schulter und Wirbelsäule.

GRUNDFORM

Ausgangsposition: Sie knien auf dem Boden und beugen Ihren Rumpf in einem 45°-Winkel nach vorne. Strecken Sie Ihre Arme in einem 45°- bis 90°-Winkel zum Rumpf aus und greifen Sie das Bauchrad mit den Händen.

Aktion: Atmen Sie ein und rollen Sie mit gestreckten Armen das Bauchrad in einer geraden Linie vorwärts, bis sich Ihre Brust dicht über dem Boden befindet. Ihr Becken bewegt sich mit dem Rumpf nach vorne, während Ihre Knie an derselben Stelle verharren. Atmen Sie aus und ziehen Sie Arme und Hüften gleichzeitig zurück. Ihr Rumpf bewegt sich nach oben, zurück in die Ausgangsposition.

Bewegungsablauf: Ihr Körperschwerpunkt bewegt sich nach vorn und unten, während sich Arme und Hüftgelenke strecken, bis sie eine gerade Linie bilden. Ihre Knie dienen als Drehpunkt.

ACHTEN SIE DARAUF,
- dass sich alle Gelenke gleichzeitig bewegen,
- dass Rücken und Kopf eine gerade Linie bilden.

VERMEIDEN SIE,
- einen Rundrücken oder ein Hohlkreuz zu machen,
- dass sich Ihre Gelenke nacheinander bewegen,
- sich in einer Richtung schnell zu bewegen.

GRUNDFORM

1

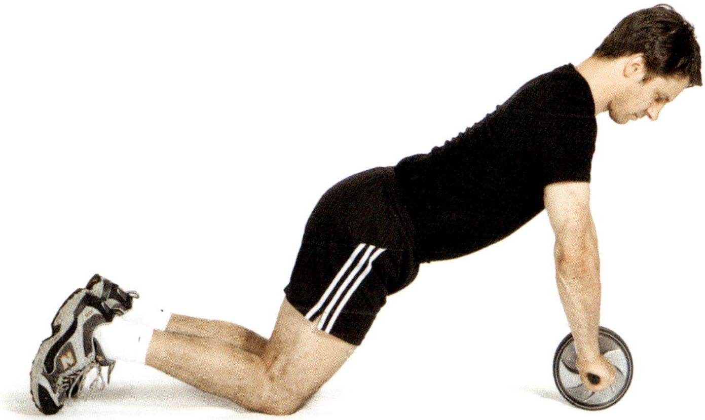

STABILISATION

- Spannen Sie die Bauchmuskulatur an.
- Ziehen Sie die Schultern nach hinten unten und halten Sie diese Position während der ganzen Bewegung.
- Halten Sie Ihre Arme gestreckt und die Handgelenke verriegelt.
- Die Wirbelsäule bleibt während der ganzen Bewegung in einer neutralen Position.

2

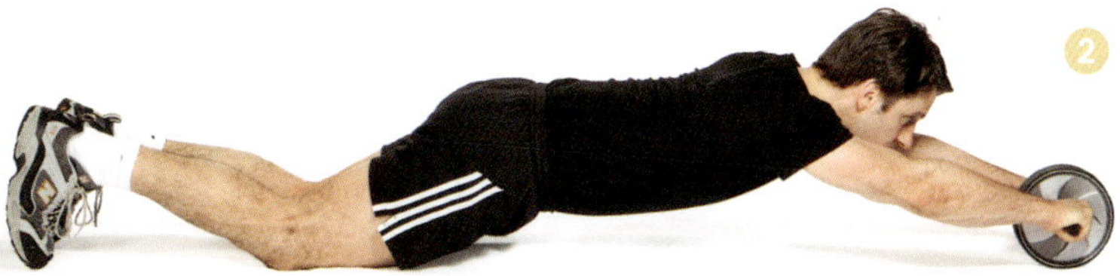

GRUNDFORM

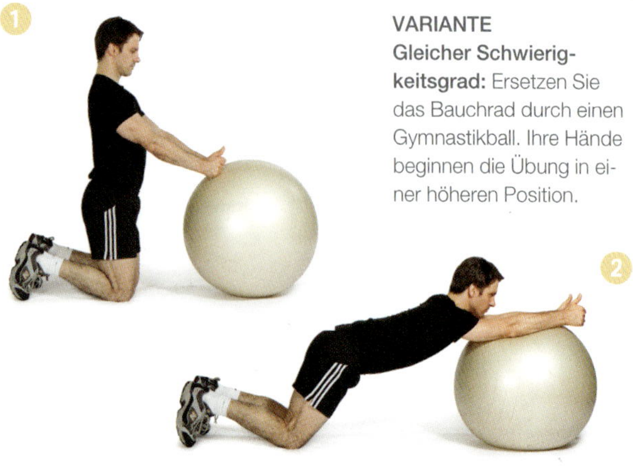

VARIANTE

Gleicher Schwierigkeitsgrad: Ersetzen Sie das Bauchrad durch einen Gymnastikball. Ihre Hände beginnen die Übung in einer höheren Position.

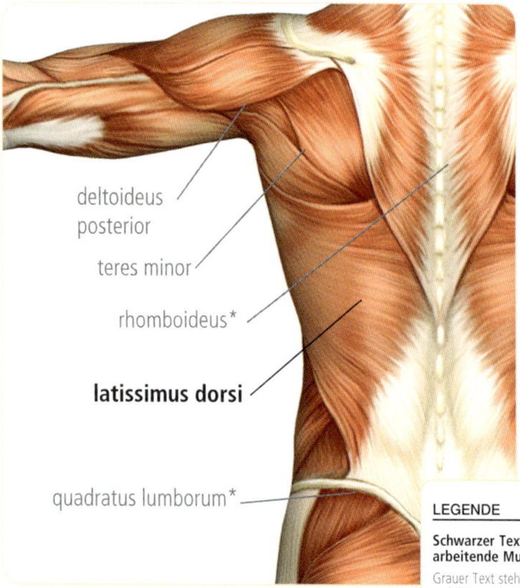

LEGENDE

Schwarzer Text steht für arbeitende Muskeln.

Grauer Text steht für stabilisierende Muskeln.

* steht für tiefe Muskulatur.

GRUNDFORM

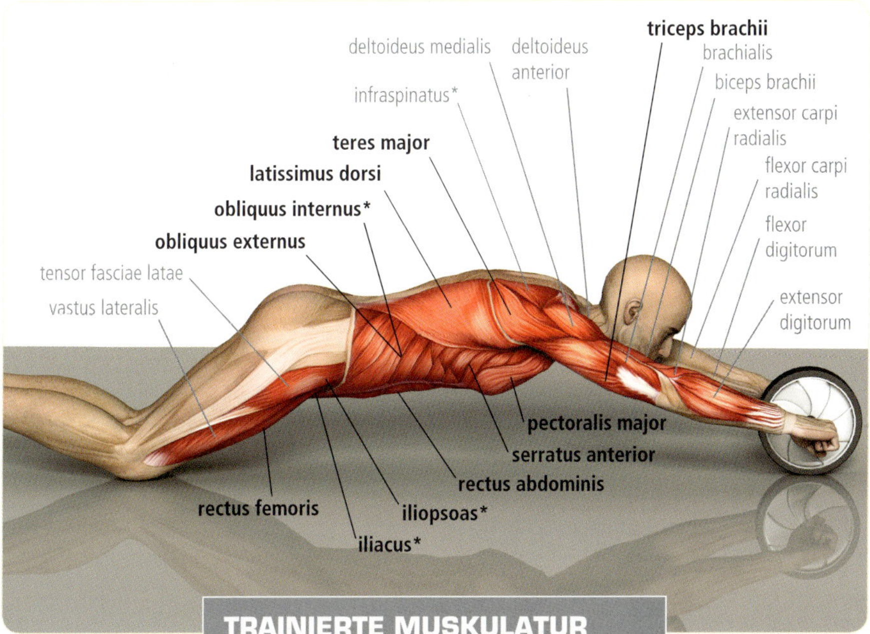

TRAINIERTE MUSKULATUR

- iliacus
- iliopsoas
- latissimus dorsi
- obliquus externus
- obliquus internus
- pectoralis major
- rectus abdominis
- rectus femoris
- serratus anterior
- teres major
- triceps brachii

PFLUG AUF DEM GYMNASTIKBALL

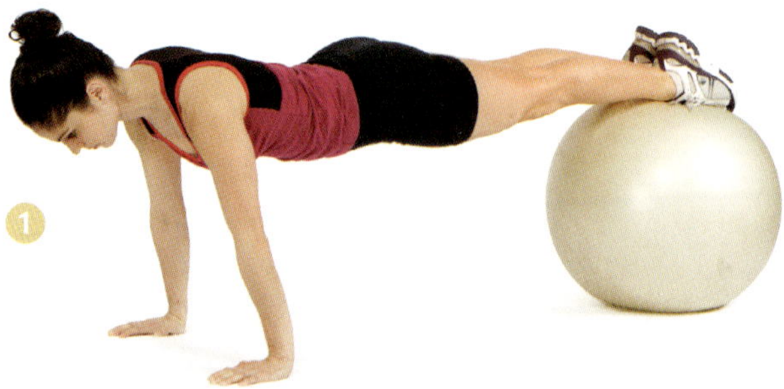

1

ACHTEN SIE DARAUF,

- dass Sie Ihre Hüften in einer flüssigen Bewegung anheben, bis sich Ihre Wirbelsäule in einem 45°-Winkel zu Ihren Oberschenkeln befindet.

VERMEIDEN SIE,

- die Knie zum Boden fallen zu lassen,
- die Arme zu beugen,
- die Schultern hochzuziehen oder eine Rundschulter zu machen.

Ausgangsposition: Stützen Sie sich mit den Händen auf dem Boden ab und legen Sie Ihre Füße mit dem Rist auf einem Gymnastikball ab. Ihre Beine sind dabei gestreckt. Halten Sie den Körper in dieser Liegestütz-Position gerade auf einer Linie.

Aktion: Ziehen Sie die Knie zur Brust und stellen Sie die Fußspitzen auf, sodass Sie mit den Zehenspitzen auf dem Ball balancieren. Spannen Sie die Bauchmuskulatur an und schieben Sie die Hüften zur Decke.

Bewegungsablauf: Ihr Rumpf bleibt gerade und auf einer Ebene. Ihre Füße bewegen sich horizontal vor und zurück.

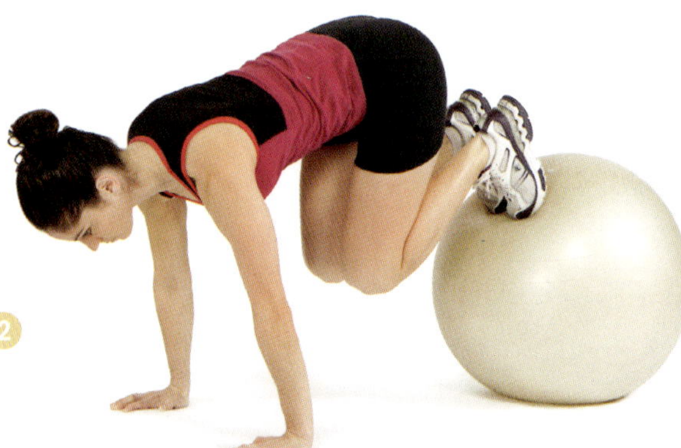

2

PFLUG AUF DEM GYMNASTIKBALL

STABILISATION
- Spannen Sie die Brustmuskulatur an.
- Machen Sie einen langen Hals und halten Sie die Arme während der gesamten Bewegung gestreckt.

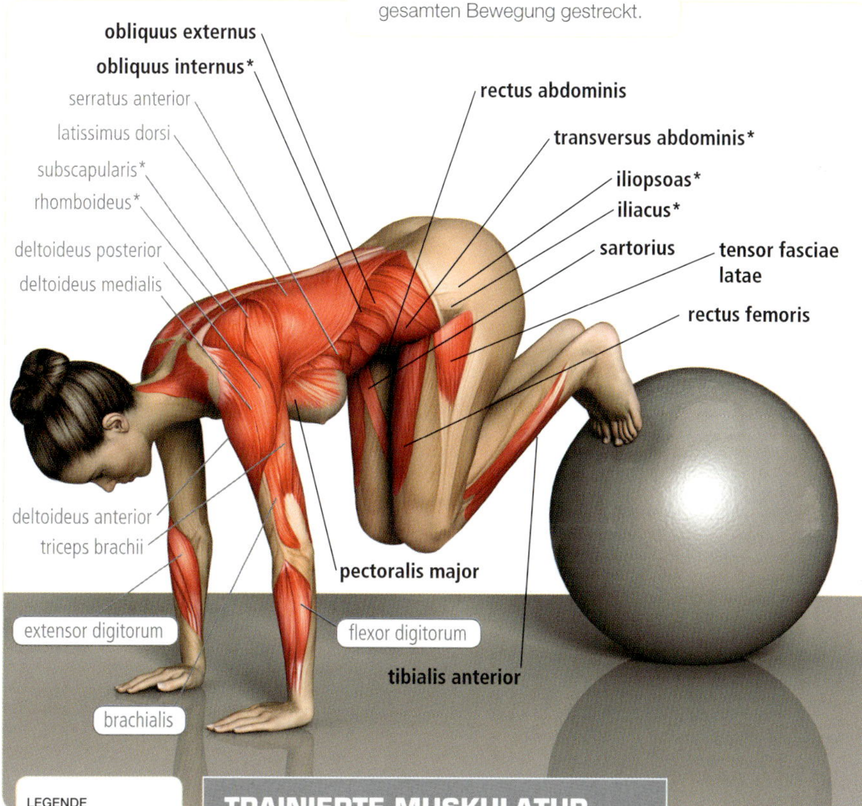

LEGENDE

Schwarzer Text steht für arbeitende Muskeln.

Grauer Text steht für stabilisierende Muskeln.

* steht für tiefe Muskulatur.

TRAINIERTE MUSKULATUR

- iliacus
- iliopsoas
- obliquus externus
- obliquus internus
- rectus abdominis
- sartorius
- tibialis anterior
- transversus abdominis

PFLUG MIT ROTATION

Ausgangsposition: Nehmen Sie die gleiche Stellung ein wie beim Liegestütz. Ihre Arme sind gestreckt, die Hände stehen etwas breiter als die Schultern, die Füße ruhen auf einem Handtuch (oder einem kleinen Gymnastikball).

Aktion: Halten Sie Ihren Schultergürtel stabil. Ziehen Sie die Knie an und drehen Sie gleichzeitig Becken und unteren Rücken, bis beide Sprunggelenke sich um 45° gedreht haben. Strecken Sie Beine und Hüftgelenke und drehen Sie sich in die Ausgangsposition zurück. Wiederholen Sie die Übung auf der anderen Seite.

Bewegungsablauf: Ihr Rumpf verändert seine Position nicht, während Hüftgelenke und Knie gebeugt und gedreht werden.

ACHTEN SIE DARAUF,

- dass Sie sich flüssig bewegen,
- dass Ihr Becken während der gesamten Übung auf derselben Höhe bleibt,
- dass Ihre Füße stabil bleiben und dass das Gewicht auf den Schuhkanten ruht,
- dass die Knie nebeneinander bleiben.

VERMEIDEN SIE,

- den Rücken durchsacken zu lassen oder einen Rundrücken zu machen,
- die Schultern mitzubewegen,
- entweder die Füße oder die Knie voneinander zu lösen.

PFLUG MIT ROTATION

1

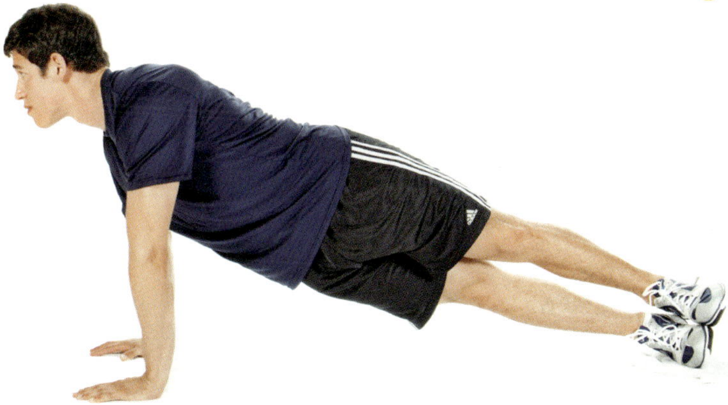

2

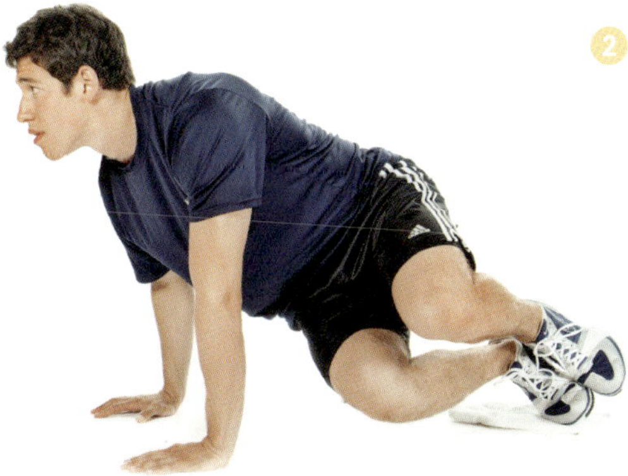

STABILISATION

- Halten Sie die Arme gestreckt.
- Halten Sie die Wirbelsäule gerade.
- Verteilen Sie Ihr Gewicht gleichmäßig auf Hände und Füße.

PFLUG MIT ROTATION

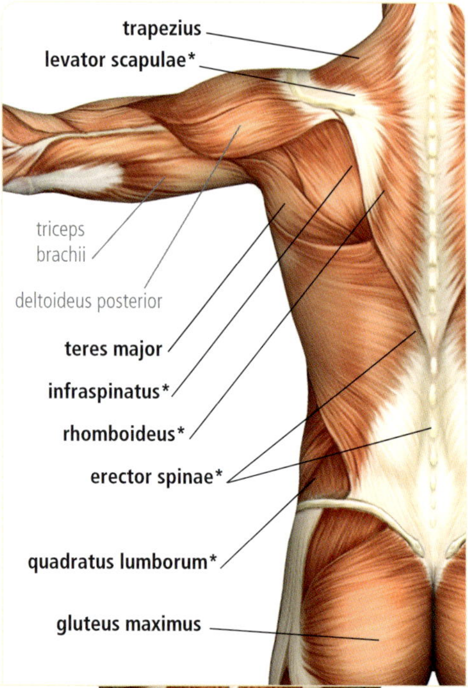

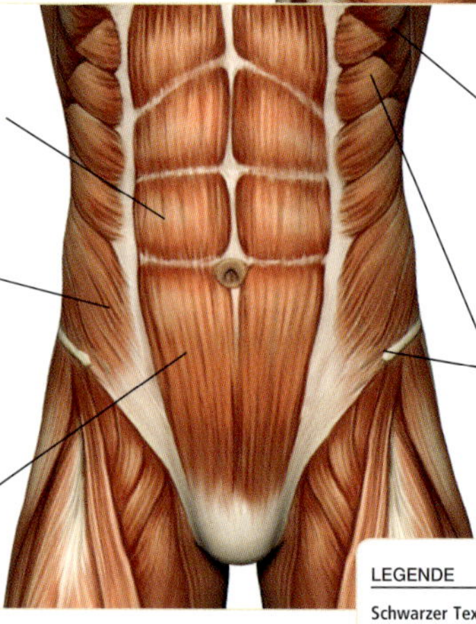

LEGENDE

Schwarzer Text steht für arbeitende Muskeln.

Grauer Text steht für stabilisierende Muskeln.

* steht für tiefe Muskulatur.

PFLUG MIT ROTATION

TRAINIERTE MUSKULATUR

- rectus abdominis
- obliquus internus
- obliquus externus
- transversus abdominis
- rectus femoris
- tibialis anterior
- sartorius
- iliopsoas
- iliacus
- triceps brachii
- deltoideus anterior
- deltoideus medialis
- deltoideus posterior
- rhomboideus
- subscapularis
- latissimus dorsi
- pectoralis major

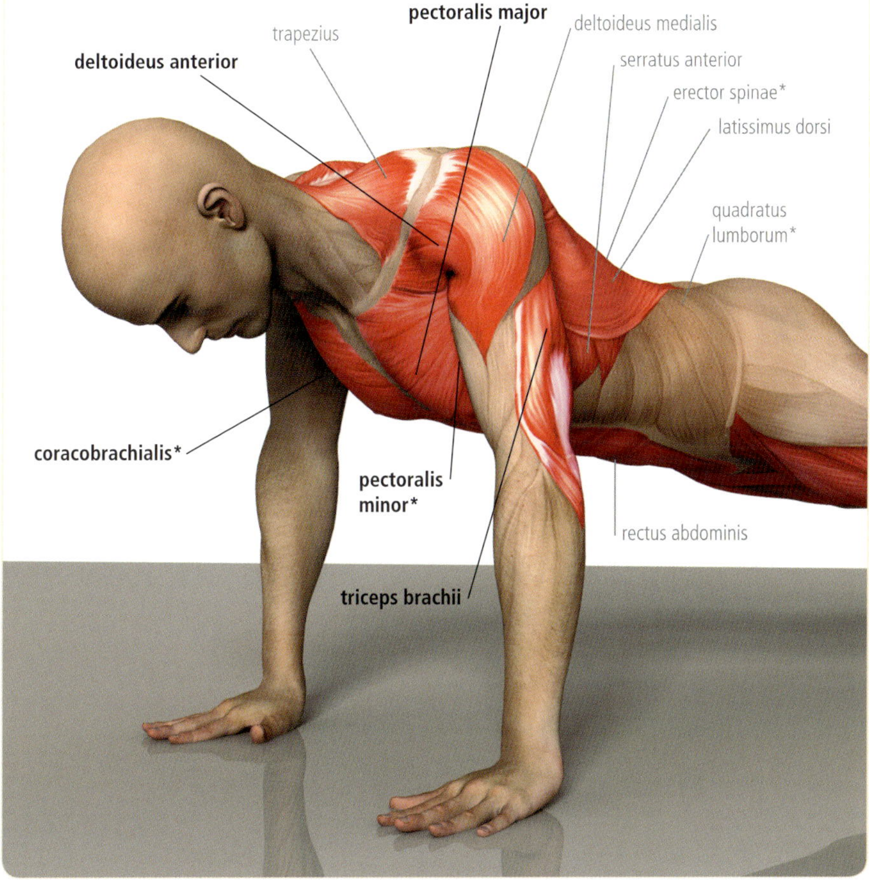

BEINHEBEN IM HANG

Ausgangsposition: Greifen Sie eine Stange im Affengriff, am besten mit dem Rücken an einer Wand. Ihre Füße sollten den Boden nicht berühren.

Aktion: Halten Sie die Schultern unten und die Beine gestreckt (Knie und Sprunggelenke sind verriegelt). Heben Sie beide Beine bis zur Horizontalen an. Atmen Sie dabei aus.
Senken Sie die Beine kontrolliert wieder ab, zurück in die Ausgangsposition.

Bewegungsablauf: Der Rumpf behält seine Position bei.
Die Hüftgelenke werden gebeugt und die Beine bewegen sich in einem Bogen nach oben, bis sie mit dem Rumpf einen 90°-Winkel bilden.

ACHTEN SIE DARAUF,

- die Beine kontrolliert zu bewegen,
- einen 90°-Winkel zwischen Rumpf und Beinen zu erreichen,
- die Schultern unten zu lassen.

VERMEIDEN SIE,

- mit dem Körper zu schwingen,
- mit dem Becken zu schlingern,
- ein Hohlkreuz zu machen.

BEINHEBEN IM HANG

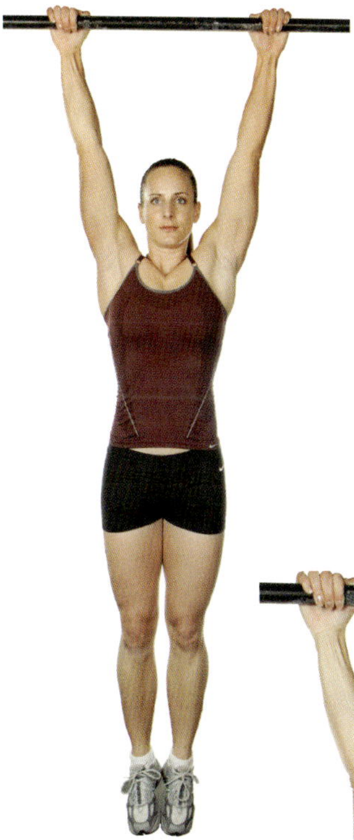

1

STABILISATION

- Spannen Sie die Bauchmuskulatur an.
- Halten Sie die Brust aufrecht.
- Halten Sie die Beine unter Muskelspannung starr.

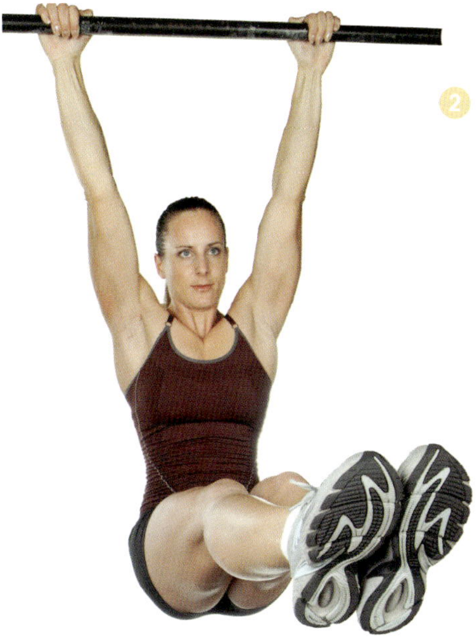

2

BEINHEBEN IM HANG

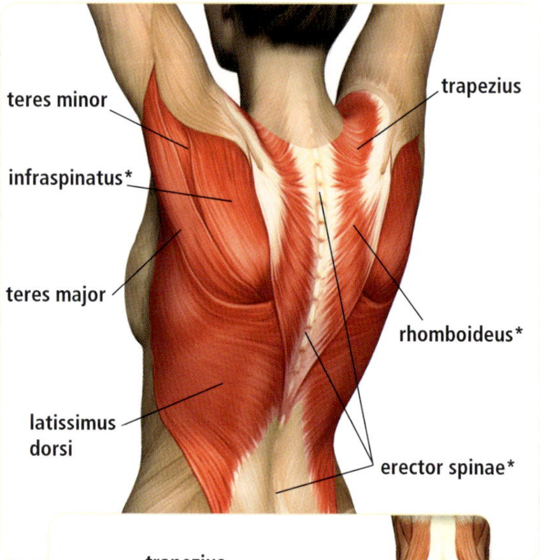

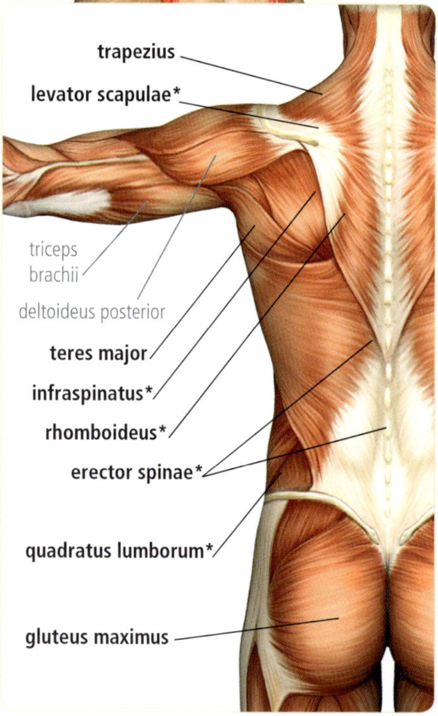

BEINHEBEN IM HANG

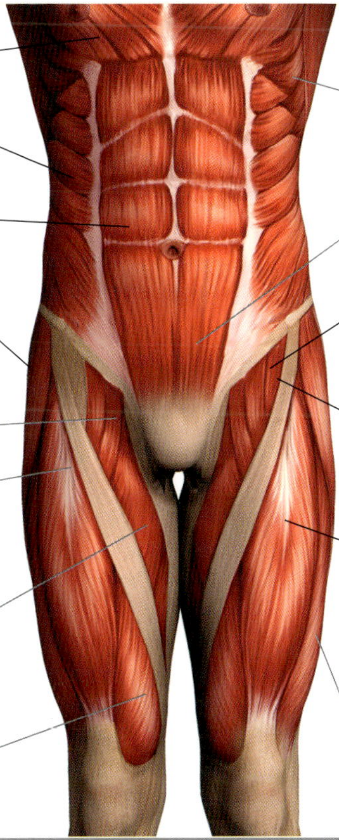

LEGENDE

Schwarzer Text steht für arbeitende Muskeln.

Grauer Text steht für stabilisierende Muskeln.

* steht für tiefe Muskulatur.

TRAINIERTE MUSKULATUR

- rectus abdominis
- obliquus externus
- iliopsoas
- iliacus
- rectus femoris
- tensor fasciae latae
- pectoralis major
- latissimus dorsi
- teres major
- triceps brachii
- trapezius
- rhomboideus
- subscapularis
- teres minor
- infraspinatus
- transversus abdominis
- vastus lateralis
- vastus medialis
- vastus intermedius
- rectus femoris

BEINHEBEN IM HANG MIT MEDIZINBALL

ACHTEN SIE DARAUF,
- einen 90°-Winkel zwischen Rumpf und Beinen zu erreichen,
- die Beine gleichzeitig zu bewegen.

VERMEIDEN SIE,
- mit dem Körper zu schwingen,
- die Oberarme mehr als 5° über die Horizontale zu heben,
- die Hüften dabei nach hinten zu bewegen.

Ausgangsposition: Sie hängen mit den Oberarmen in Schlaufen an einer Stange. Die Ellbogen sind im rechten Winkel gebeugt und zeigen etwas über Schulterhöhe nach vorn. Klemmen Sie einen Medizinball zwischen Ihren Knien ein. Greifen Sie die Schlaufen mit den Händen und vergewissern Sie sich, dass Rumpf, Hüften und Oberschenkel eine Linie bilden.

Aktion: Ziehen Sie Ihre Oberarme nach unten und Ihre Knie zu den Ellbogen. Dadurch werden die Hüftgelenke gebeugt. Schieben Sie Brust und Hüfte leicht nach vorn. Kehren Sie langsam und kontrolliert zur Ausgangsposition zurück. Atmen Sie beim Anheben aus und beim Absenken ein.

Bewegungsablauf: Der Rumpf rundet sich leicht, wenn Ihre Hüften gebeugt werden und Ihre Oberarme nach unten gezogen werden. Ihr Körperschwerpunkt führt keine erkennbare Bewegung aus.

BEINHEBEN IM HANG MIT MEDIZINBALL

1

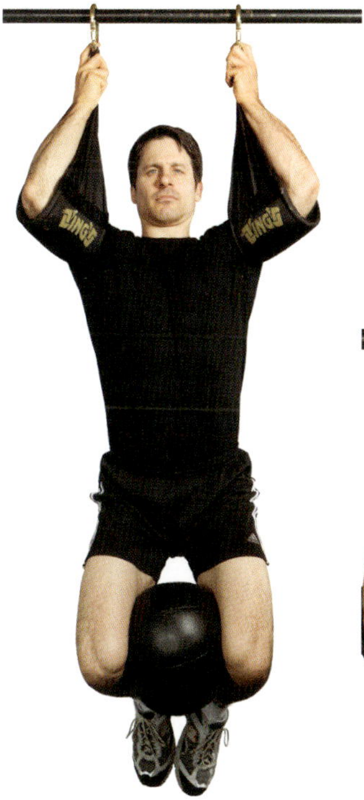

2

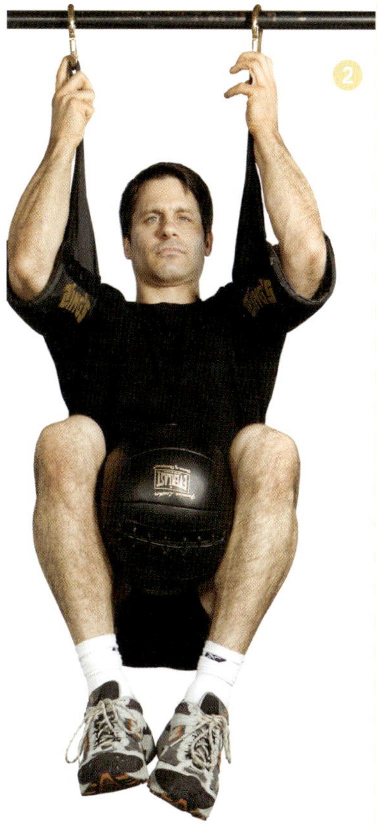

STABILISATION

- Halten Sie die Oberarme und die Oberschenkel parallel zueinander.
- Halten Sie die Schultern unten.
- Greifen Sie die Schlaufen fest.

BEINHEBEN IM HANG MIT MEDIZINBALL

LEGENDE

Schwarzer Text steht für arbeitende Muskeln.

Grauer Text steht für stabilisierende Muskeln.

* steht für tiefe Muskulatur.

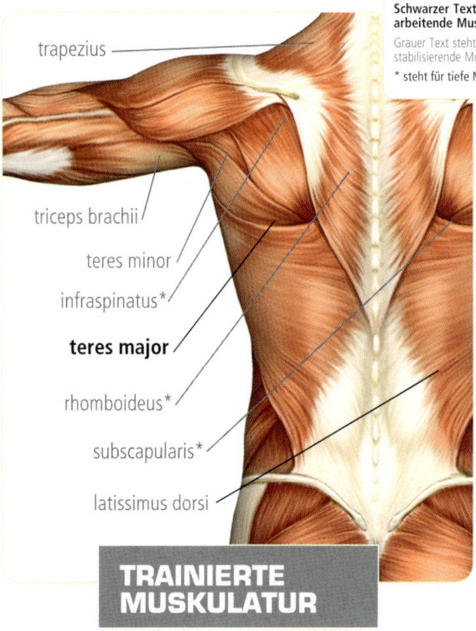

TRAINIERTE MUSKULATUR

- iliacus
- iliopsoas
- rectus abdominis
- rectus femoris
- tensor fasciae latae

BEINHEBEN IM HANG MIT MEDIZINBALL

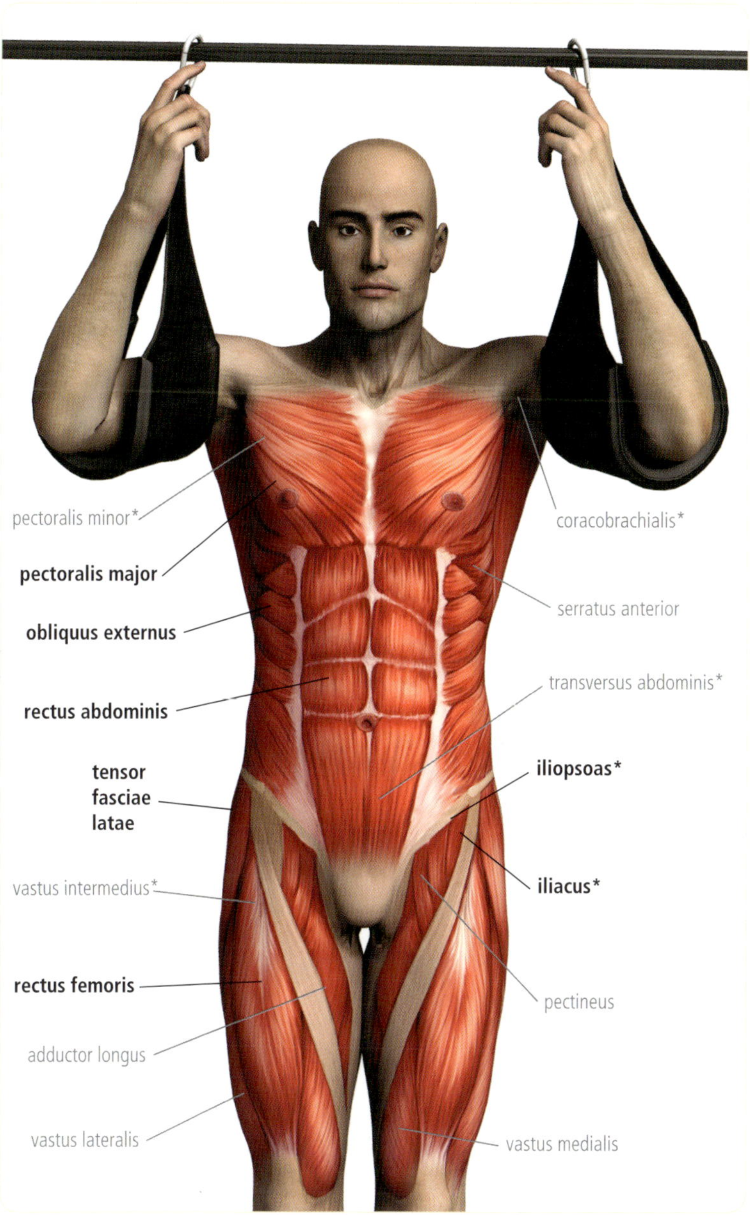

BEINHEBEN IM HANG MIT DREHUNG

Ausgangsposition: Sie hängen mit den Oberarmen in Schlaufen an einer Stange. Die Ellbogen sind im rechten Winkel gebeugt und zeigen etwas über Schulterhöhe nach vorn. Greifen Sie die Schlaufen mit den Händen und vergewissern Sie sich, dass Rumpf, Hüften und Beine eine Linie bilden.

Aktion: Ziehen Sie Ihre Oberarme nach unten. Ziehen Sie gleichzeitig Oberschenkel und Knie in einer Drehung nach oben zu einem Ellbogen. Dadurch werden die Hüften gebeugt. Schieben Sie Brust und Hüften leicht nach vorn. Kehren Sie langsam und kontrolliert in die Ausgangsposition zurück. Atmen Sie beim Anheben aus und beim Absenken ein.

Bewegungsablauf: Der Rumpf rundet sich und dreht sich leicht, während Ihre Hüften gebeugt werden und Ihre Oberarme nach unten gezogen werden. Ihr Körperschwerpunkt führt keine erkennbare Bewegung aus.

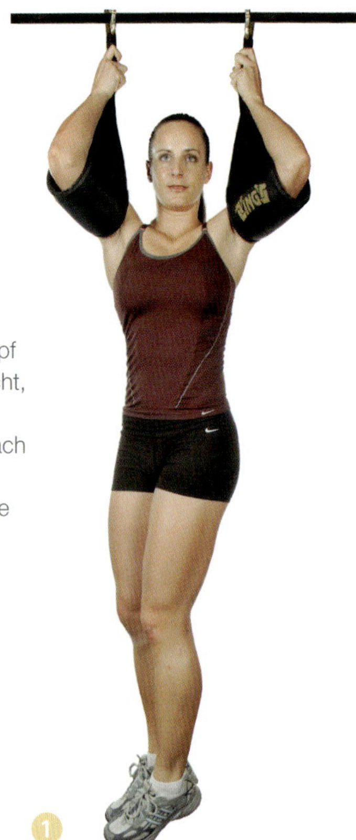

1

ACHTEN SIE DARAUF,

- die Knie zu beugen, wenn Sie Ihre Oberschenkel anheben (die Unterschenkel bleiben senkrecht hängen),
- Ihre Beine gleichzeitig nach oben zu bewegen.

VERMEIDEN SIE,

- mit dem Körper zu schwingen,
- die Oberarme mehr als 5° über die Horizontale zu heben,
- die Hüften dabei nach hinten zu bewegen.

BEINHEBEN IM HANG MIT DREHUNG

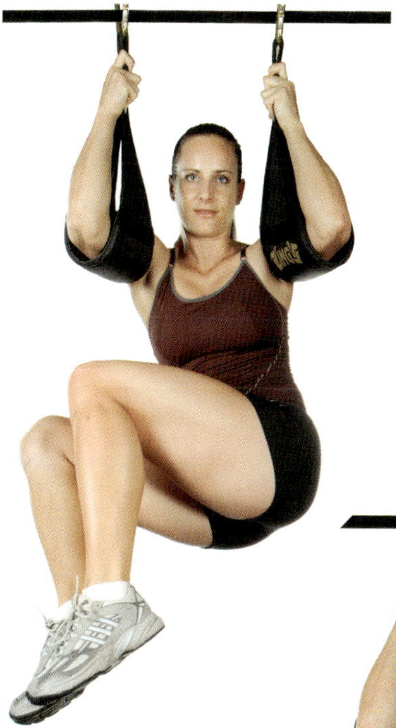

2

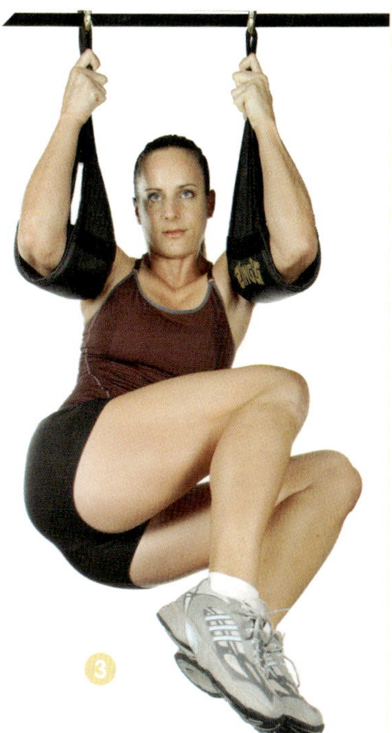

3

STABILISATION

- Halten Sie die Oberarme parallel zueinander und die Schultern unten.
- Halten Sie die Schlaufen mit einem festen Griff.
- Halten Sie die Beine parallel zueinander.

BEINHEBEN IM HANG MIT DREHUNG

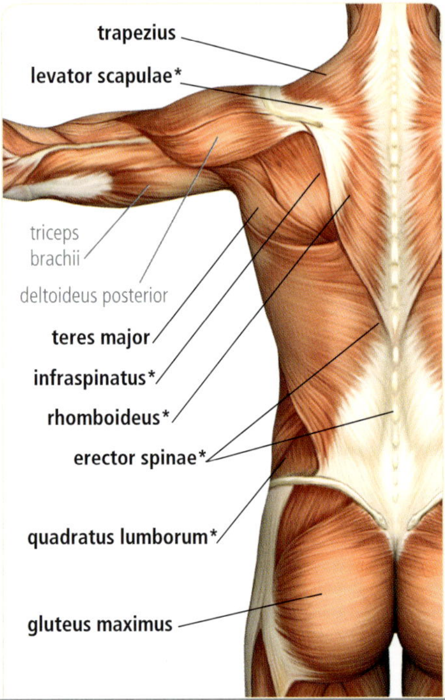

TRAINIERTE MUSKULATUR

- iliacus
- iliopsoas
- rectus abdominis
- rectus femoris
- tensor fasciae latae
- pectoralis minor
- pectineus
- vastus intermedius
- adductor longus
- vastus lateralis
- vastus medialis
- coracobrachialis
- serratus anterior
- trapezius
- triceps brachii
- teres minor
- infraspinatus
- rhomboideus
- subscapularis
- transversus abdominis

BEINHEBEN IM HANG MIT DREHUNG

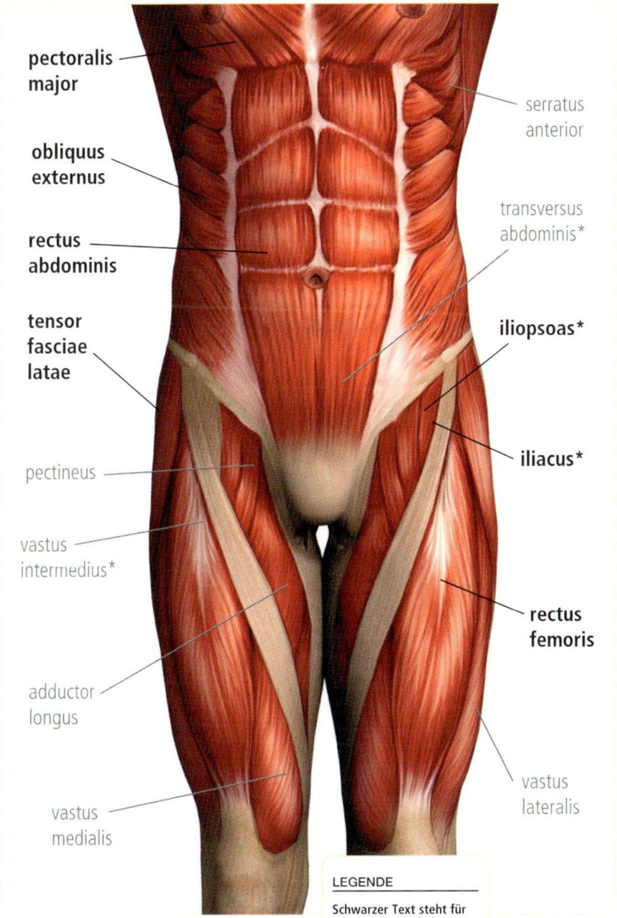

LEGENDE

Schwarzer Text steht für arbeitende Muskeln.

Grauer Text steht für stabilisierende Muskeln.

* steht für tiefe Muskulatur.

KLAPPMESSER MIT GYMNASTIKBALL

Ausgangsposition: Legen Sie sich flach auf den Rücken und strecken Sie Ihre Arme über den Kopf. Beugen Sie die Knie leicht, sodass Ihre Füße vom Boden abheben. Machen Sie Ihre Wirbelsäule lang. Klemmen Sie einen Gymnastikball zwischen den Unterschenkeln ein.

Aktion: Pressen Sie den unteren Rücken in den Boden und halten Sie die Wirbelsäule lang. Spannen Sie die Bauchmuskulatur an und heben Sie den Rücken vom Boden ab. Dabei atmen Sie aus. Bringen Sie gleichzeitig Arme und Beine nach oben, indem Sie die Hüften beugen.
Übergeben Sie den Ball von den Füßen an die Hände. Dann kehren Sie langsam in die Ausgangsposition zurück.

Bewegungsablauf: Ihr Rumpf bleibt gerade und auf einer Ebene und bewegt sich in einem Bogen zu den Knien.

ACHTEN SIE DARAUF,

- am höchsten Punkt der Bewegung eine kleine Pause einzulegen,
- die Wirbelsäule in einer fließenden Bewegung anzuheben und wieder abzusenken,
- die Bauchmuskulatur anzuspannen,
- die Hüften stabil zu halten,
- die Knie in derselben Position zu belassen.

VERMEIDEN SIE,

- die Knie zu stark zu beugen,
- den Schwung für die Bewegung auszunutzen,
- einen Rundrücken zu machen.

KLAPPMESSER MIT GYMNASTIKBALL

1

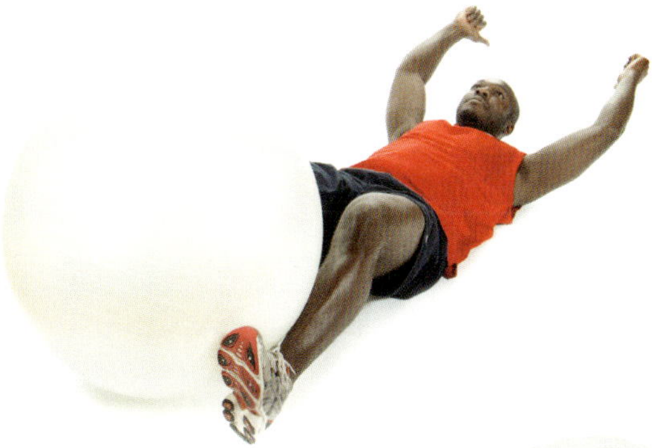

2

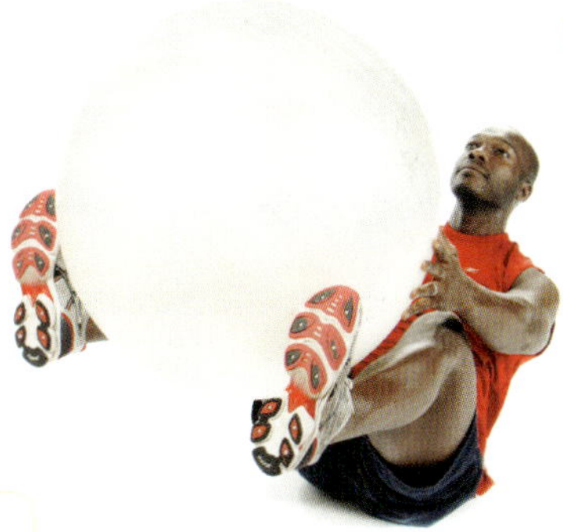

STABILISATION

- Halten Sie Ihre Schultern unten und die Ellbogen nach außen.
- Ihr Becken bleibt gerade.
- Ziehen Sie die Füße an.

3

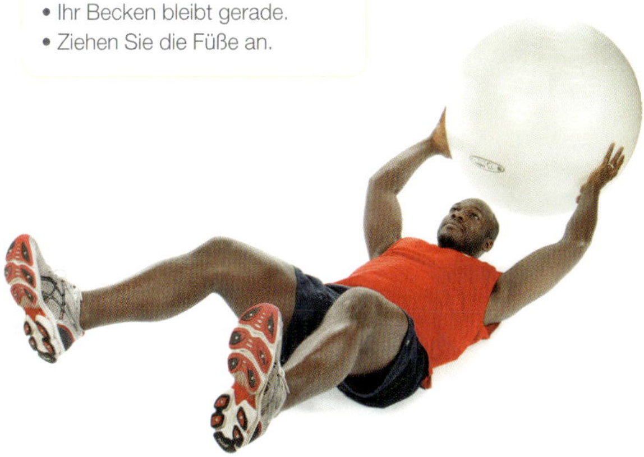

KLAPPMESSER MIT GYMNASTIKBALL

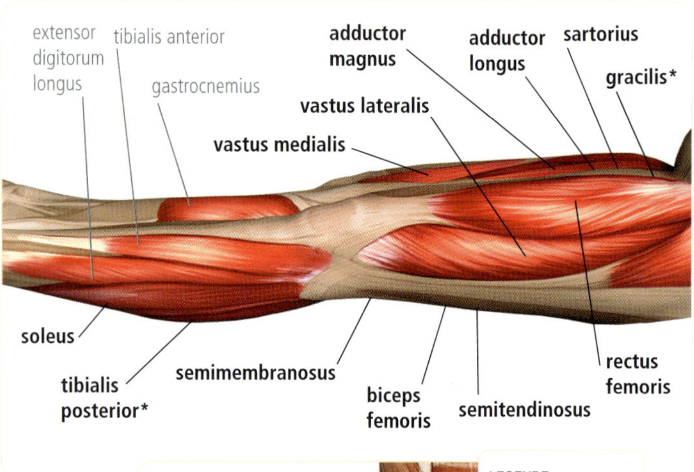

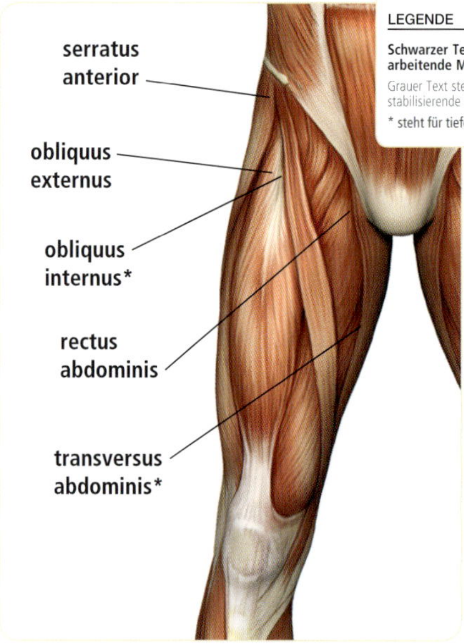

LEGENDE

Schwarzer Text steht für arbeitende Muskeln.

Grauer Text steht für stabilisierende Muskeln.

* steht für tiefe Muskulatur.

KLAPPMESSER MIT GYMNASTIKBALL

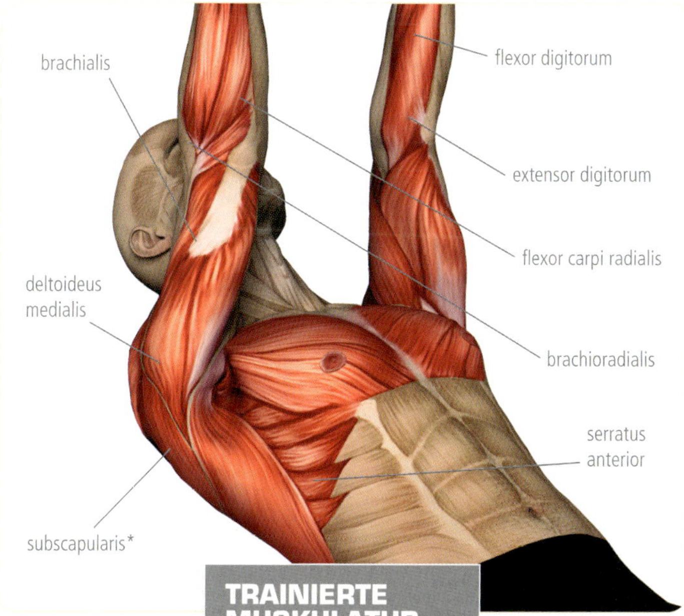

TRAINIERTE MUSKULATUR

- obliquus externus
- rectus abdominis
- rectus femoris
- scalenes
- splenius
- sternocleidomastoideus
- trapezius
- biceps brachii
- pectoralis major
- deltoideus medialis
- serratus anterior
- latissimus dorsi
- iliopsoas

HANDWANDERN

Ausgangsposition: Aus dem Stand beugen Sie sich in den Hüften nach vorn. Platzieren Sie Ihre Hände vor sich auf dem Boden. Die Hände stehen etwas enger als die Füße. Halten Sie die Beine gestreckt.

Aktion: Legen Sie Ihr Gewicht auf die Hände und laufen Sie mit ihnen nach vorne, bis Ihr Rumpf parallel zum Boden steht und Sie die Grundhaltung für den Liegestütz erreicht haben. Dabei bleiben die Beine gestreckt, die Hüften oben und die Wirbelsäule gerade.
Kehren Sie in die Ausgangsposition zurück. Schieben Sie dabei den Po nach oben und beugen Sie die Hüften.

Bewegungsablauf: Ihre Schultern gehen nach vorne, während Hüften und Beine sich nach unten bewegen.

ACHTEN SIE DARAUF,
- dass die Beine gestreckt und der Rücken gerade bleiben,
- dass Sie sich langsam und gleichmäßig bewegen.

VERMEIDEN SIE,
- die Knie oder die Wirbelsäule zu beugen,
- die Arme zu beugen.

1

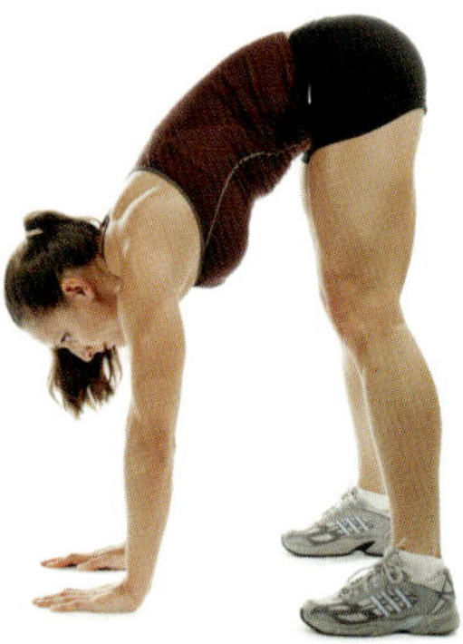

2

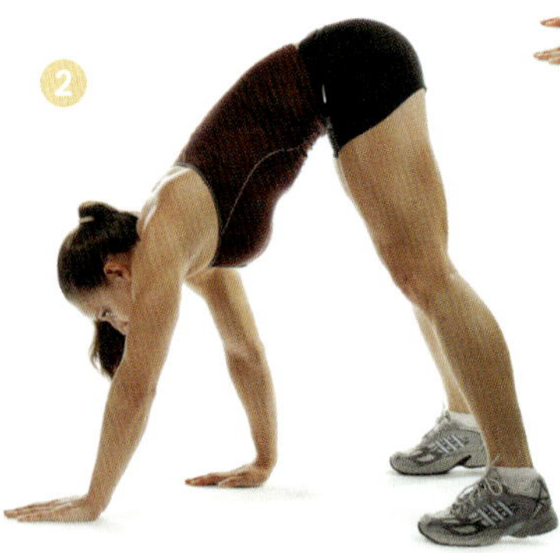

HANDWANDERN

3

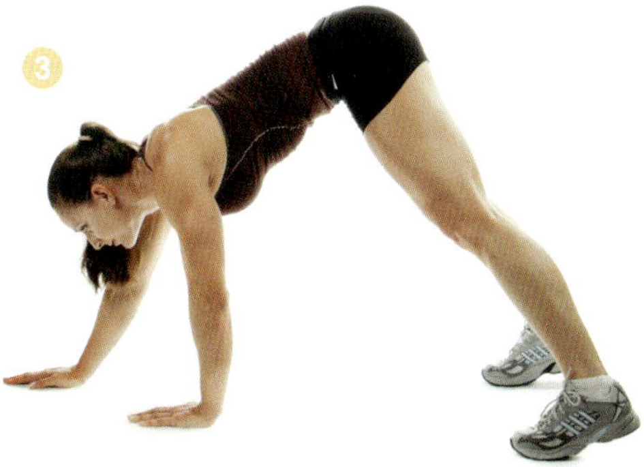

STABILISATION

- Spannen Sie die Bauchmuskulatur an.
- Halten Sie Wirbelsäule und Beine gestreckt.

4

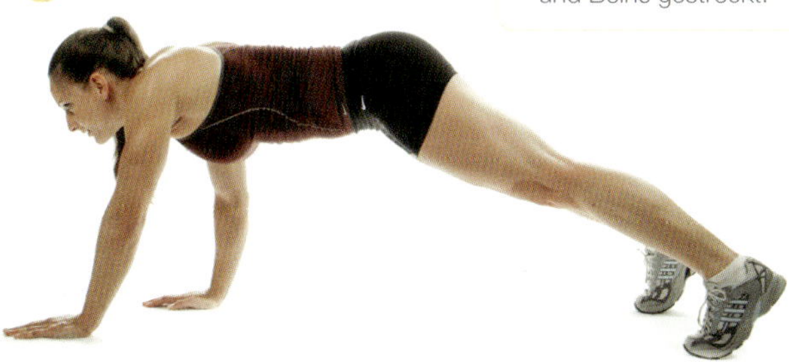

5

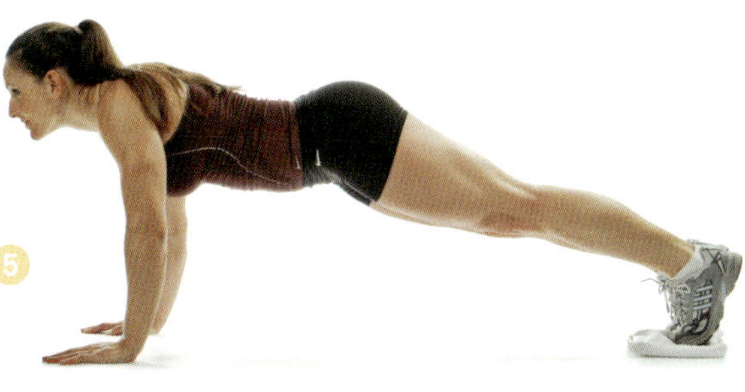

HANDWANDERN

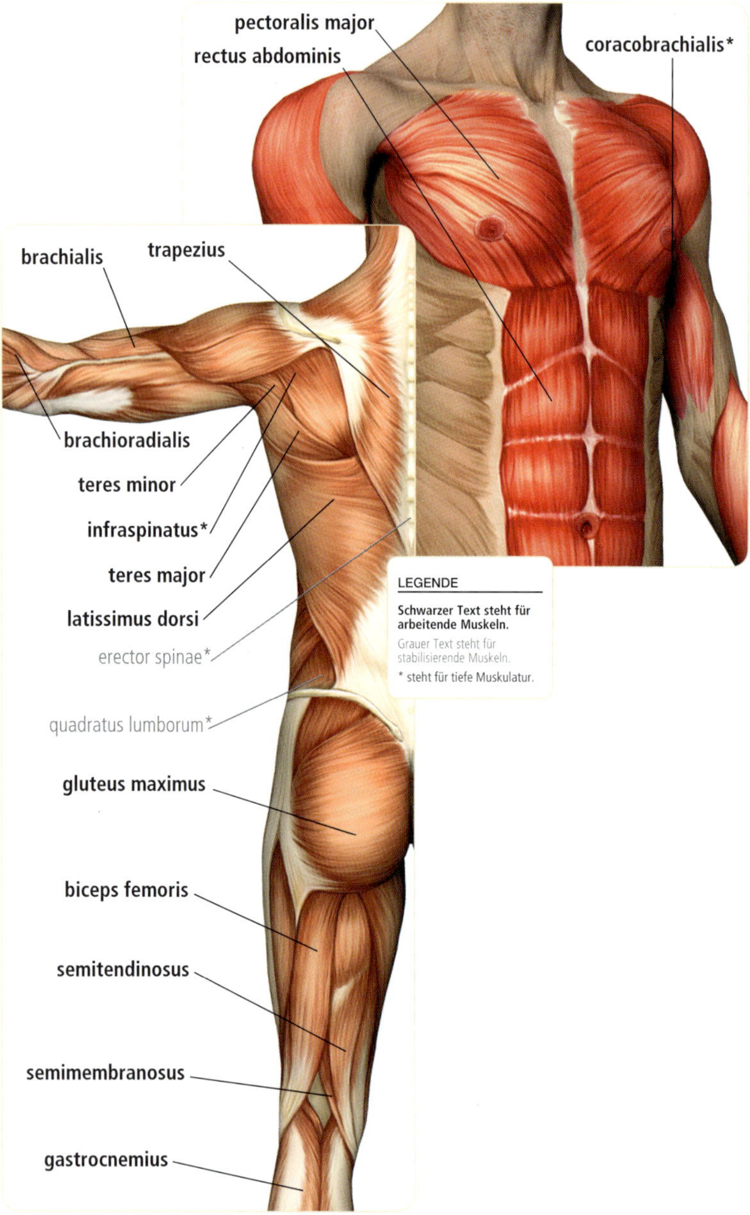

LEGENDE

Schwarzer Text steht für arbeitende Muskeln.

Grauer Text steht für stabilisierende Muskeln.

* steht für tiefe Muskulatur.

HANDWANDERN

TRAINIERTE MUSKULATUR

- pectoralis major
- pectoralis minor
- coracobrachialis
- deltoideus anterior
- triceps brachii
- iliopsoas
- vastus lateralis
- vastus medialis
- vastus intermedius
- rectus femoris
- tibialis anterior
- transversus abdominis
- serratus anterior
- erector spinae
- trapezius
- latissimus dorsi
- quadratus lumborum

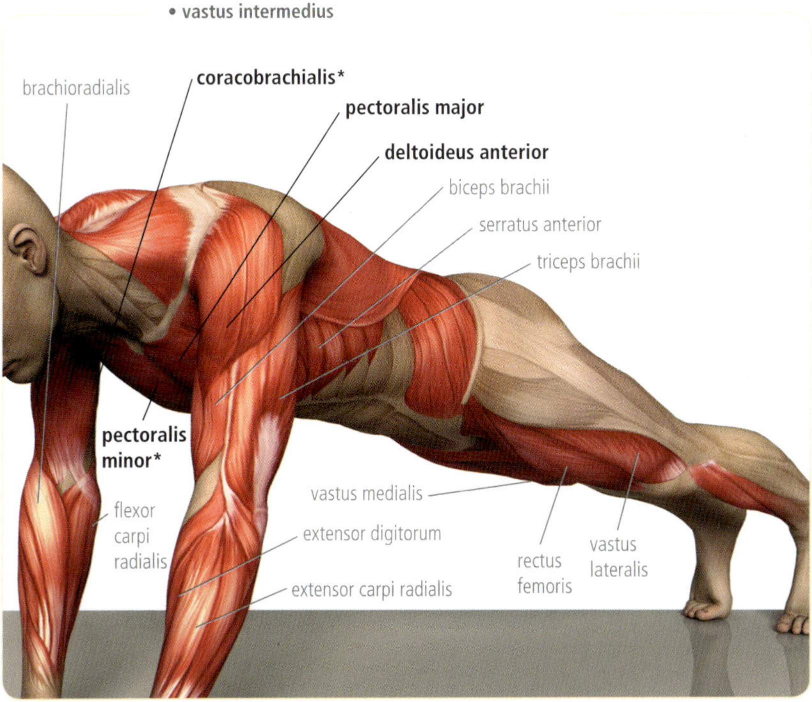

UNTERARMSTÜTZ

Ausgangsposition: Legen Sie sich mit dem Gesicht nach unten bäuchlings auf den Boden. Ballen Sie Ihre Hände direkt unter Ihrem Kinn zu Fäusten. Stützen Sie sich auf die Unterarme und stellen Sie die Füße auf die Zehenspitzen.

Aktion: Heben Sie Beine und Hüften vom Boden ab, Ihr Rücken ist leicht durchgedrückt. Machen Sie Ihre Wirbelsäule lang und ziehen Sie die Schulterblätter nach unten.

Bewegungsablauf: Kein Ablauf – eine Position.

ACHTEN SIE DARAUF,
- dass Sie die Wirbelsäule neutral halten,
- dass Sie die Kniegelenke verriegeln, Ihre Sprunggelenke bilden einen rechten Winkel,
- dass Sie Ihre Ellbogen direkt unter den Schultergelenken platzieren.

VERMEIDEN SIE,
- einen Rundrücken zu machen,
- die Hüften durchsacken zu lassen,
- die Schultern hochzuziehen.

UNTERARMSTÜTZ

STABILISATION

- Halten Sie Ihre Wirbelsäule neutral.
- Die Schultern bleiben unten und der Kopf gerade.
- Halten Sie die Bein- und Bauchmuskulatur angespannt.
- Halten Sie Ihre Beine gestreckt und die Füße im 90°-Winkel aufgestellt.

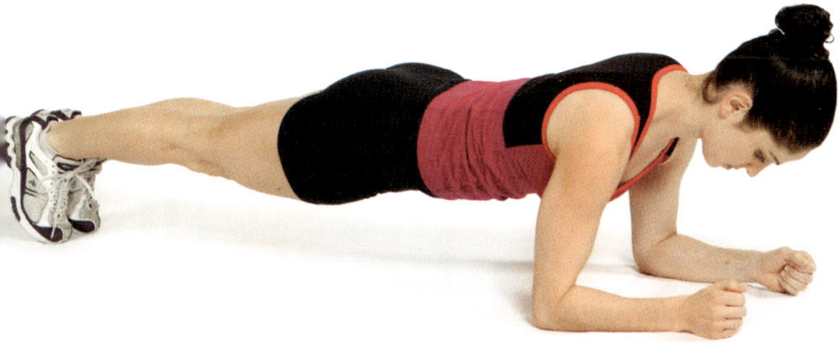

VARIANTE

Niedrigerer Schwierigkeitsgrad: Heben Sie die Unterschenkel an und belasten Sie die Knie, um den Hebel zu verkürzen.

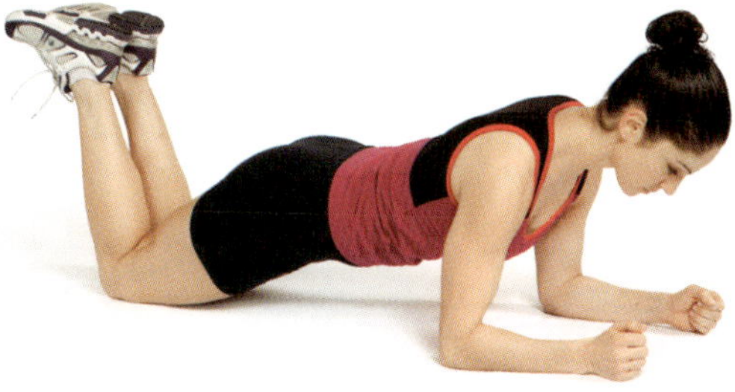

UNTERARMSTÜTZ

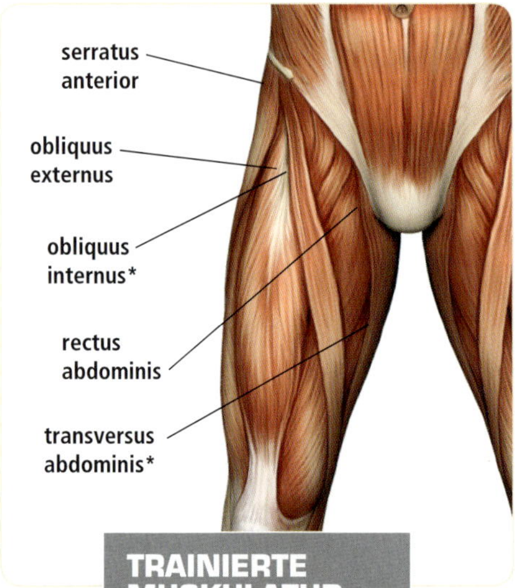

TRAINIERTE MUSKULATUR

- erector spinae
- iliacus
- iliopsoas
- obliquus internus
- rectus abdominis
- rectus femoris
- serratus anterior
- splenius
- tibialis anterior
- transversus abdominis
- vastus intermedius

UNTERARMSTÜTZ

LEGENDE

Schwarzer Text steht für arbeitende Muskeln.

Grauer Text steht für stabilisierende Muskeln.

* steht für tiefe Muskulatur.

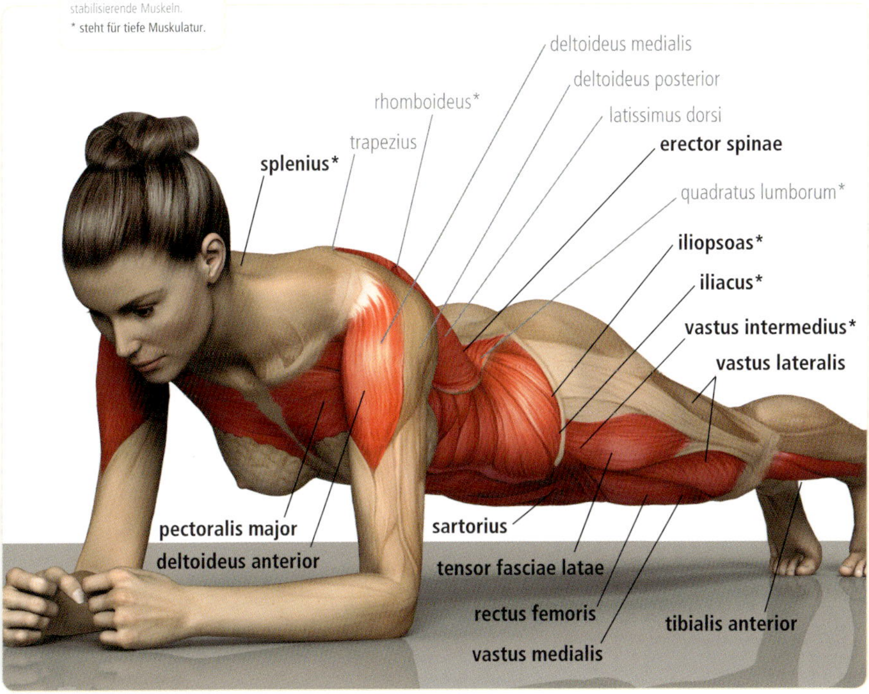

PLANK TO PIKE

ACHTEN SIE DARAUF,

- dass Sie eine Bewegungsebene haben, d. h. eine gerade Linie vom Kopf zu den Füßen.

VERMEIDEN SIE,

- Teilbewegungen durchzuführen, etwa Ihre Schultern vor den Hüften anzuheben oder umgekehrt,
- die Schultern hochzuziehen,
- den Kopf zur Brust zu senken,
- die Position der Sprunggelenke zu verändern,
- den Körper oder den Ball zur Seite wandern zu lassen.

Ausgangsposition: Stützen Sie sich mit den Händen auf dem Boden ab und legen Sie Ihre Füße mit dem Rist auf einem Gymnastikball ab. Ihre Beine sind dabei gestreckt. Die Hände sind etwas mehr als schulterbreit auseinander und die Fingerspitzen befinden sich auf einer Linie mit den Schlüsselbeinen. Halten Sie den Körper in dieser Liegestütz-Position gerade auf einer Linie.

Aktion: Senken Sie Ihren ganzen Körper durch Beugen der Arme ab, bis Ihre Brust sich auf Höhe Ihrer Hände befindet. Drücken Sie sich dann wieder vom Boden ab und strecken Sie die Arme. Dabei schieben Sie den ganzen Körper nach oben. Aus der höchsten Position ziehen Sie den Ball durch Aufstellen der Füße zu sich heran. Gleichzeitig schieben Sie den Po nach oben und knicken in den Hüften ab. Sie stehen jetzt mit den Zehenspitzen auf dem Ball, beide Sprunggelenke stehen im rechten Winkel. Ihr Oberkörper und Ihr Kopf zeigen zum Boden. Um zurück zur Ausgangsposition zu gelangen, lassen Sie das Becken fallen und strecken Sie die Füße.

Bewegungsablauf: Der gestreckte Körper bewegt sich in einem Bogen um die Füße nach oben.

PLANK TO PIKE

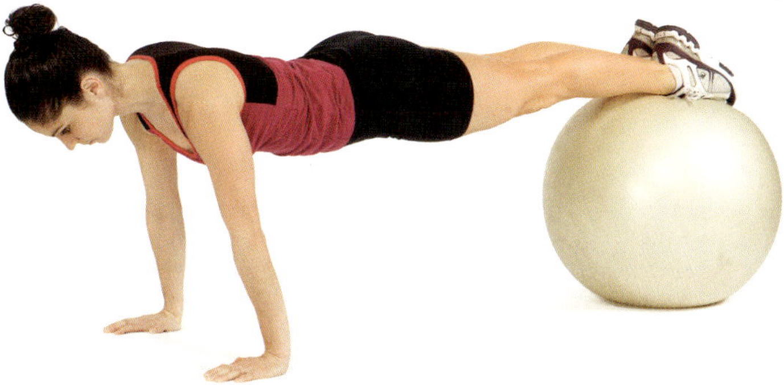

1

STABILISATION

- Die Knie bleiben gestreckt.
- Fixieren Sie die Sprunggelenke in einer stabilen Position.
- Hüften, Bauch und unterer Rücken bleiben durch Muskelspannung starr.

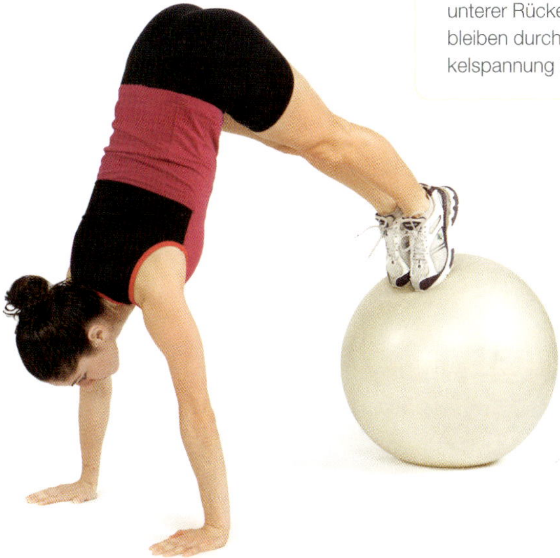

2

PLANK TO PIKE

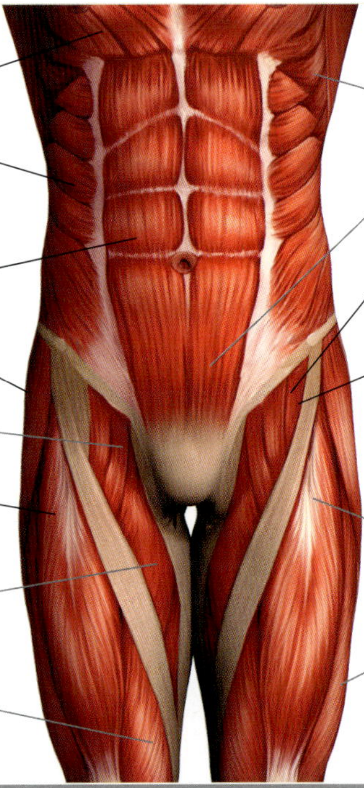

TRAINIERTE MUSKULATUR

- pectoralis major
- pectoralis minor
- coracobrachialis
- deltoideus anterior
- triceps brachii
- iliopsoas
- vastus lateralis
- vastus medialis
- vastus intermedius
- rectus femoris
- tibialis anterior
- transversus abdominis
- serratus anterior
- erector spinae
- trapezius
- latissimus dorsi
- quadratus lumborum

PLANK TO PIKE

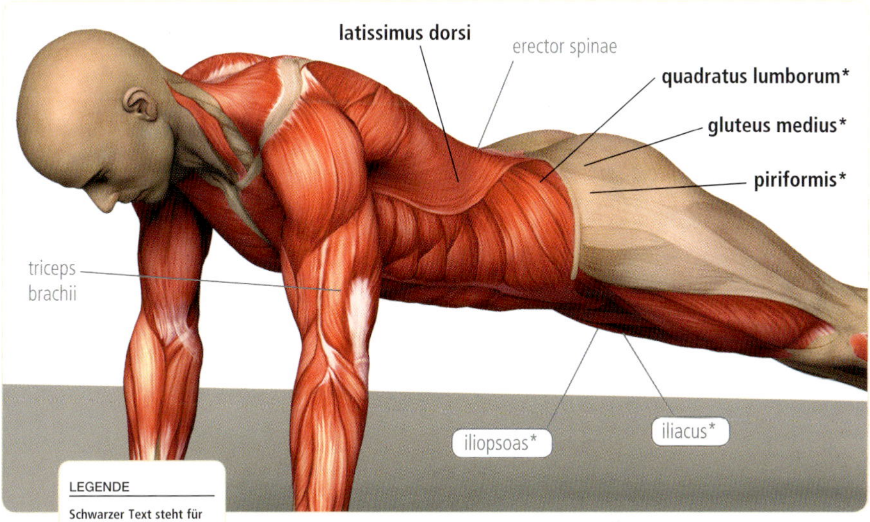

LEGENDE

Schwarzer Text steht für arbeitende Muskeln.

Grauer Text steht für stabilisierende Muskeln.

* steht für tiefe Muskulatur.

LAYOUT AN DEN RINGEN

Ausgangsposition: Greifen Sie die Ringe mit gestreckten Armen im Obergriff. Die Ringe befinden sich auf einer Linie direkt unter der Brust. Der ganze Körper steht unter Muskelspannung in einem 45°-Winkel zum Boden. Beine, Hüften und Wirbelsäule bilden eine gerade Linie.

Aktion: Senken Sie Ihren ganzen Körper mit gestreckten Armen kontrolliert ab. Schieben Sie Ihre Arme nach vorne und außen. Die Zehen dienen dabei als Drehpunkt. Halten Sie die Hände beim Absenken auf einer Linie. Der Endpunkt ist erreicht, wenn sich Ihre Arme in der Horizontalen befinden. Kehren Sie zum Ausgangspunkt zurück, indem Sie die Arme zum Boden ziehen.

Bewegungsablauf: Der Rumpf senkt sich gerade zum Boden und kehrt auf dem gleichen Weg zurück. Die Hände gehen bei der Abwärtsbewegung nach außen und bei der Aufwärtsbewegung nach innen.

ACHTEN SIE DARAUF,

- dass Ihre Arme gestreckt und parallel zueinander bleiben,
- dass Sie eine Bewegungsebene haben, d.h. eine gerade Linie vom Kopf zu den Füßen.

VERMEIDEN SIE,

- Teilbewegungen durchzuführen, etwa Ihre Schultern vor den Hüften anzuheben oder umgekehrt,
- die Schultern hochzuziehen,
- den Kopf zur Brust zu senken.

LAYOUT AN DEN RINGEN

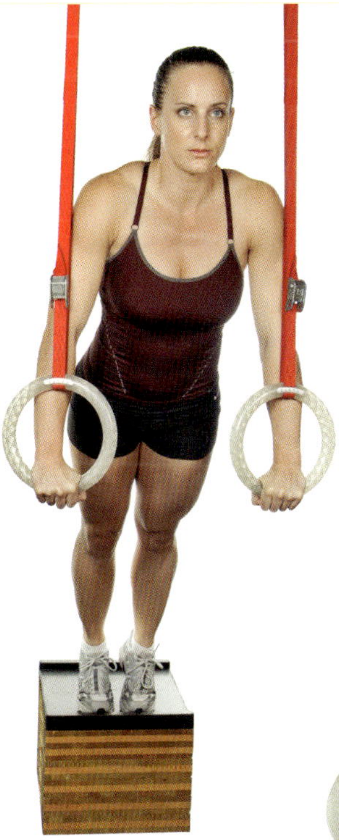

1

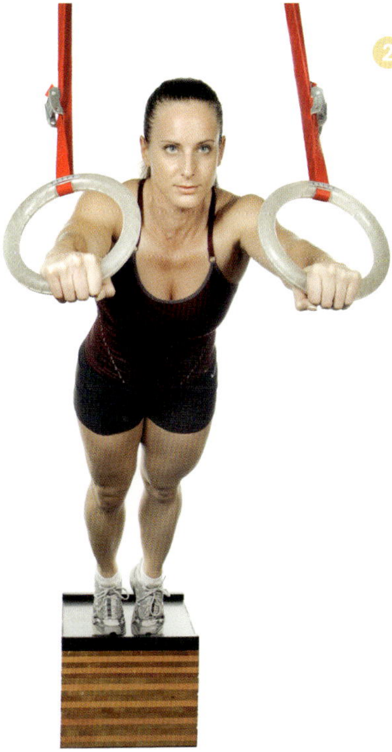

2

STABILISATION

- Halten Sie die Schultern unten.
- Die Knie bleiben gestreckt.
- Fixieren Sie die Sprung-gelenke in einer stabilen Position.
- Hüften, Bauch und unterer Rücken bleiben durch Muskelspannung starr.

LAYOUT AN DEN RINGEN

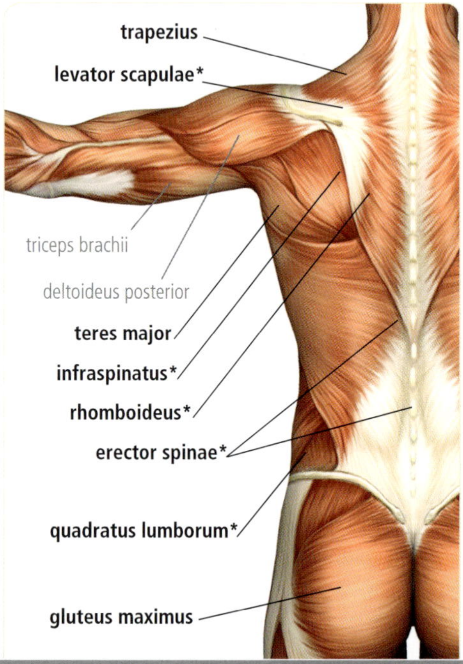

TRAINIERTE MUSKULATUR

- latissimus dorsi
- pectoralis major
- pectoralis minor
- coracobrachialis
- deltoideus anterior
- rectus abdominis
- serratus anterior
- triceps brachii
- iliopsoas
- vastus lateralis
- vastus medialis
- vastus intermedius
- rectus femoris
- tibialis anterior
- transversus abdominis
- serratus anterior
- erector spinae
- trapezius
- quadratus lumborum

LAYOUT AN DEN RINGEN

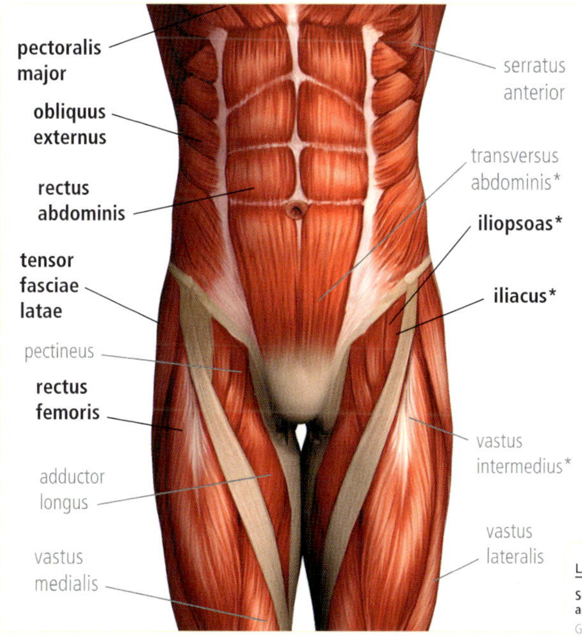

LEGENDE

Schwarzer Text steht für arbeitende Muskeln.

Grauer Text steht für stabilisierende Muskeln.

* steht für tiefe Muskulatur.

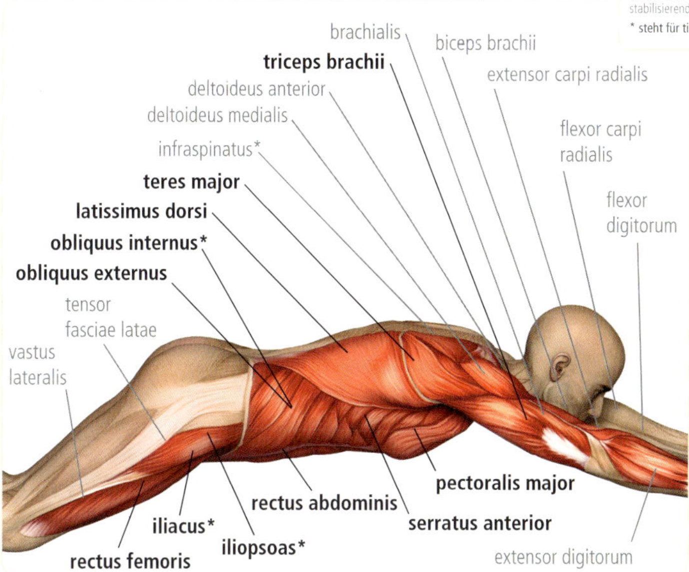

PROGRAMME

Auf den folgenden Seiten finden Sie zwölf Übungsprogramme: vier für Anfänger, vier für Fortgeschrittene und vier für Profis. Jedes Programm umfasst zwei Seiten und diese Inhalte:

- spezifische Zusammenstellungen von Übungen oder Workouts,
- eine Abbildung zu jeder Übung mit einem Seitenverweis,
- die Wochen, in denen die Workouts ausgeführt werden sollen,
- einen Programmüberblick, dem Sie die Übungszeiten und -inhalte entnehmen können,
- eine Anleitung zum Trainingsumfang und zu den Erholungspausen bei dem jeweiligen Workout,
- eine Übersicht über die Abfolge der Übungen bei dem jeweiligen Workout,
- Anmerkungen mit Informationen über die Nutzung des jeweiligen Programms,
- Platz für eigene Notizen.

Nachstehend finden Sie eine Legende zu den Programmen sowie ein Glossar. Hier werden die einzelnen Elemente der Programme und die benutzten Begriffe erklärt. Auf der nächsten Seite sehen Sie einen Überblick über alle zwölf Programme und auf Seite 238 finden Sie ein Beispiel dafür, wie ein Workout aussehen könnte. Denken Sie bitte daran, dass hier lediglich die Workouts und nicht die Aufwärmung, Herz-Kreislauf-Aspekte und die Dehnung behandelt werden. Bevor Sie mit einem Übungsprogramm beginnen, sollten Sie immer Ihren Arzt um Rat fragen.

LEGENDE

Zahlen = Tage pro Woche
Gew. = Gewicht
Wh. = Wiederholungen
Sets = Durchgänge
Buchstaben = bestimmte Workouts
römische Zahlen = Programme
Level: subjektive Einordnung sowohl von Übungen wie von Workouts auf Grundlage ihres Schwierigkeitsgrads

GLOSSAR ZU DEN PROGRAMMEN

Top-5-Zutaten: Kategorie oder Art der Übung
Übung: spezifische Bewegung aus einer bestimmten Kategorie
Workout: Gruppe von Übungen
Programm: Gruppe von Workouts
Sequenz: Reihenfolge, in der die Top-5-Zutaten in einem bestimmten Workout ausgeführt werden

PROGRAMME

	ANFÄNGER					FORTGESCHRITTENE					PROFIS				
	Programm I (6 Wochen)					**Programm II (8 Wochen)**					**Programm III (8 Wochen)**				
Woche	Tag					Tag					Tag				
	1	**2**				**1**	**2**				**1**	**2**			
1	A	B				A	B				A	E			
2	A	B				C	D				B	D			
3	A	B				A	B				F	A			
4	B	A				C	D				C	D			
5	B	A				B	A				B	E			
6	B	A				D	C				F	C			
7						B	A				D	F			
8						D	C				E	A			
	Programm IV (6 Wochen)					**Programm V (6 Wochen)**					**Programm VI (4 Wochen)**				
Woche	Tag					Tag					Tag				
	1	**2**	**3**			**1**	**2**	**3**			**1**	**2**	**3**		
1	C	A	D		A	A	B	C			D	E	F		
2	C	A	D		D	D	E	F			D	E	F		
3	C	A	D		A	A	B	C			D	E	F		
4	D	C	A		D	D	E	F			D	E	F		
5	D	C	A		A	A	B	C							
6	D	C	A		D	D	E	F							
	Programm VII (4 Wochen)					**Programm VIII (4 Wochen)**					**Programm IX (4 Wochen)**				
Woche	Tag					Tag					Tag				
	1	**2**	**3**	**4**		**1**	**2**	**3**	**4**		**1**	**2**	**3**	**4**	
1	G	H	G	H		I	J	K	L		M	N	O	D	
2	G	H	G	H		I	J	K	L		M	N	O	D	
3	H	G	H	G		I	J	K	L		M	N	O	D	
4	H	G	H	G		I	J	K	L		M	N	O	D	
	Programm X (4 Wochen)					**Programm XI (4 Wochen)**					**Programm XII (4 Wochen)**				
Woche	Tag					Tag					Tag				
	1	**2**	**3**	**4**	**5**	**1**	**2**	**3**	**4**	**5**	**1**	**2**	**3**	**4**	**5**
1	Q	S	R	U	T	I	J	K	P	Z	V	W	X	Y	Z
2	Q	S	R	U	T	I	J	Z	K	P	V	W	X	Y	Z
3	Q	S	R	U	T	I	J	K	P	Z	V	W	X	Y	Z
4	Q	S	R	U	T	I	J	Z	P	K	V	W	X	Y	Z

PROGRAMM I

A
Woche 1-3

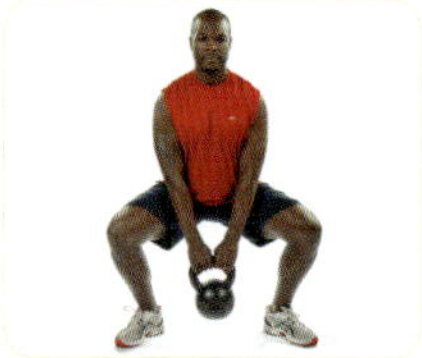
Sumo-Kreuzheben mit Kettlebell
S. 24

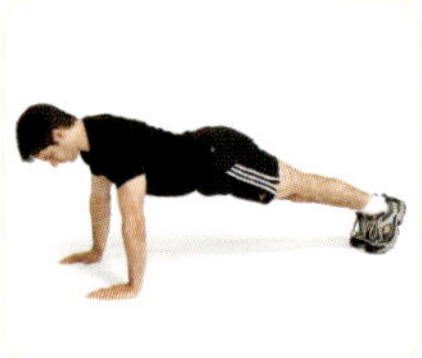
Liegestütz Grundform
S. 100

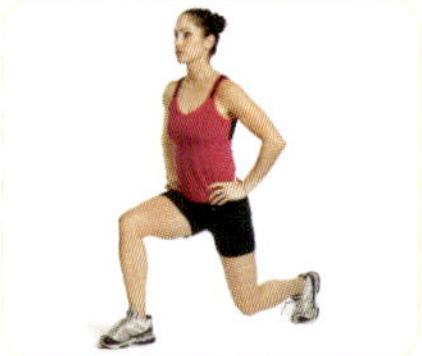
Ausfallschritt aus dem Stand
S. 60

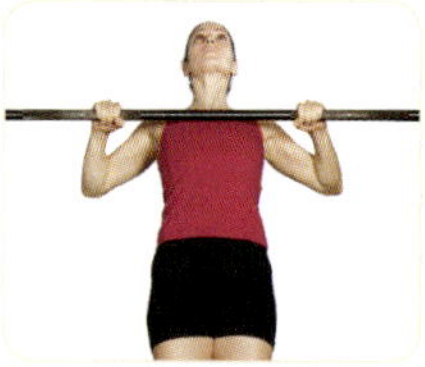
45°-Rudern
S. 156

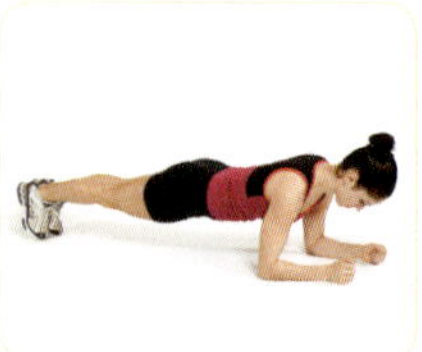
Unterarmstütz
S. 222

B
Woche 1-3

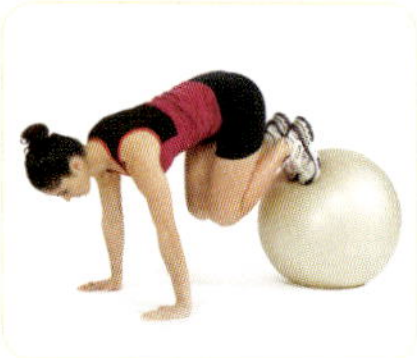
Pflug auf dem Gymnastikball
S. 196

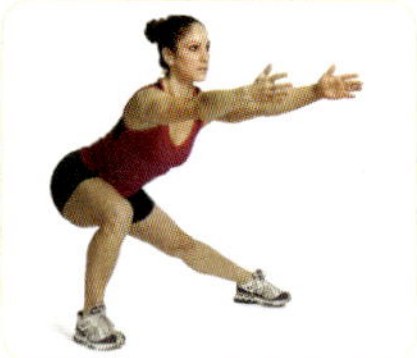
Seitlicher Ausfallschritt
S. 68

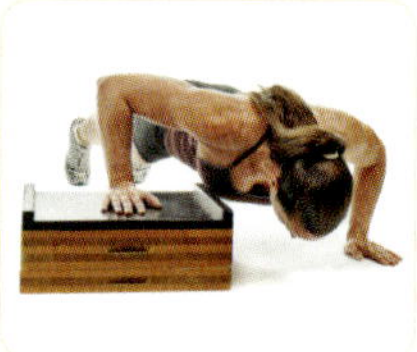
Liegestütz mit Handwandern
S. 136

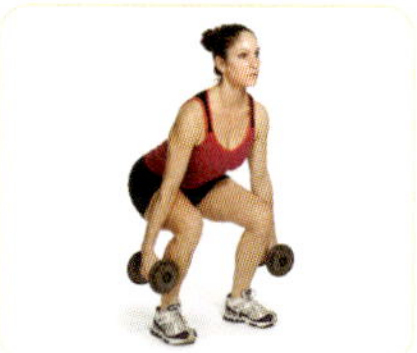
Kreuzheben mit Kurzhanteln
S. 16 (Variante)

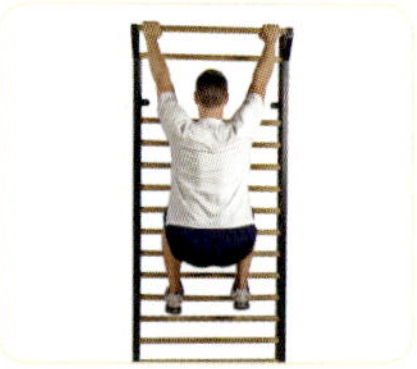
Klimmzug im Stand
S. 170

PROGRAMM I

B
Woche 4-6

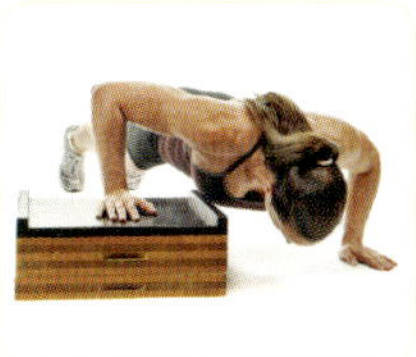

Liegestütz mit Handwandern
S. 136

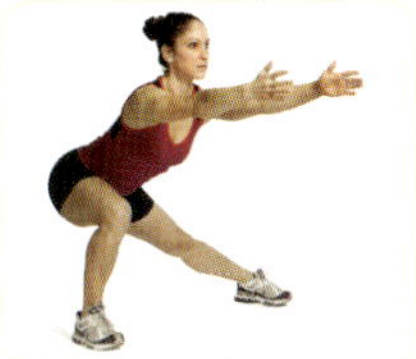

Seitlicher Ausfallschritt
S. 68

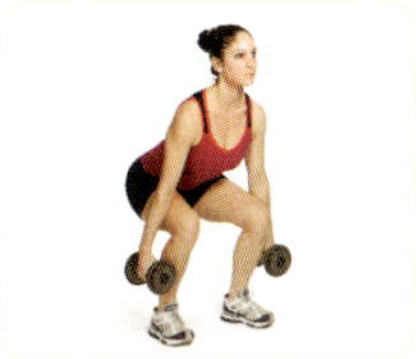

Kreuzheben mit Kurzhanteln
S. 16 (Variante)

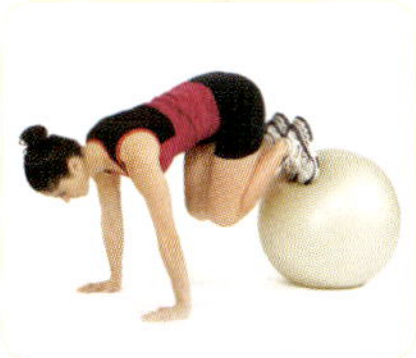

Pflug auf dem Gymnastikball
S. 196

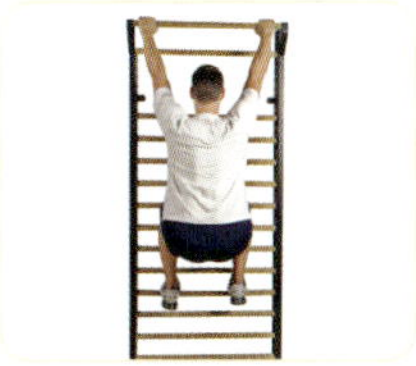

Klimmzug im Stand
S. 170

A
Woche 4-6

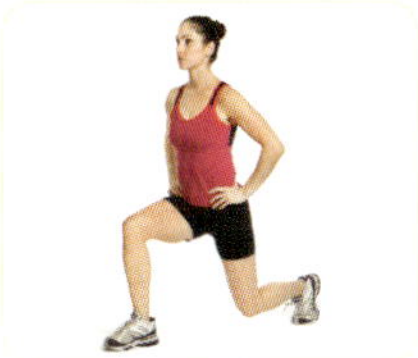

Ausfallschritt aus dem Stand
S. 60

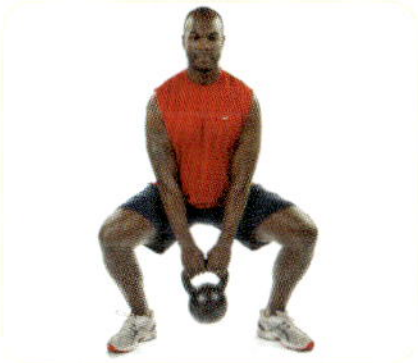

Sumo-Kreuzheben mit Kettlebell
S. 24

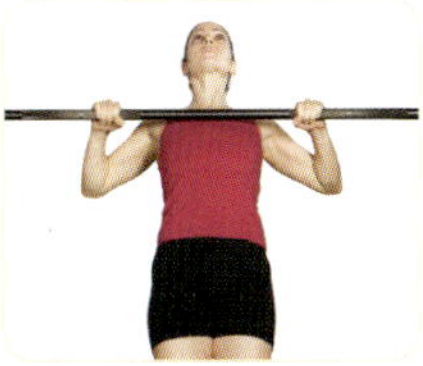

45°-Rudern
S. 156

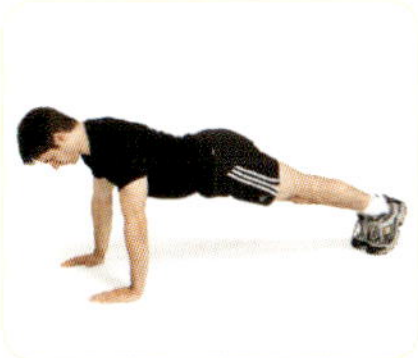

Liegestütz Grundform
S. 100

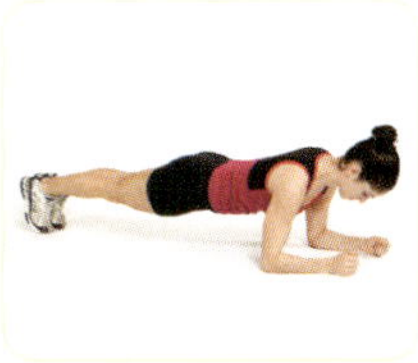

Unterarmstütz
S. 222

PROGRAMM I

MUSTER FÜR EINEN TRAININGSPLAN

		Woche 1				Woche 2				Woche 3				Woche 4			
		Sets	Wh.	Gew.	Pause	Sets	Wh.	Gew.	Pause	Sets	Wh.	Gew.	Pause	Sets	Wh.	Gew.	Pause
A	Sumo																
	Ausfall-schritt																
	Liegestütz																
	45°-Rudern																
	Unterarm-stütz																

PROGRAMM I

PROGRAMM: I
DAUER: 6 WOCHEN

Tage pro Woche: 2
Wochen insgesamt: 6
Typ: Anfänger/ Ausdauer

Wochen	Tag 1	Tag 2
1	A	B
2	A	B
3	A	B
4	B	A
5	B	A
6	B	A

ANLEITUNG

Woche	Sets	Wiederholungen	Gewicht/Fortschritt	Pause/Übung
1	3	8	Noch festzulegen	:75 / :90
2	3	10	Wie in Woche 1	:60 / :75
3	3	12	Wie in Woche 1	:45 / :60
4	3	10	Gewichtssteigerung 10% (2–5 Wh.)	:60 / :90
5	3	8	Gewichtssteigerung 10% (2–5 Wh.)	:75 / :90
6	3	6	Gewichtssteigerung 10% (2–5 Wh.)	:75 / :90

ÜBUNGSSEQUENZ

Ablauf	Workout A	Workout B	Workout B	Workout A
1	Kreuzheben	Bauchrad	Liegestütz	Ausfallschritt
2	Liegestütz	Ausfallschritt	Ausfallschritt	Kreuzheben
3	Ausfallschritt	Liegestütz	Kreuzheben	Klimmzug
4	Klimmzug	Kreuzheben	Bauchrad	Liegestütz
5	Bauchrad	Klimmzug	Klimmzug	Bauchrad

Anmerkung: In Woche 1–3 bleibt der Ablauf der Übungen gleich. In Woche 4–6 ändern sich sowohl die Übungssequenz als auch der Ablauf der Workouts (Workout B ist zuerst an der Reihe).

PROGRAMM II

A
Woche 1, 3, 5, 7

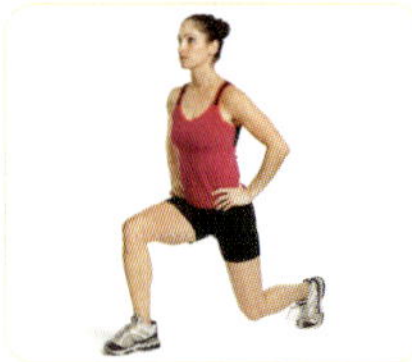

Ausfallschritt aus dem Stand
S. 60

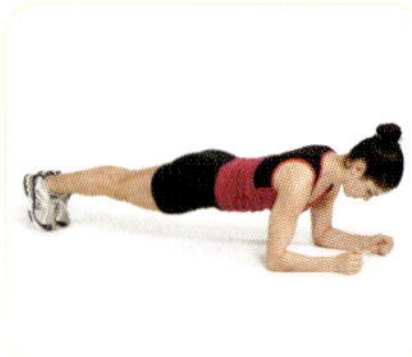

Unterarmstütz
S. 222

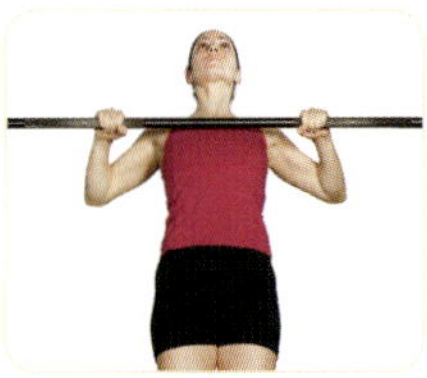

45°-Rudern
S. 156

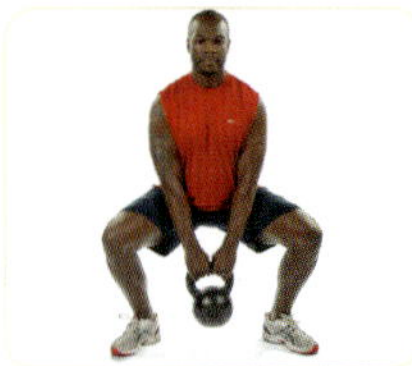

Sumo-Kreuzheben mit Kettlebell
S. 24

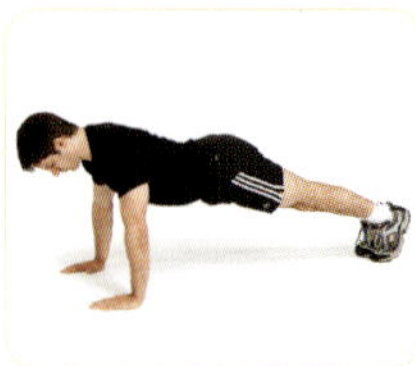

Liegestütz Grundform
S. 100

B
Woche 1, 3, 5, 7

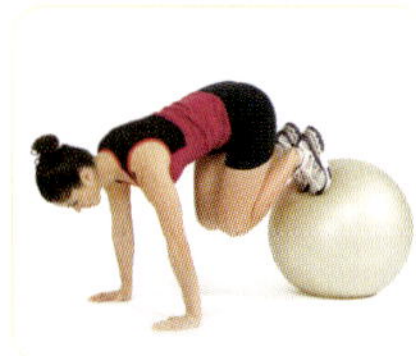

Pflug auf dem Gymnastikball
S. 196

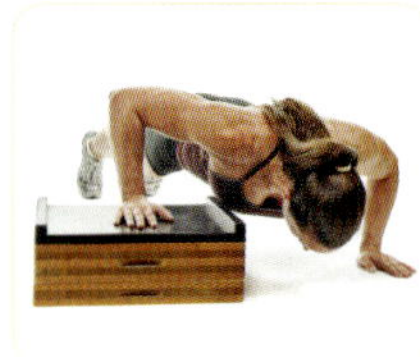

Liegestütz mit Handwandern
S. 136

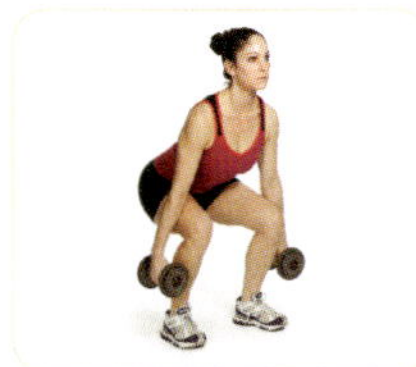

Kreuzheben mit Kurzhanteln
S. 16 (Variante)

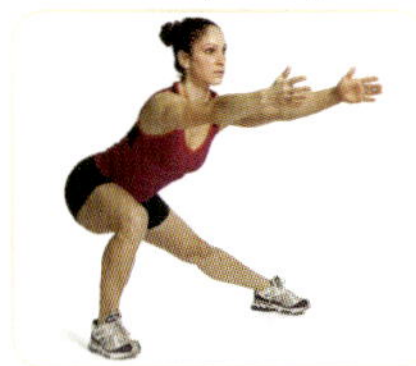

Seitlicher Ausfallschritt
S. 68

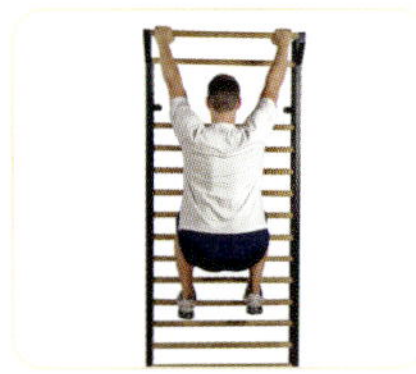

Klimmzug im Stand
S. 170

PROGRAMM II

C Woche 2, 4, 6, 8	D Woche 2, 4, 6, 8
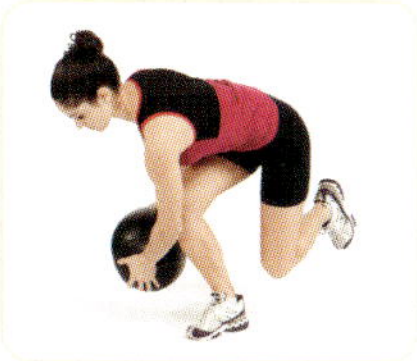 PNF-Heben mit Medizinball S. 38	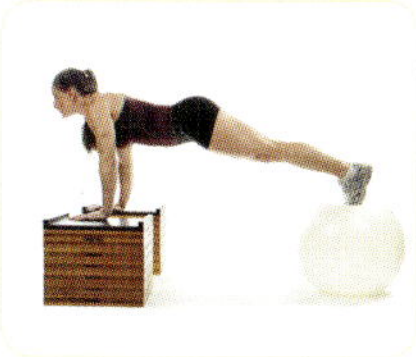 Liegestütz auf Gymnastikball und Kästen · S. 108
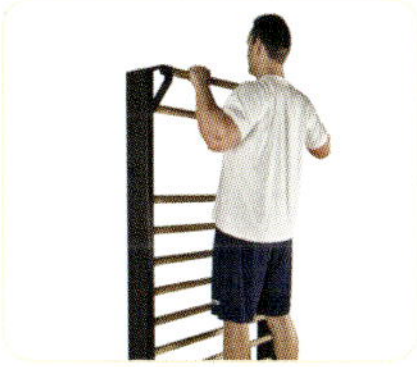 Leiter-Klimmzug S. 174	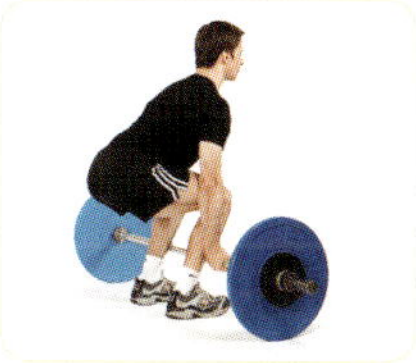 Kreuzheben mit der Langhantel S. 16
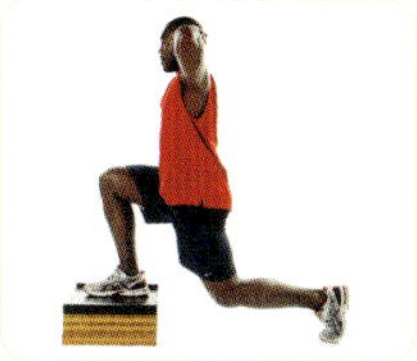 Ausfallschritt auf den Kasten S. 92	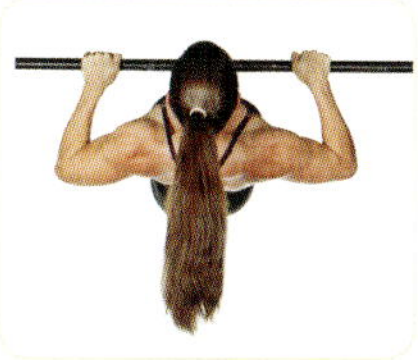 Horizontales Rudern S. 160
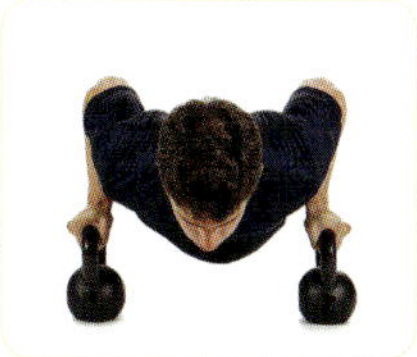 Liegestütz auf Kettlebells S. 132	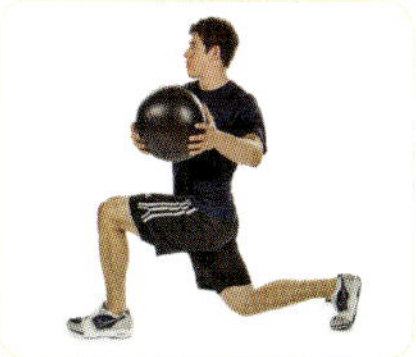 Ausfallschritt mit Drehung S. 64
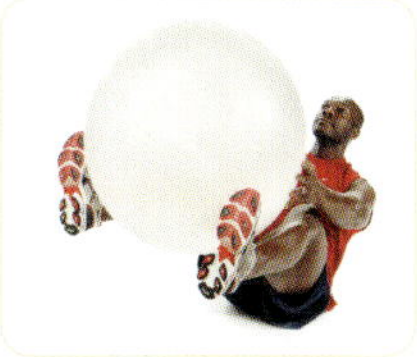 Klappmesser mit Gymnastikball S. 214	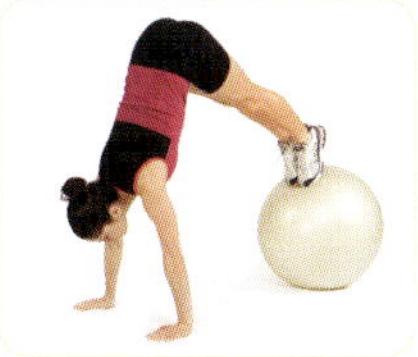 Plank to Pike S. 226

PROGRAMM II

PROGRAMM: II
DAUER: 8 WOCHEN

Tage pro Woche: 2
Wochen insgesamt: 8
Typ: Ausdauer

Wochen	1	2
1	A	B
2	C	D
3	A	B
4	C	D

Wochen	1	2
5	B	A
6	D	C
7	B	A
8	D	C

ANLEITUNG

Woche	Sets	Wiederholungen	Gewicht/Fortschritt	Pause/Übung
1	3	8	Noch festzulegen	:75 / :90
2	3	10	Wie in Woche 1	:75 / :75
3	3	12	Wie in Woche 1	:75 / :75
4	3	15	Wie in Woche 1	:90 / :75
5	4	6	Gewichtssteigerung 10%	:75 / :90
6	4	8	Wie in Woche 1	:75 / :90
7	4	10	Wie in Woche 1	:75 / :90
8	4	12	Wie in Woche 1	:90 / :90

ÜBUNGSSEQUENZ

Workout

Ablauf	A	B	C	D
1	Ausfallschritt	Bauchrad	Kreuzheben	Liegestütz
2	Bauchrad	Liegestütz	Klimmzug	Kreuzheben
3	Klimmzug	Kreuzheben	Ausfallschritt	Klimmzug
4	Kreuzheben	Ausfallschritt	Liegestütz	Ausfallschritt
5	Liegestütz	Klimmzug	Bauchrad	Bauchrad

Anmerkung: Zwischen den Workouts muss mindestens ein übungsfreier Tag liegen, optimal sind zwei bis drei (z. B. Mo–Do oder Di–Fr).

EIGENE NOTIZEN

PROGRAMM III

A
Woche 1, 3, 8

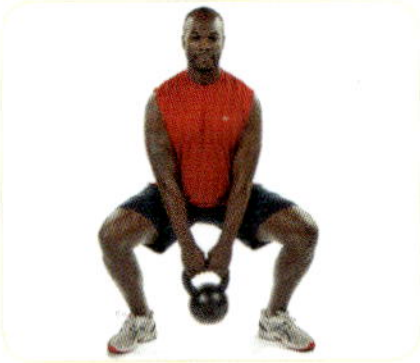

Sumo-Kreuzheben mit Kettlebell
S. 24

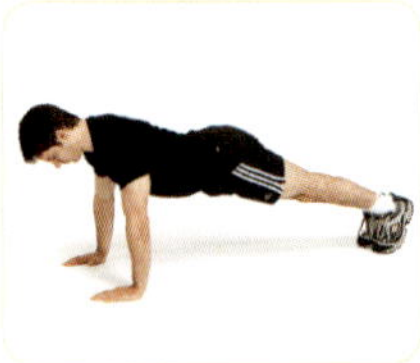

Liegestütz Grundform
S. 100

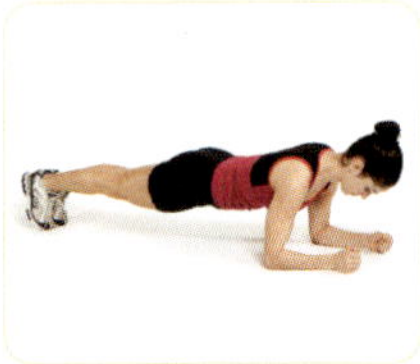

Unterarmstütz
S. 222

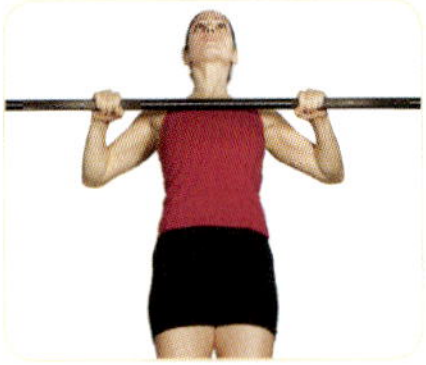

45°-Rudern
S. 156

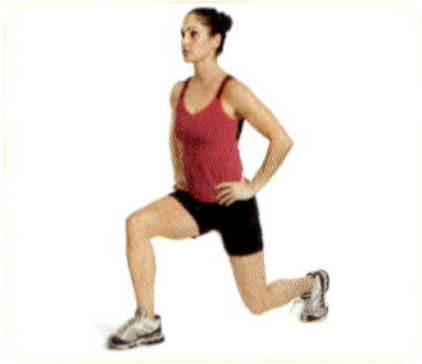

Ausfallschritt aus dem Stand
S. 60

B
Woche 2, 5

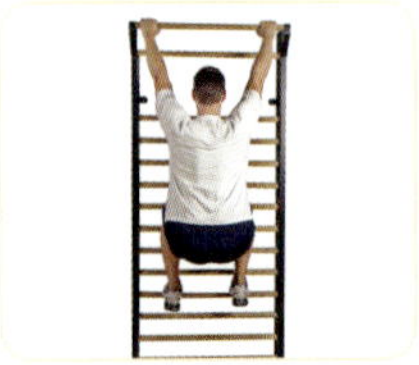

Klimmzug im Stand
S. 170

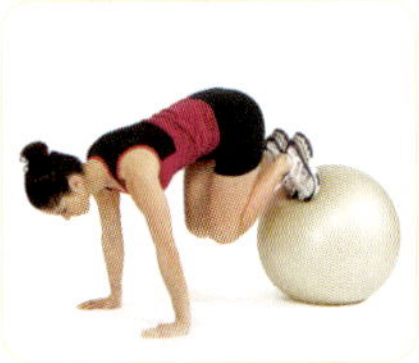

Pflug auf dem Gymnastikball
S. 196

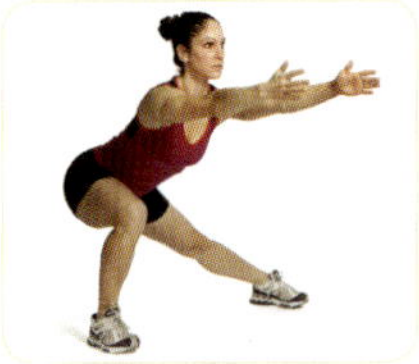

Seitlicher Ausfallschritt
S. 68

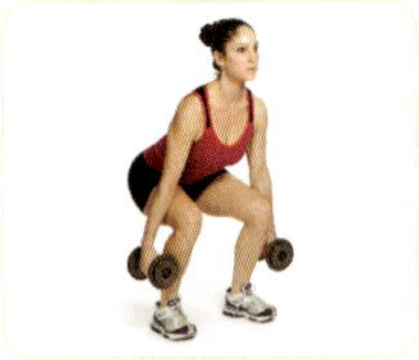

Kreuzheben mit Kurzhanteln
S. 16 (Variante)

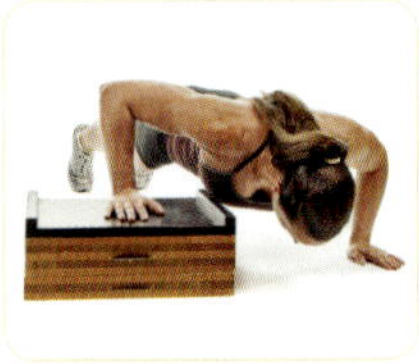

Liegestütz mit Handwandern
S. 136

PROGRAMM III

C
Woche 4, 6

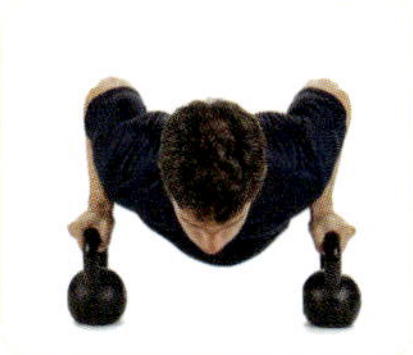

Liegestütz auf Kettlebells
S. 132

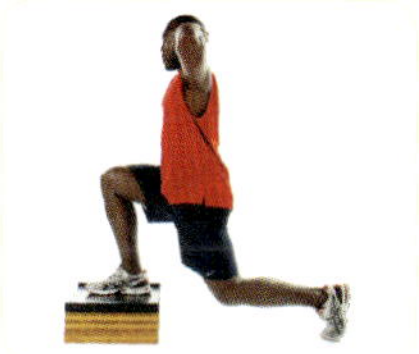

Ausfallschritt auf den Kasten
S. 92

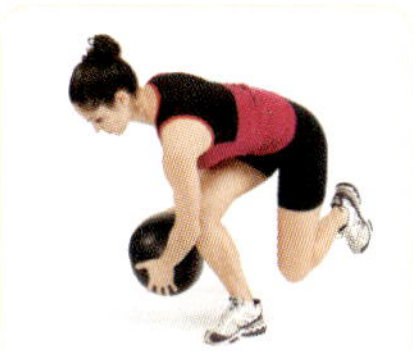

PNF-Heben mit Medizinball
S. 38

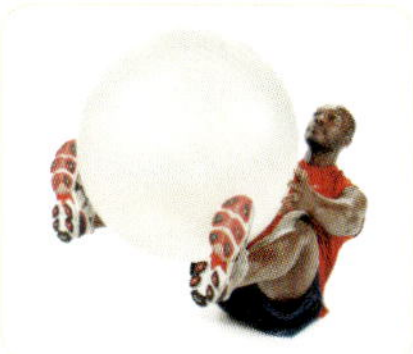

Klappmesser mit Gymnastikball
S. 214

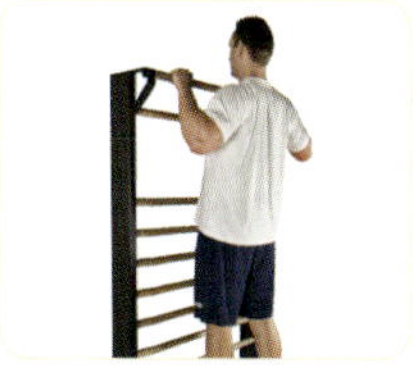

Leiter-Klimmzug
S. 174

D
Woche 2, 4, 7

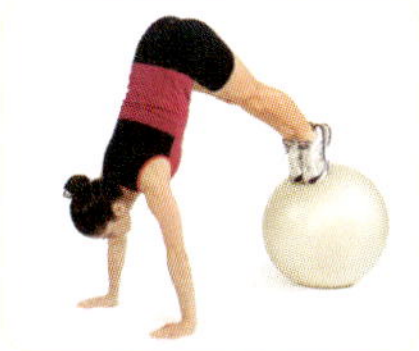

Plank to Pike
S. 226

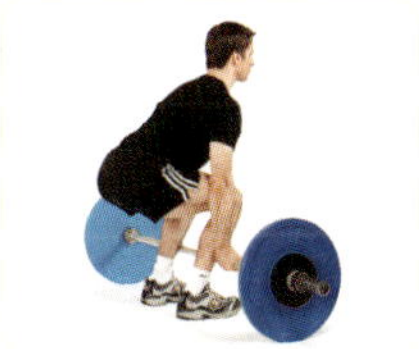

Kreuzheben mit der Langhantel
S. 16

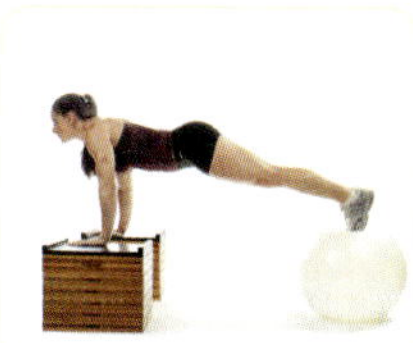

Liegestütz auf Gymnastikball
und Kästen · S. 108

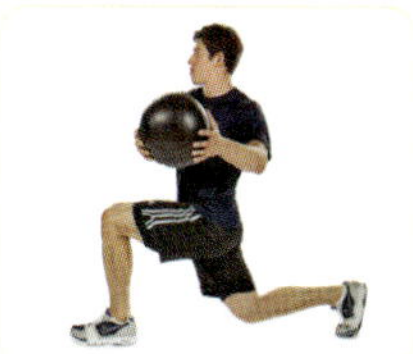

Ausfallschritt mit Drehung
S. 64

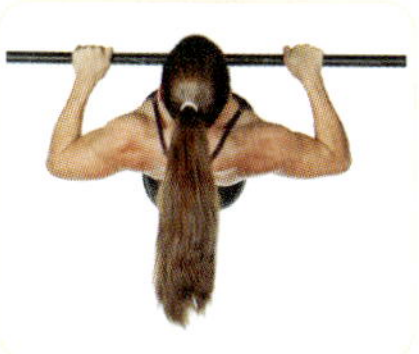

Horizontales Rudern
S. 160

PROGRAMM III

E
Woche 1, 5, 8

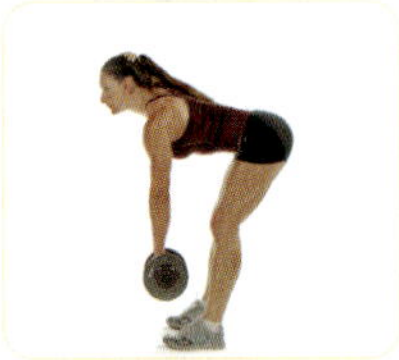

Kreuzheben mit gestreckten Beinen · S. 32

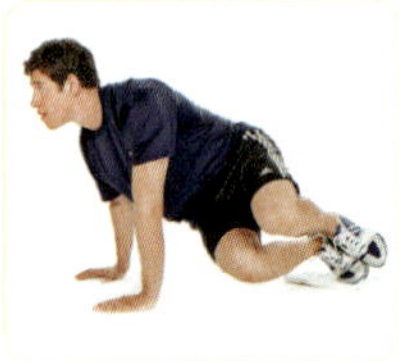

Pflug mit Rotation
S. 198

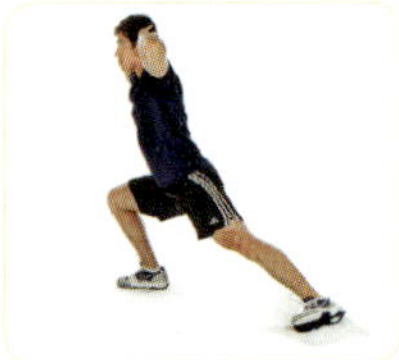

45°-Slide mit Handtuch
S. 72

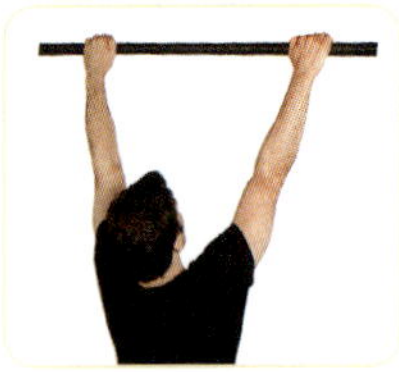

Klimmzug mit Affengriff
S. 154

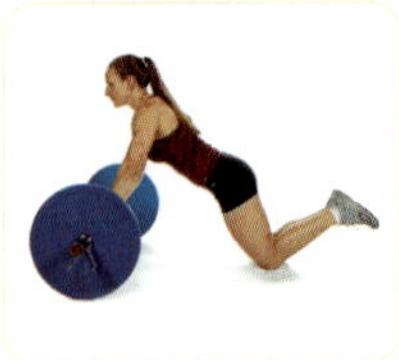

Liegestütz & Roll-out
S. 104

F
Woche 3, 6, 7

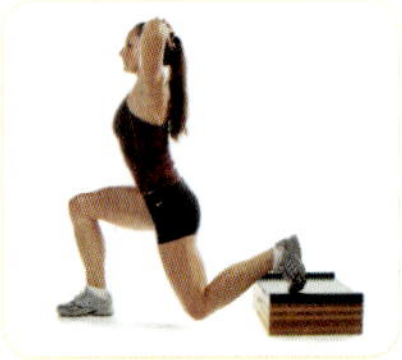

Ausfallschritt vom Kasten
S. 96

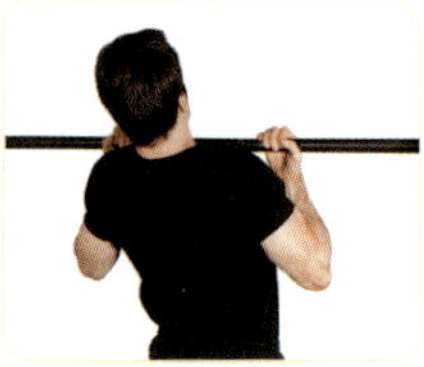

Klimmzug Grundform
S. 150

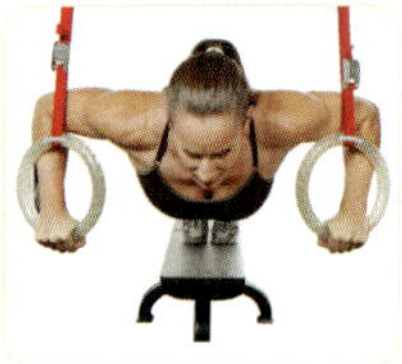

Liegestütz an den Ringen
S. 140

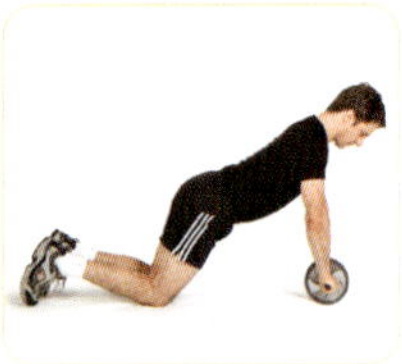

Bauchrad
S. 192

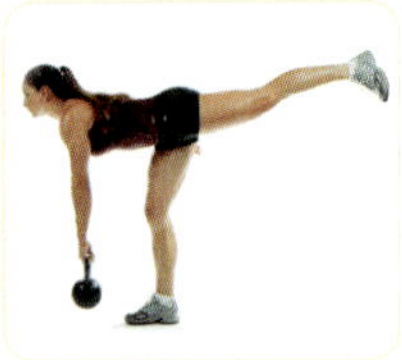

Einbeinig gestreckt mit Kettlebell · S. 34

PROGRAMM III

PROFIS

PROGRAMM: III
DAUER: 8 WOCHEN

Tage pro Woche: 2
Wochen insgesamt: 8
Typ: Profis / Ausdauer

Wochen	1	2
1	A	E
2	B	D
3	F	A
4	C	D
5	B	E
6	F	C
7	D	F
8	E	A

ANLEITUNG

Woche	Sets	Wiederholungen	Gewicht/Fortschritt	Pause/Übung
1	5	6	Noch festzulegen	:60 / 0
2	5	6	Wie in Woche 1	:45 / 0
3	5	8	Wie in Woche 1	:60 / 0
4	5	8	Wie in Woche 1	:45 / 0
5	5	10	Wie in Woche 1	:60 / 0
6	5	10	Wie in Woche 1	:45 / 0
7	5	12	Wie in Woche 1	:60 / 0
8	5	12	Wie in Woche 1	:45 / 0

ÜBUNGSSEQUENZ

Workout

Ablauf	A	B	C	D	E	F
1	Kreuzheben	Klimmzug	Liegestütz	Bauchrad	Kreuzheben	Ausfallschritt
2	Liegestütz	Bauchrad	Ausfallschritt	Kreuzheben	Bauchrad	Klimmzug
3	Bauchrad	Ausfallschritt	Kreuzheben	Liegestütz	Ausfallschritt	Liegestütz
4	Klimmzug	Kreuzheben	Bauchrad	Ausfallschritt	Klimmzug	Bauchrad
5	Ausfallschritt	Liegestütz	Klimmzug	Klimmzug	Liegestütz	Kreuzheben

Anmerkung: Die Übungen dieses Programms sollten als Zirkeltraining ohne Pausen dazwischen absolviert werden. Pausen können zwischen den Runden oder Gruppen eingelegt werden.

PROGRAMM IV

A
Woche 1–6

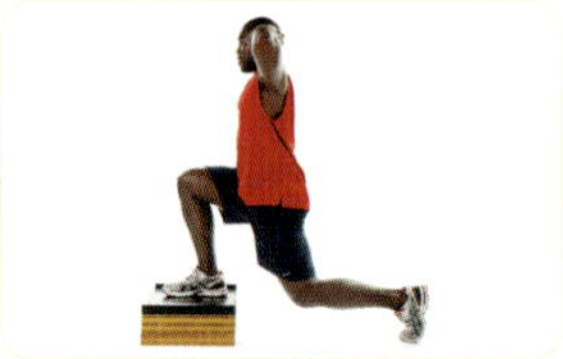

Ausfallschritt auf den Kasten
S. 92

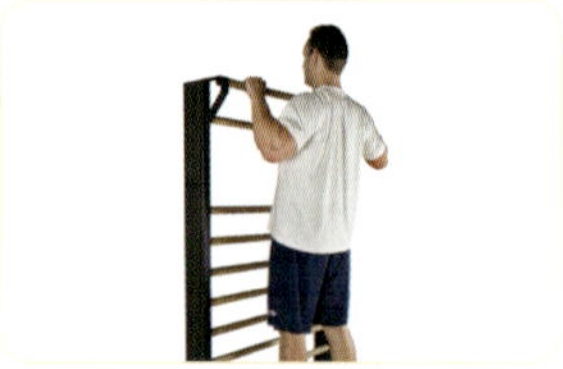

Leiter-Klimmzug
S. 176

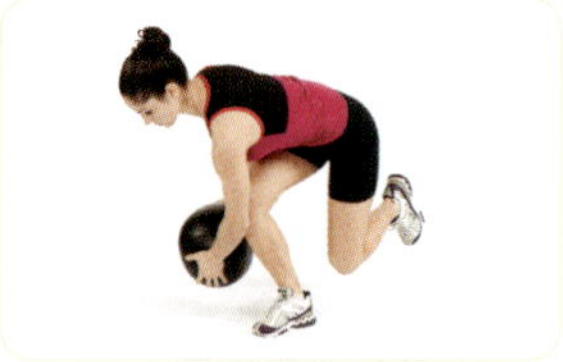

PNF-Heben mit Medizinball
S. 38

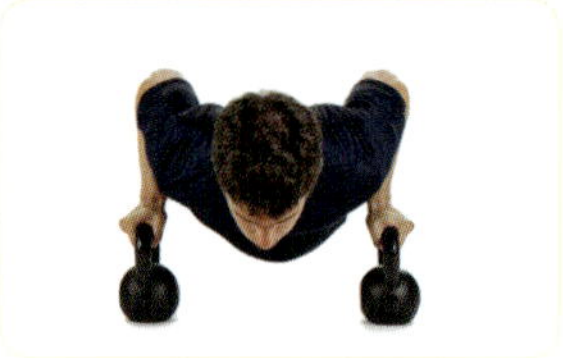

Liegestütz auf Kettlebells
S. 132

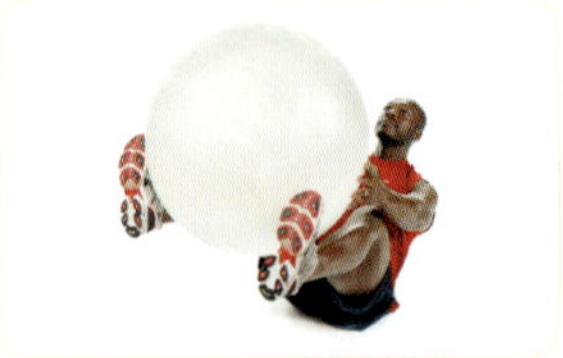

Klappmesser mit Gymnastikball
S. 214

B
Woche 1–6

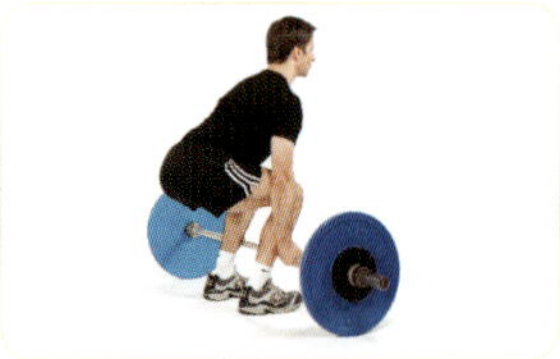

Kreuzheben mit der Langhantel
S. 16

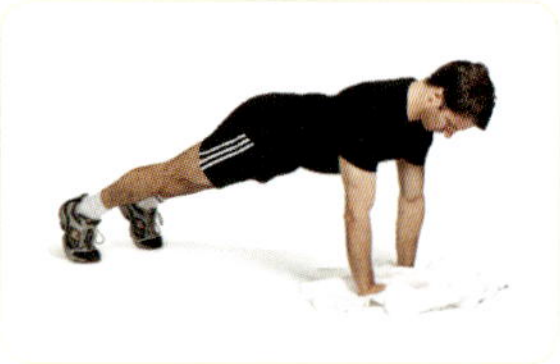

Handtuch-Gleiter
S. 116

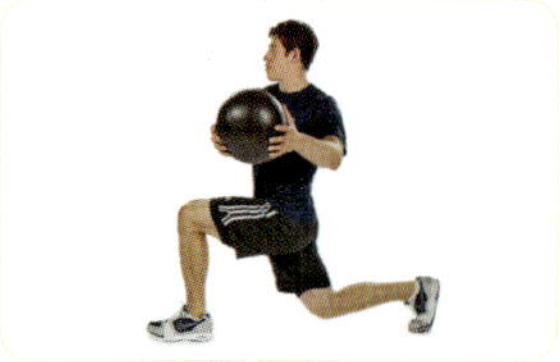

Ausfallschritt mit Drehung
S. 64

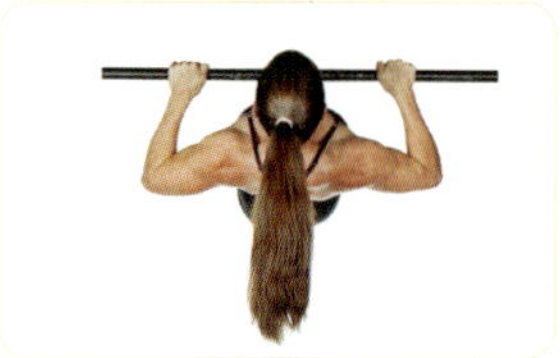

Horizontales Rudern
S. 160

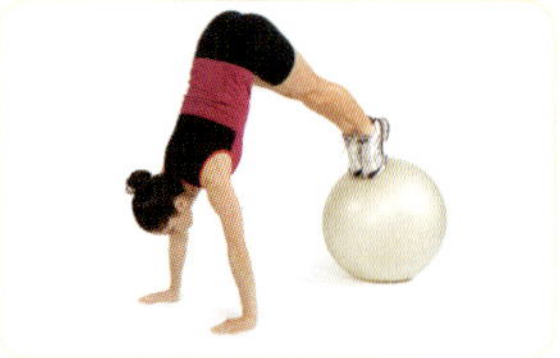

Plank to Pike
S. 226

PROGRAMM IV

C
Woche 1–6

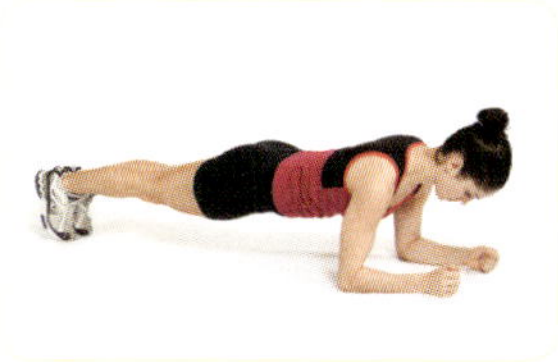

Unterarmstütz
S. 222

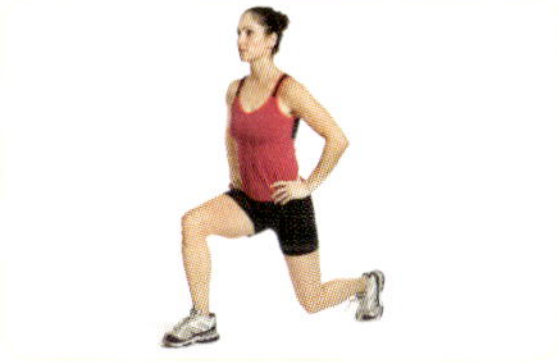

Ausfallschritt aus dem Stand
S. 60

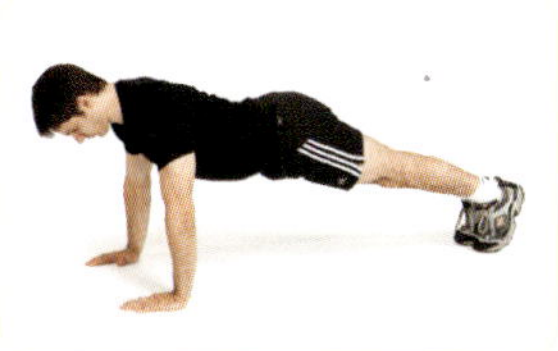

Liegestütz Grundform
S. 100

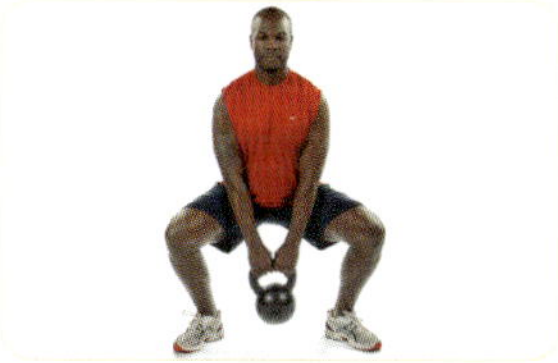

Sumo-Kreuzheben mit Kettlebell
S. 24

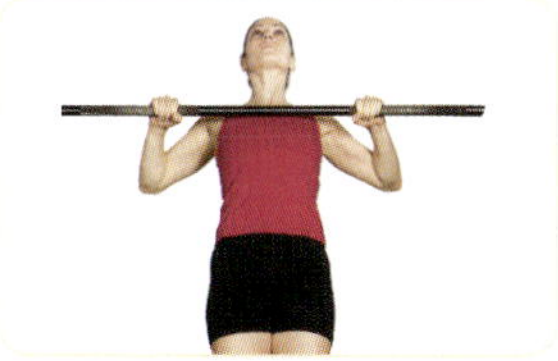

45°-Rudern
S. 156

PROGRAMM IV

ANFÄNGER

PROGRAMM: IV
DAUER: 6 WOCHEN

Tage pro Woche: 3
Wochen insgesamt: 6
Typ: Kraft/Ausdauer

Wochen \ Tage	1	2	3
1	C	A	D
2	C	A	D
3	C	A	D
4	D	C	A
5	D	C	A
6	D	C	A

ANLEITUNG

Woche	Sets	Wiederholungen	Gewicht/Fortschritt	Pause/Übung
1	3	10	Noch festzulegen	:120 / :120
2	3	8	Gewichtssteigerung 10% (2–5 Wh.)	:90 / :120
3	3	6	Gewichtssteigerung 10% (2–5 Wh.)	:120 / :120
4	3	8	Wie in Woche 3	:90 / :120
5	3	10	Wie in Woche 3	:90 / :90
6	3	12	Wie in Woche 3	:75 / :90

ÜBUNGSSEQUENZ

Ablauf \ Workout	A	B	C
1	Ausfallschritt	Kreuzheben	Bauchrad
2	Klimmzug	Liegestütz	Ausfallschritt
3	Kreuzheben	Ausfallschritt	Liegestütz
4	Liegestütz	Klimmzug	Kreuzheben
5	Bauchrad	Bauchrad	Klimmzug

Anmerkung: Zwischen den Workouts muss mindestens ein übungsfreier Tag liegen. Dieses Programm passt am besten zu einem Mo–Mi–Fr-Training.

EIGENE NOTIZEN

PROGRAMM V

A
Woche 1, 3, 5

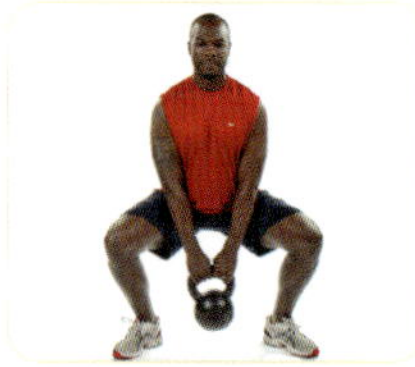
Sumo-Kreuzheben mit Kettlebell
S. 24

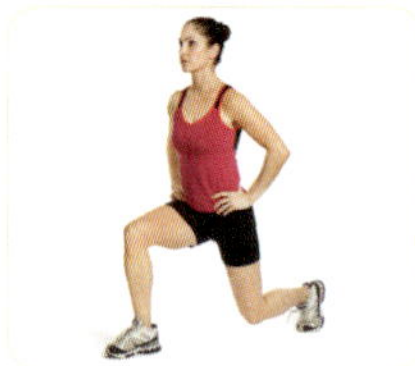
Ausfallschritt aus dem Stand
S. 60

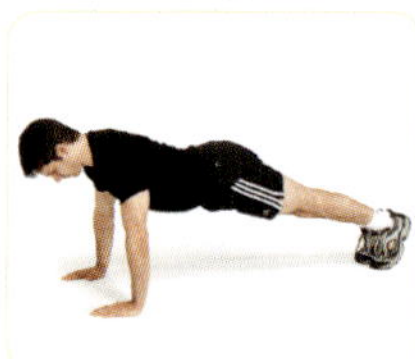
Liegestütz Grundform
S. 100

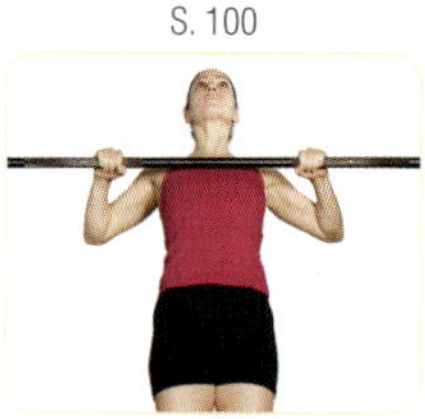
45°-Rudern
S. 156

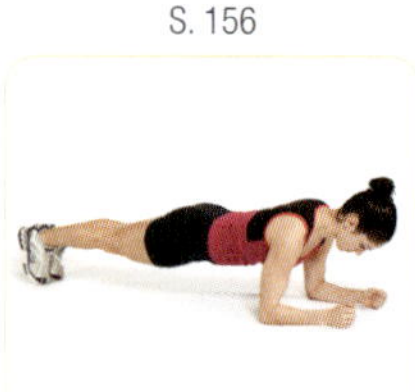
Unterarmstütz
S. 222

B
Woche 1, 3, 5

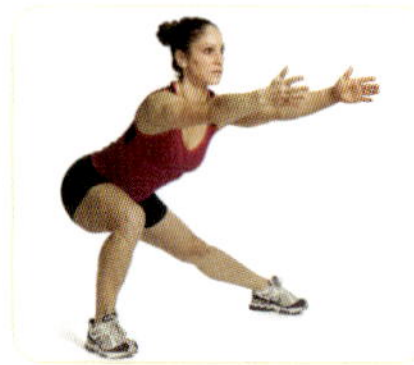
Seitlicher Ausfallschritt
S. 68

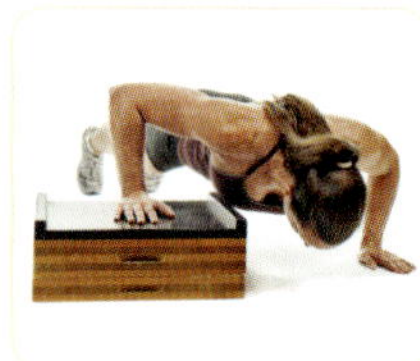
Liegestütz mit Handwandern
S. 136

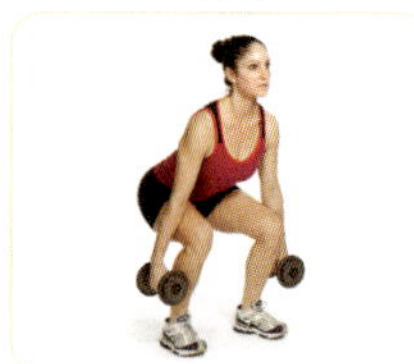
Kreuzheben mit Kurzhanteln
S. 16 (Variante)

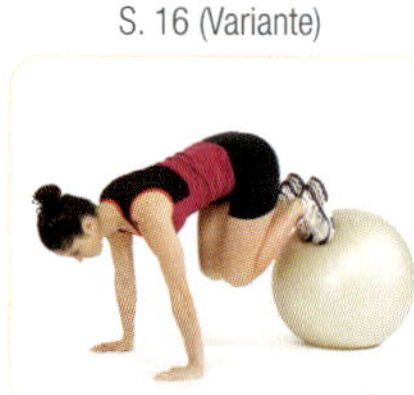
Pflug auf dem Gymnastikball
S. 196

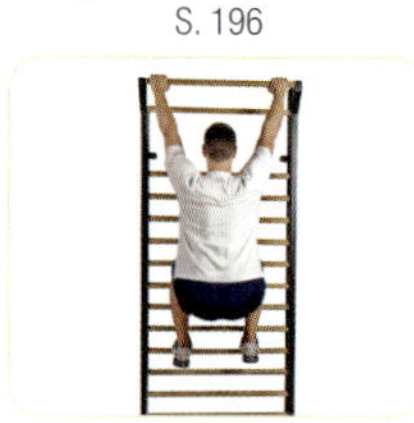
Klimmzug im Stand
S. 170

PROGRAMM V

C
Woche 1, 3, 5

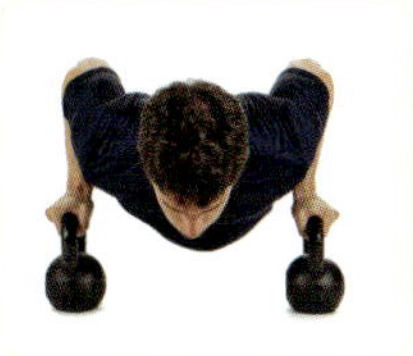
Liegestütz auf Kettlebells
S. 132

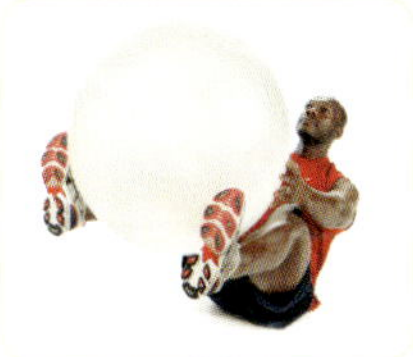
Klappmesser mit Gymnastikball
S. 214

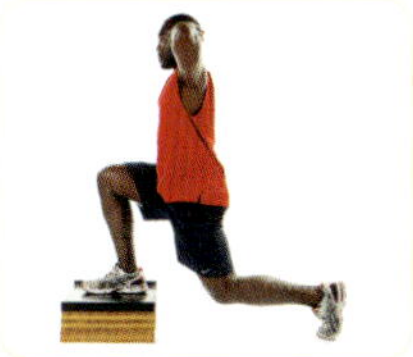
Ausfallschritt auf den Kasten
S. 92

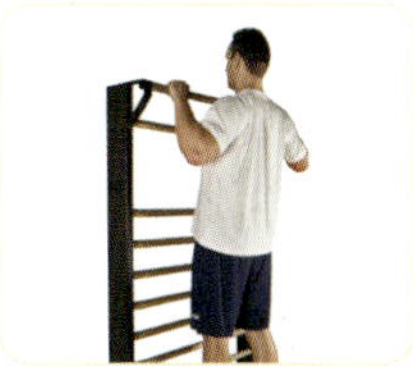
Leiter-Klimmzug
S. 174

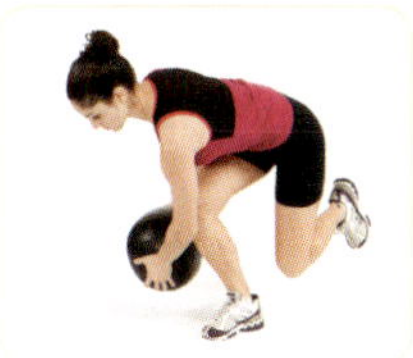
PNF-Heben mit Medizinball
S. 38

D
Woche 2, 4, 6

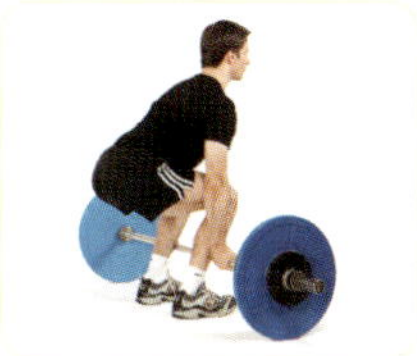
Kreuzheben mit der Langhantel
S. 16

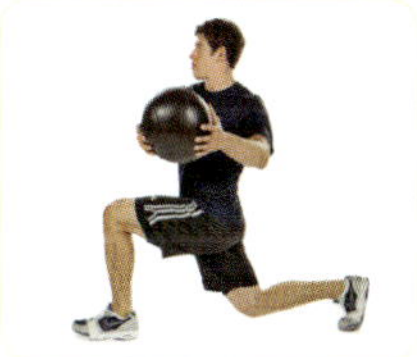
Ausfallschritt mit Drehung
S. 64

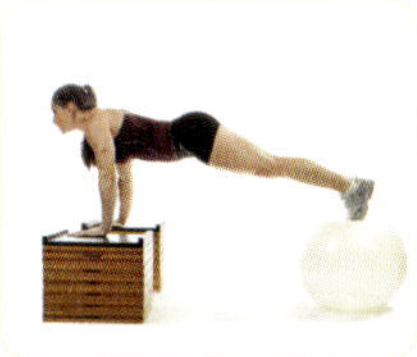
Liegestütz auf Gymnastikball
und Kästen · S. 108

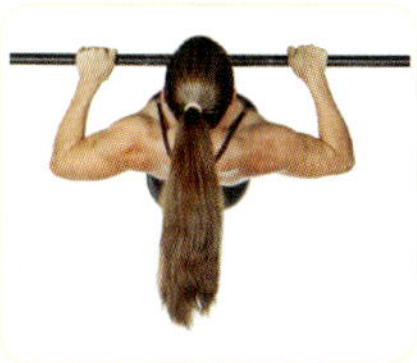
Horizontales Rudern
S. 160

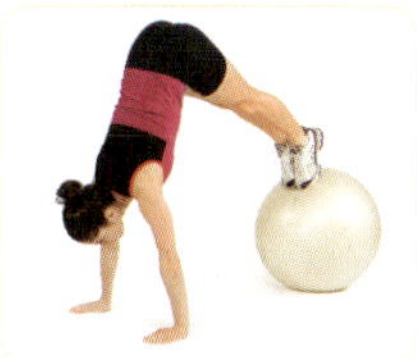
Plank to Pike
S. 226

PROGRAMM V

E
Woche 2, 4, 6

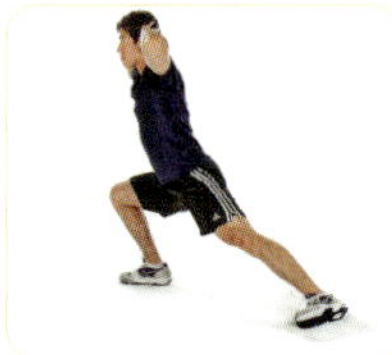

45°-Slide mit Handtuch
S. 72

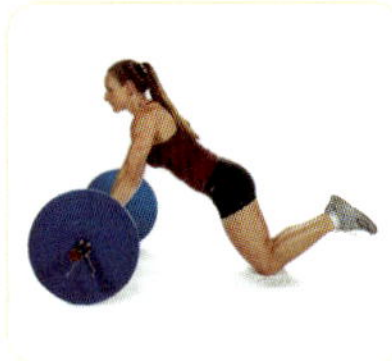

Liegestütz & Roll-out
S. 104

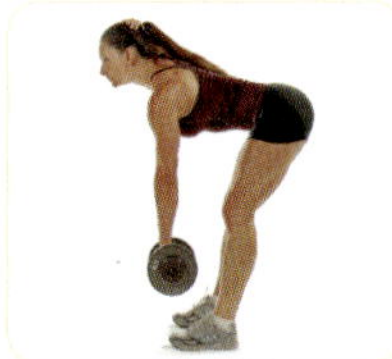

Kreuzheben mit gestreckten Beinen · S. 32

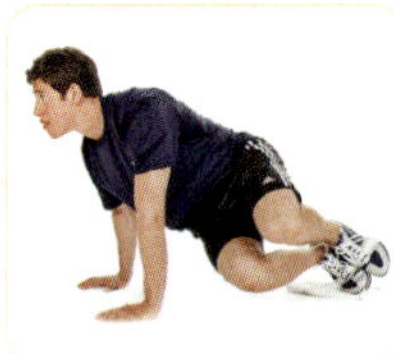

Pflug mit Rotation
S. 198

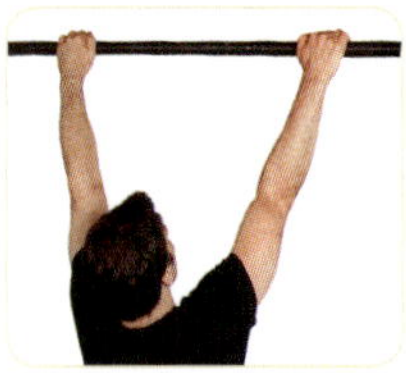

Klimmzug mit Affengriff
S. 154

F
Woche 2, 4, 6

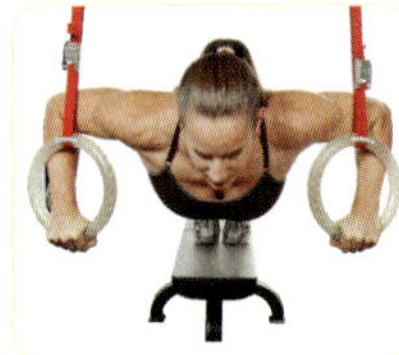

Liegestütz an den Ringen
S. 140

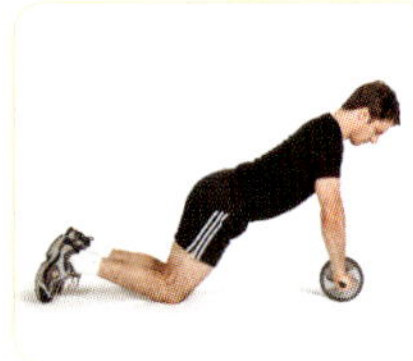

Bauchrad
S. 192

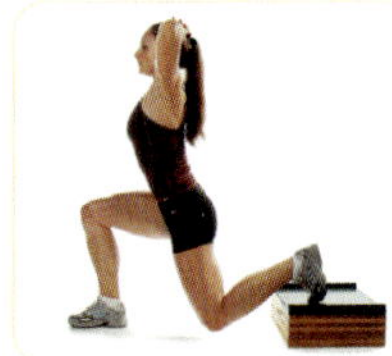

Ausfallschritt vom Kasten
S. 96

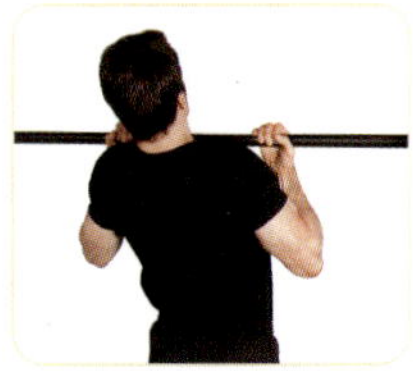

Klimmzug Grundform
S. 150

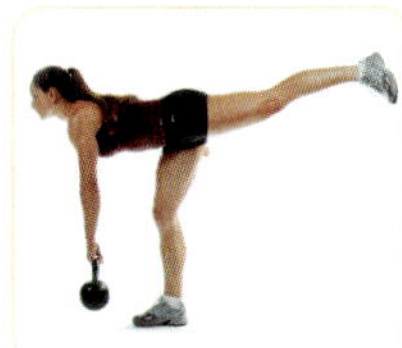

Einbeinig gestreckt mit Kettlebell · S. 34

PROGRAMM V

PROGRAMM: V
DAUER: 6 WOCHEN

FORTGESCHRITTENE

Tage pro Woche: 3
Wochen insgesamt: 6
Typ: Fortgeschrittene / Ausdauer

Wochen \ Tage	1	2	3
1	A	B	C
2	D	E	F
3	A	B	C
4	D	E	F
5	A	B	C
6	D	E	F

ANLEITUNG

Woche	Sets	Wiederholungen	Gewicht / Fortschritt	Pause / Übung
1	3	10	Noch festzulegen	:75 / :90
2	3	10	Noch festzulegen	:60 / :75
3	4	8	Wie in Woche 1	:60 / :75
4	4	8	Wie in Woche 2	:60 / :75
5	4	10	Wie in Woche 1	:60 / :60
6	4	10	Wie in Woche 2	:60 / :60

ÜBUNGSSEQUENZ

Ablauf \ Workout	A	B	C	D	E	F
1	Kreuzheben	Ausfallschritt	Liegestütz	Kreuzheben	Ausfallschritt	Liegestütz
2	Ausfallschritt	Liegestütz	Bauchrad	Ausfallschritt	Liegestütz	Bauchrad
3	Liegestütz	Kreuzheben	Ausfallschritt	Liegestütz	Kreuzheben	Ausfallschritt
4	Klimmzug	Bauchrad	Klimmzug	Klimmzug	Bauchrad	Klimmzug
5	Bauchrad	Klimmzug	Kreuzheben	Bauchrad	Klimmzug	Kreuzheben

Anmerkung: Angesichts des Umfangs und der Intensität dieser Übungen ist eine Pause von zwei Tagen zwischen den Workouts akzeptabel. Abhängig von der Fähigkeit des Körpers, sich zu erholen, kann das aber von Woche zu Woche variieren.

PROGRAMM VI

D
Woche 1–4

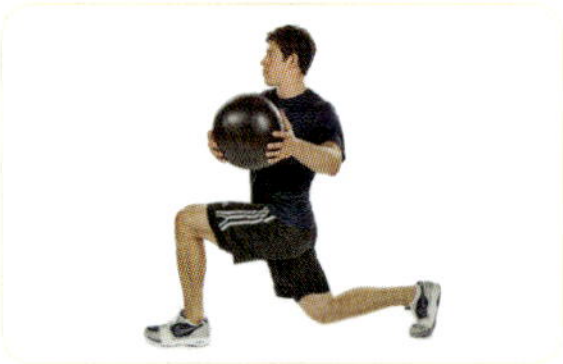

Ausfallschritt mit Drehung
S. 64

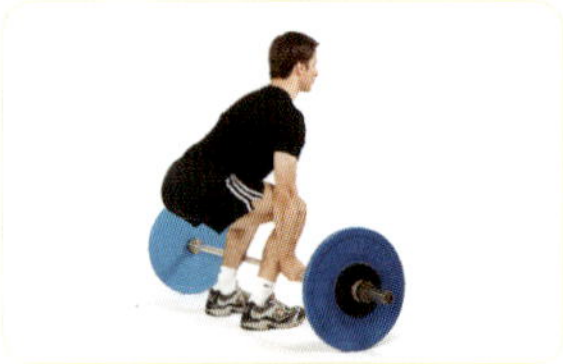

Kreuzheben mit der Langhantel
S. 16

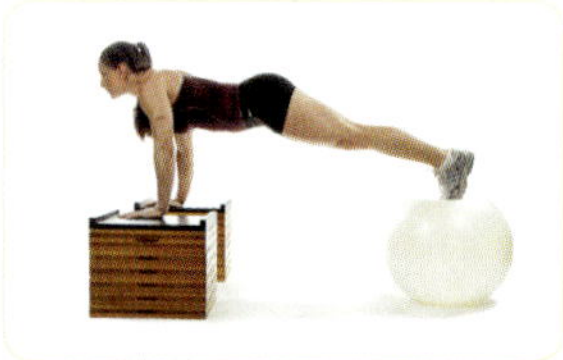

Liegestütz auf Gymnastikball und Kästen
S. 108

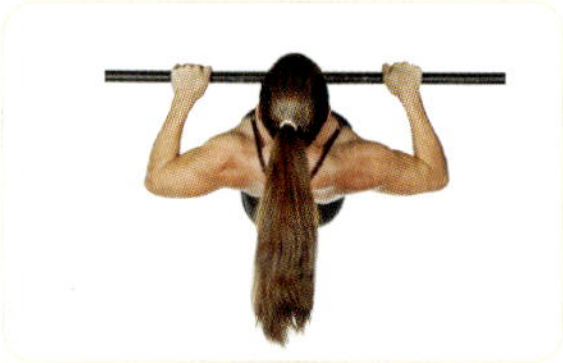

Horizontales Rudern
S. 160

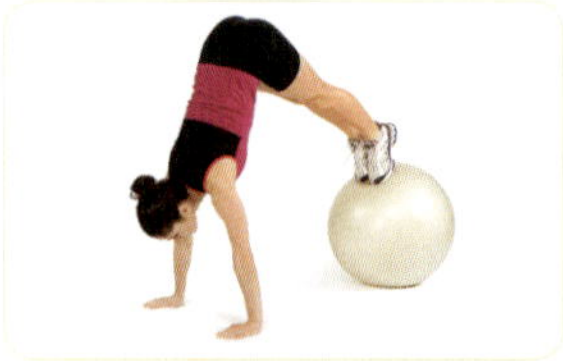

Plank to Pike
S. 226

E
Woche 1–4

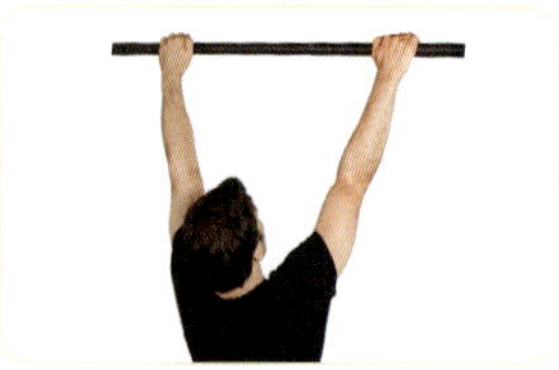

Klimmzug mit Affengriff
S. 154

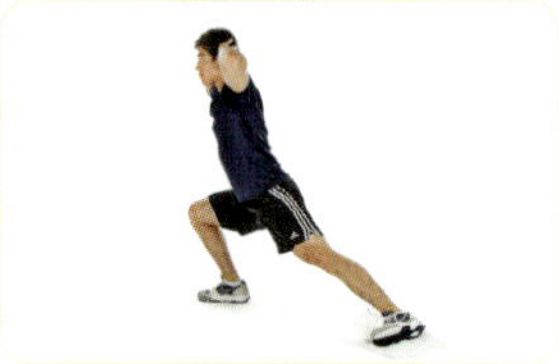

45°-Slide mit Handtuch
S. 72

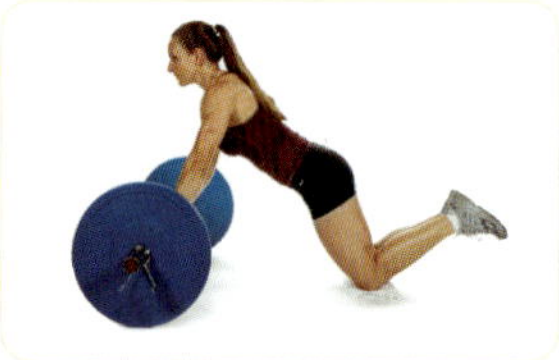

Liegestütz & Roll-out
S. 104

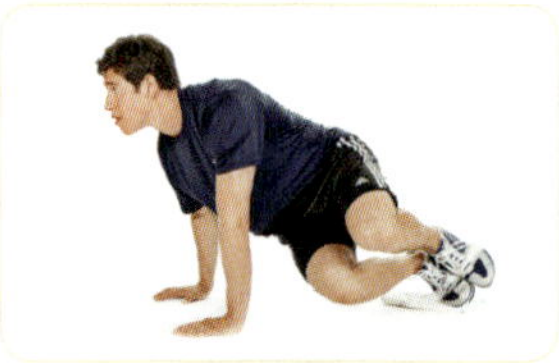

Pflug mit Rotation
S. 198

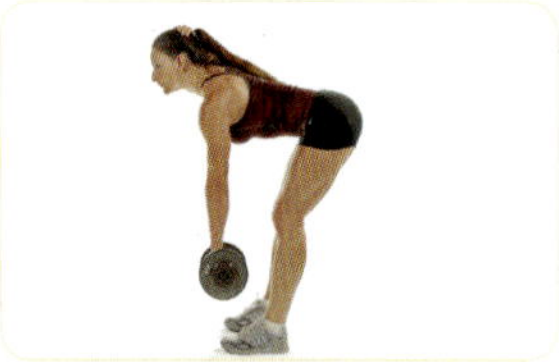

Kreuzheben mit gestreckten Beinen
S. 32

PROGRAMM VI

F
Woche 1–4

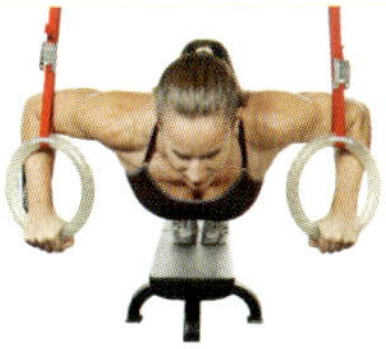

Liegestütz an den Ringen
S. 140

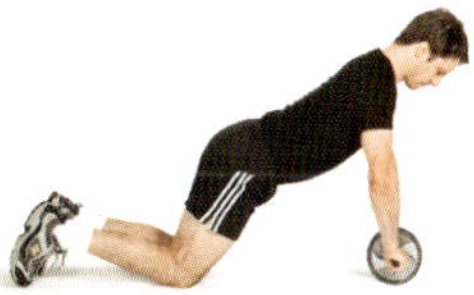

Bauchrad
S. 192

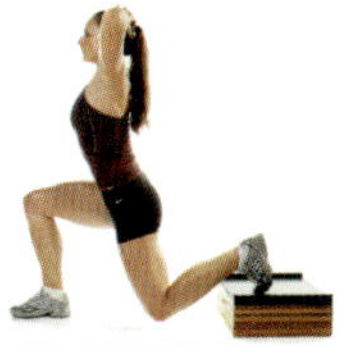

Ausfallschritt vom Kasten
S. 96

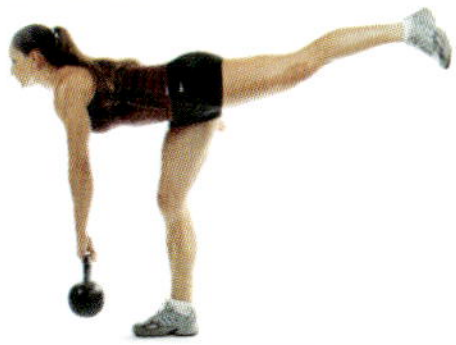

Einbeinig gestreckt mit Kettlebell
S. 34

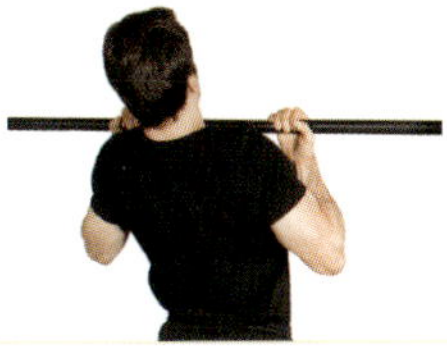

Klimmzug Grundform
S. 150

PROGRAMM VI

PROGRAMM: VI DAUER: 4 WOCHEN

Tage pro Woche: 3
Wochen insgesamt: 4
Typ: Profis / Kraft

Wochen / Tage	1	2	3
1	D	E	F
2	D	E	F
3	D	E	F
4	D	E	F

ANLEITUNG

Woche	Sets	Wiederholungen	Gewicht / Fortschritt	Pause / Übung
1	5	10	Noch festzulegen	:90 / :120
2	5	8	Gewichtssteigerung 15% (5 Wh.)	:90 / :120
3	5	6	Gewichtssteigerung 10–15% (5–10 Wh.)	:120 / :120
4	5	10	Wie in Woche 1	:90 / :90

ÜBUNGSSEQUENZ

Ablauf / Workout	D	E	F
1	Ausfallschritt	Klimmzug	Liegestütz
2	Kreuzheben	Ausfallschritt	Bauchrad
3	Liegestütz	Liegestütz	Ausfallschritt
4	Klimmzug	Bauchrad	Kreuzheben
5	Bauchrad	Kreuzheben	Klimmzug

Anmerkung: Angesichts des Umfangs und der Intensität dieser Übungen ist eine Pause von zwei Tagen zwischen den Workouts akzeptabel. Abhängig von der Fähigkeit des Körpers, sich zu erholen, kann das aber von Woche zu Woche variieren (z. B. Woche 1: Mo–Mi–Sa, Woche 2: Mo–Do–So, Woche 3: Di–Do–Sa etc.).

EIGENE NOTIZEN

PROGRAMM VII

G
Woche 1–2

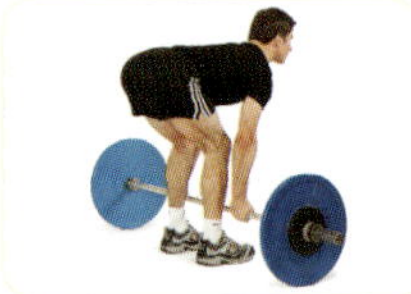
Kreuzheben mit gestreckten Beinen · S. 32

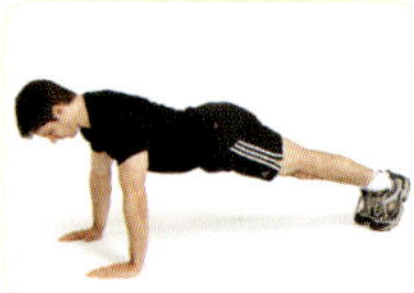
Liegestütz Grundform
S. 100

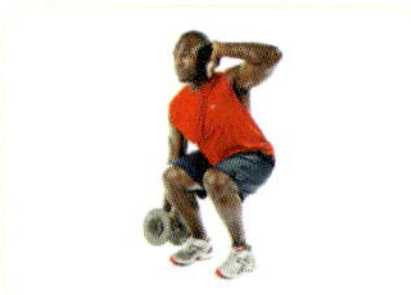
Kreuzheben mit der Kurzhantel
S. 54

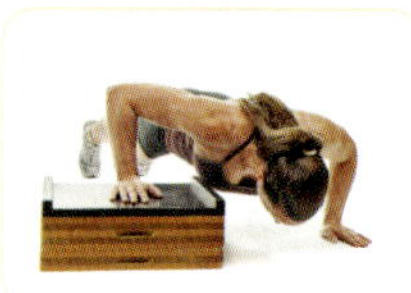
Liegestütz mit Handwandern
S. 136

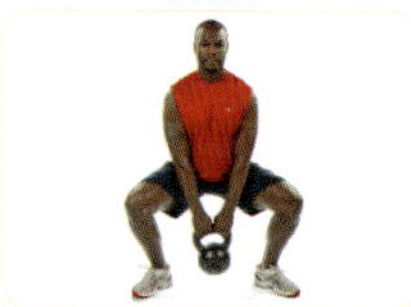
Sumo-Kreuzheben mit Kettlebell
S. 24

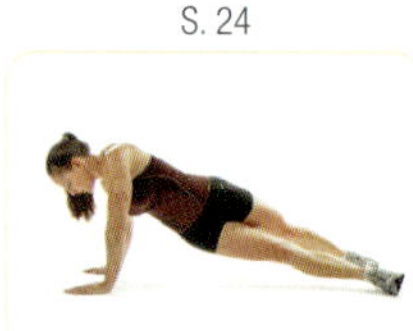
Liegestütz mit Rumpfrotation
S. 124

H
Woche 1–2

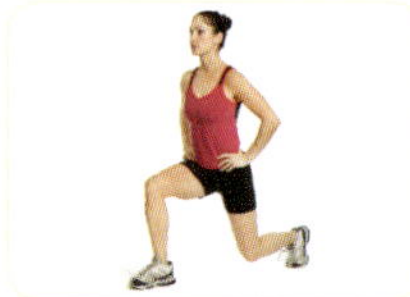
Ausfallschritt aus dem Stand
S. 60

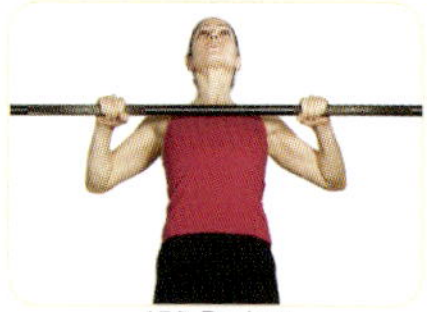
45°-Rudern
S. 156

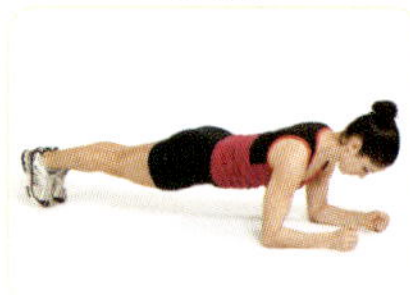
Unterarmstütz
S. 222

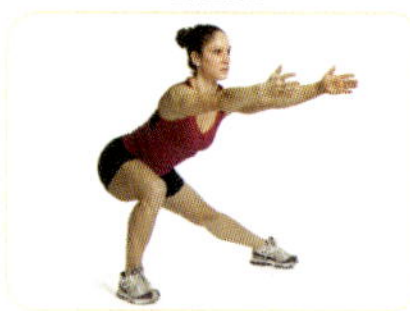
Seitlicher Ausfallschritt
S. 68

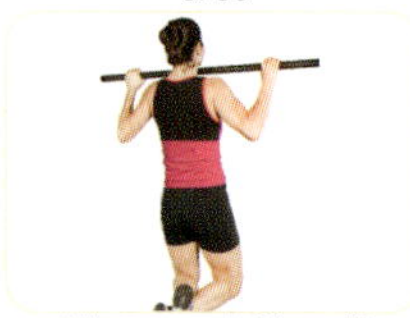
Klimmzug mit Obergriff
S. 168

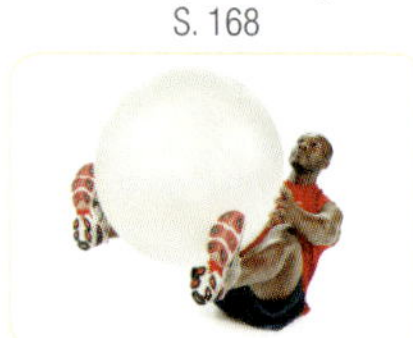
Klappmesser mit Gymnastikball
S. 214

PROGRAMM VII

H
Woche 3–4

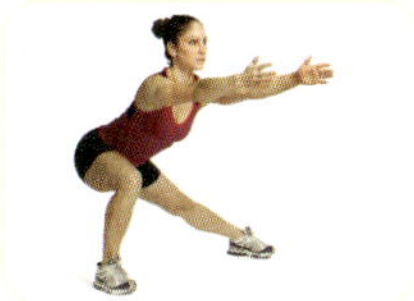

Seitlicher Ausfallschritt
S. 68

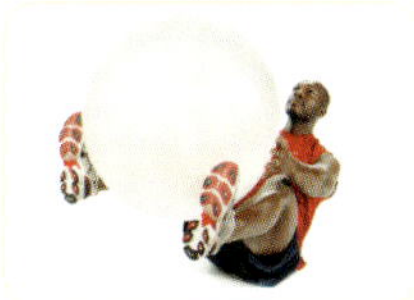

Klappmesser mit Gymnastikball
S. 214

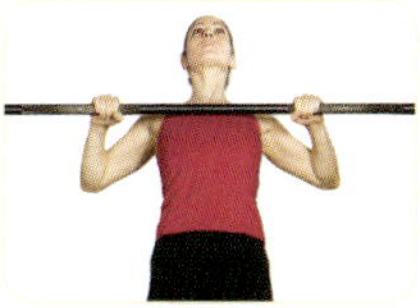

45°-Rudern
S. 156

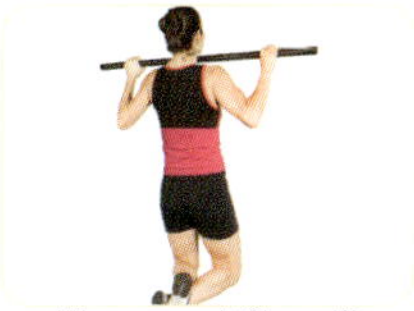

Klimmzug mit Obergriff
S. 168

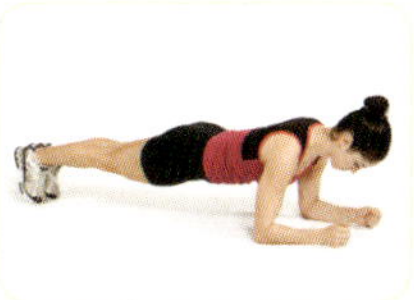

Unterarmstütz
S. 222

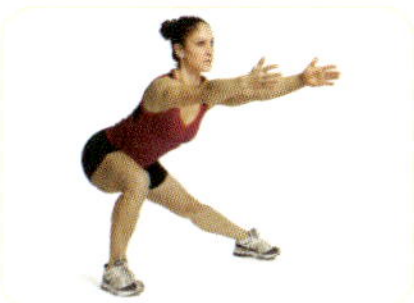

Seitlicher Ausfallschritt
S. 68

G
Woche 3–4

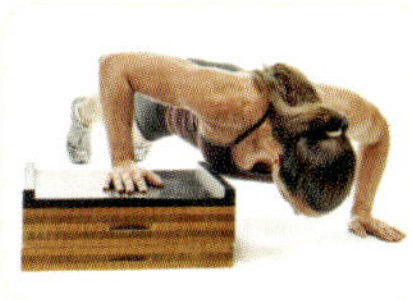

Liegestütz mit Handwandern
S. 136

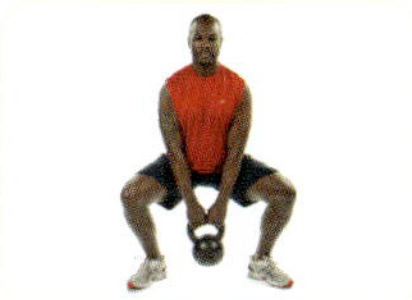

Sumo-Kreuzheben mit Kettlebell
S. 24

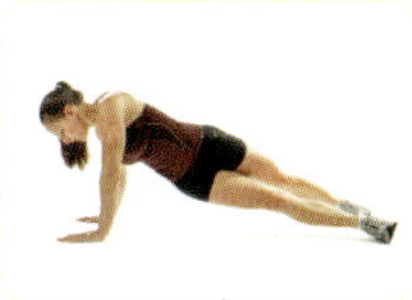

Liegestütz mit Rumpfrotation
S. 124

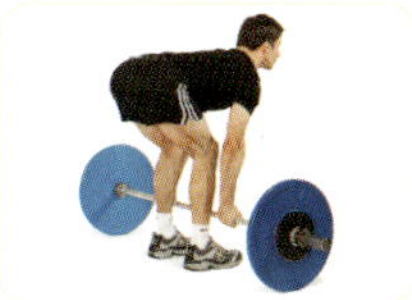

Kreuzheben mit gestreckten Beinen · S. 32

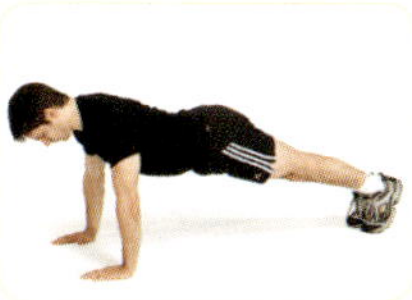

Liegestütz Grundform
S. 100

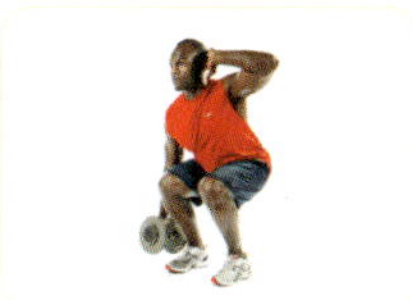

Kreuzheben mit der Kurzhantel
S. 54

ANFÄNGER

PROGRAMM VII

PROGRAMM: VII
DAUER: 4 WOCHEN

Tage pro Woche: 4
Wochen insgesamt: 4
Typ: Anfänger

Wochen / Tage	1	2	3	4
1	G	H	G	H
2	G	H	G	H
3	H	G	H	G
4	H	G	H	G

ANLEITUNG

Woche	Sets	Wiederholungen	Gewicht / Fortschritt	Pause / Übung
1	2	10	Noch festzulegen	Keine / :60
2	2	12	Die Gewichte bleiben im gesamten Programm gleich.	Keine / :60
3	2	15		Keine / :60
4	2	20		Keine / :75

ÜBUNGSSEQUENZ

Ablauf / Workout	G	H	H	G
1	Kreuzheben	Ausfallschritt	Ausfallschritt	Liegestütz
2	Liegestütz	Klimmzug	Bauchrad	Kreuzheben
3	Kreuzheben	Bauchrad	Klimmzug	Liegestütz
4	Liegestütz	Ausfallschritt	Klimmzug	Kreuzheben
5	Kreuzheben	Klimmzug	Bauchrad	Liegestütz
6	Liegestütz	Bauchrad	Ausfallschritt	Kreuzheben

Anmerkung: Die Übungen sollten paarweise als „Supersets" ausgeführt werden. Beenden Sie zuerst drei Sets der ersten beiden Übungen, dann drei Sets der dritten und vierten Übung und schließlich drei Sets der fünften und sechsten Übung.

EIGENE NOTIZEN

PROGRAMM VIII

I Woche 1–4	J Woche 1–4
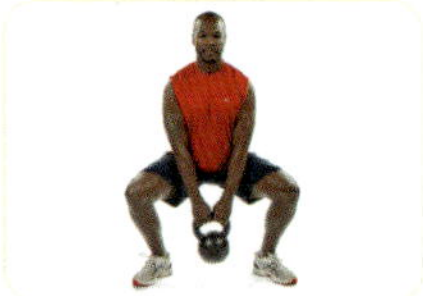 Sumo-Kreuzheben mit Kettlebell S. 24	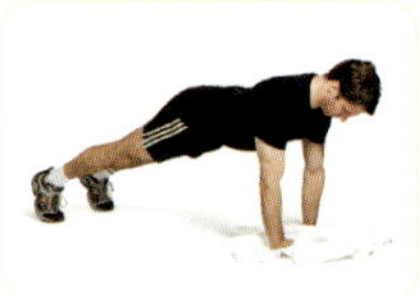 Handtuch-Gleiter S. 116
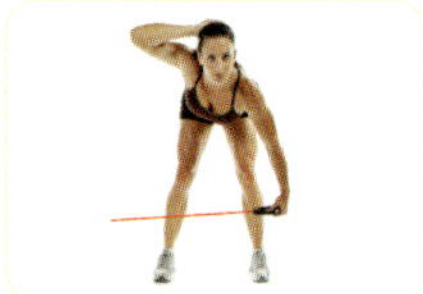 Kreuzheben am Seilzug mit gestreckten Beinen · S. 46	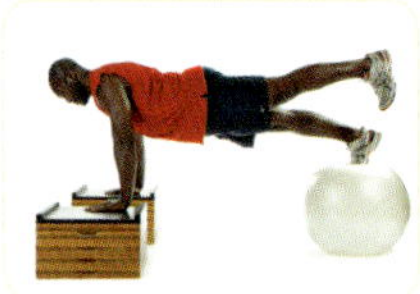 Liegestütz auf Gymnastikball und Kästen · S. 108
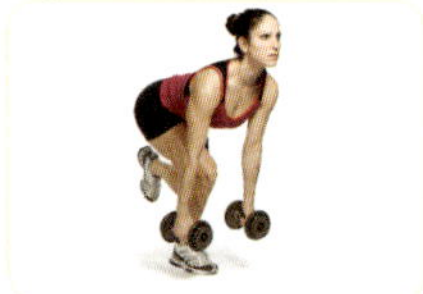 Einbeiniges Kreuzheben mit Kurzhanteln · S. 28	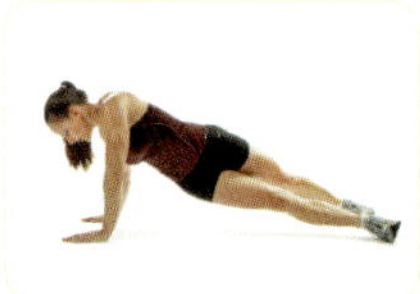 Liegestütz mit Rumpfrotation S. 124
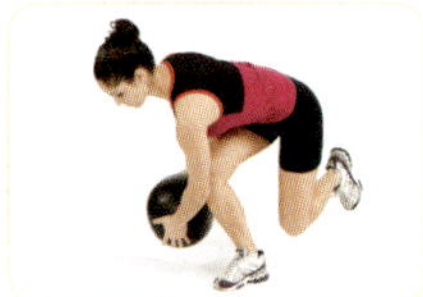 PNF-Heben mit Medizinball S. 38	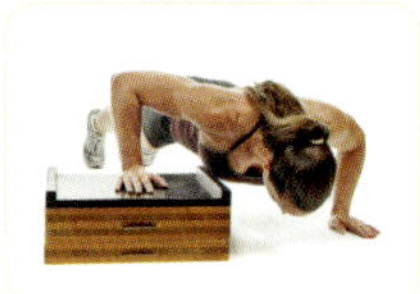 Liegestütz mit Handwandern S. 136

PROGRAMM VIII

K
Woche 1–4

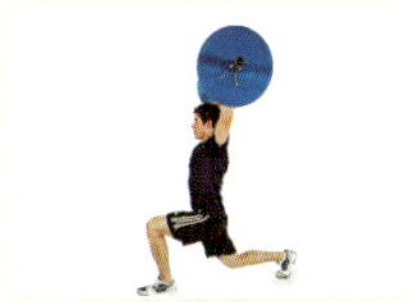

Slide mit Langhantel nach hinten
S. 84

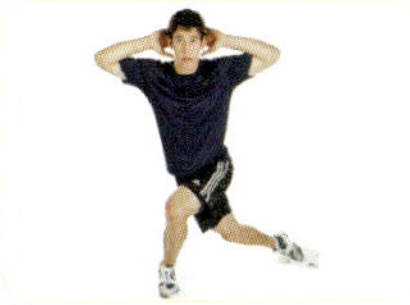

Überkreuz-Slide mit Handtuch
S. 80

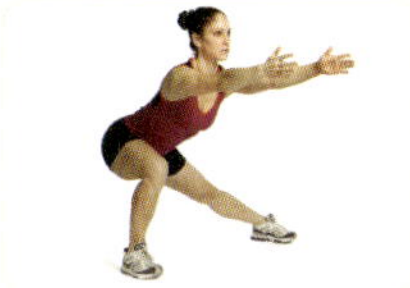

Seitlicher Ausfallschritt
S. 68

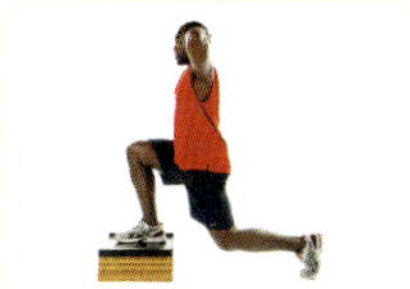

Ausfallschritt auf den Kasten
S. 92

L
Woche 1–4

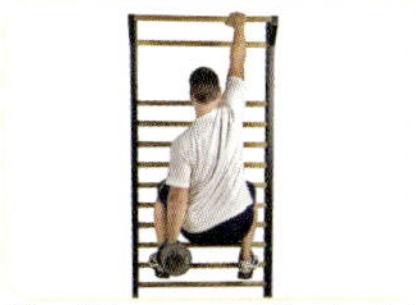

Standklimmzug mit Kurzhantel
S. 176

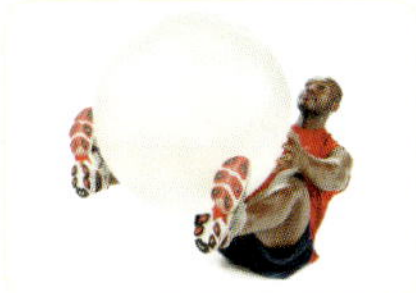

Klappmesser mit Gymnastikball
S. 214

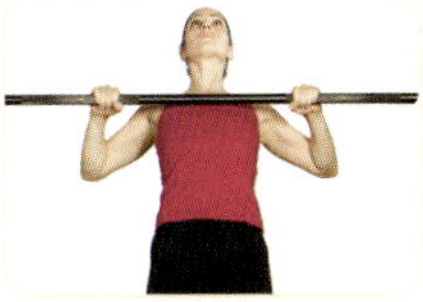

45°-Rudern
S. 156

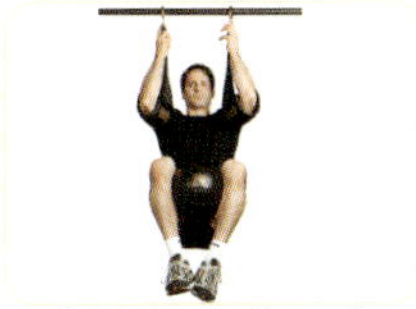

Beinheben im Hang mit Medizinball · S. 206

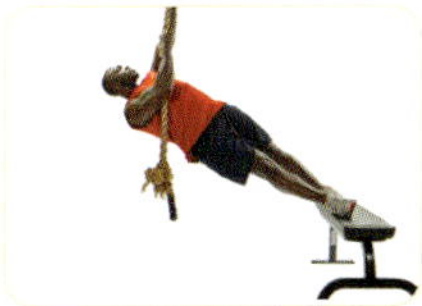

Seitlicher Klimmzug am Seil
S. 164

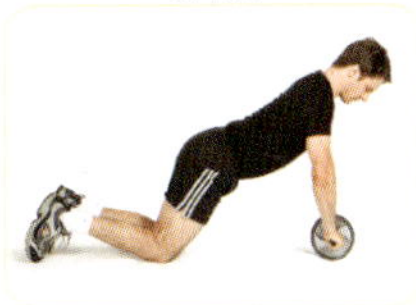

Bauchrad
S. 192

PROGRAMM VIII

PROGRAMM: VIII
DAUER: 4 WOCHEN

Tage pro Woche: 4
Wochen insgesamt: 4
Typ: Fortgeschrittene / Stabilität und Kraft

Wochen \ Tage	1	2	3	4
1	I	J	K	L
2	I	J	K	L
3	I	J	K	L
4	I	J	K	L

ANLEITUNG

Woche	Sets	Wiederholungen	Gewicht / Fortschritt	Pause / Übung
1	3	10	80–85% max.	:90 / :90
2	3	8	Gewichtssteigerung 5% (3 Wh.)	:90 / :90
3	3	6	Gewichtssteigerung 5% (3 Wh.)	:90 / :90
4	3	10	Anfangsgewicht	:90 / :90

ÜBUNGSSEQUENZ

Ablauf \ Workout	I	J	K	L
1	Kreuzheben	Liegestütz	Ausfallschritt	Klimmzug / Bauchrad
2	Kreuzheben	Liegestütz	Ausfallschritt	Klimmzug / Bauchrad
3	Kreuzheben	Liegestütz	Ausfallschritt	Klimmzug / Bauchrad
4	Kreuzheben	Liegestütz	Ausfallschritt	Klimmzug / Bauchrad
5				Klimmzug / Bauchrad
6				Klimmzug / Bauchrad

Anmerkung: Dieses Programm besteht aus zwei Tagen Training, einem Tag Pause, wieder zwei Tagen Training und zwei Tagen Pause. Optimaler Ablauf: Mo–Di, Mi Pause, Do–Fr und am Wochenende Pause. Bei Körpergewichtsübungen sollten Sie die Wiederholungen in Woche zwei und drei bis an Ihre Leistungsgrenze steigern.

EIGENE NOTIZEN

PROGRAMM IX

M
Woche 1–4

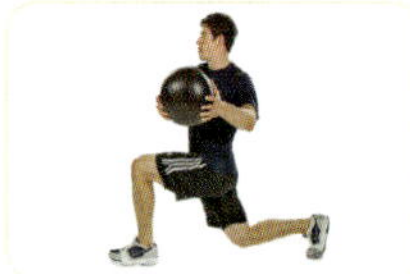

Ausfallschritt mit Drehung
S. 64

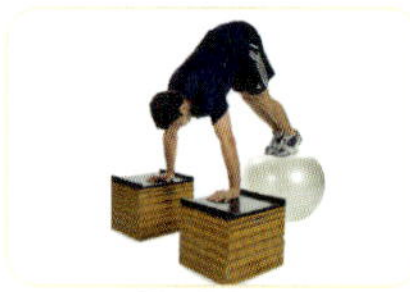

Pike & Press
S. 120

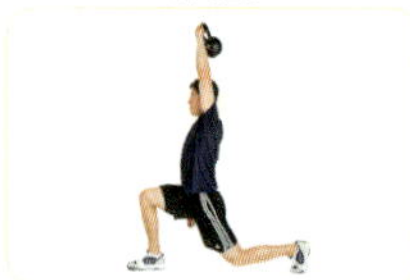

Ausfallschritt mit Kettlebell über Kopf · S. 88

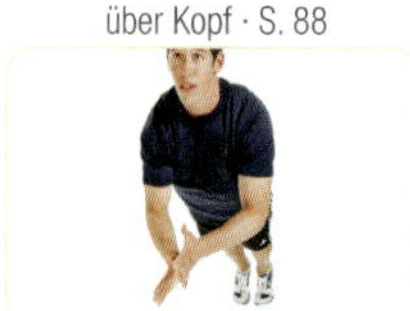

Liegestütz mit Klatschen
S. 128

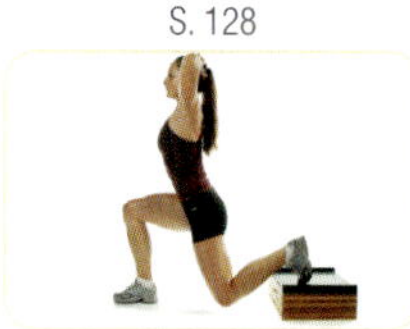

Ausfallschritt vom Kasten
S. 96

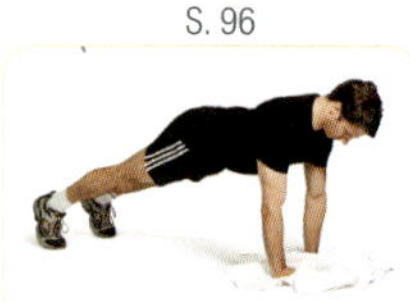

Handtuch-Gleiter
S. 116

N
Woche 1–4

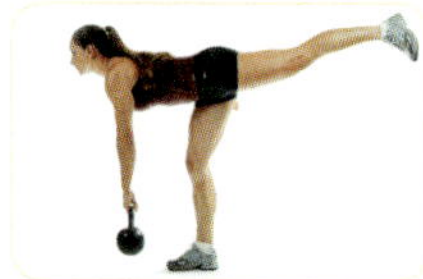

Einbeinig gestreckt mit Kettlebell · S. 34

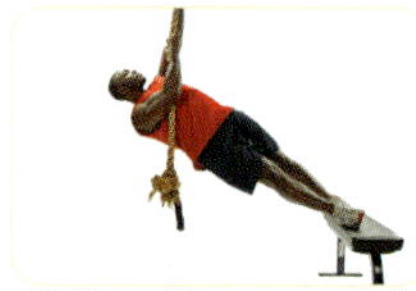

Seitlicher Klimmzug am Seil
S. 164

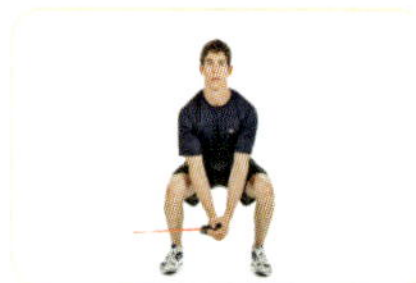

Kreuzheben am Seilzug
S. 42

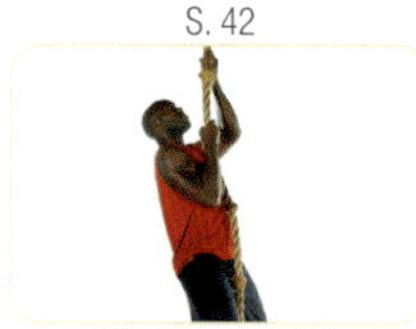

Klimmzug am Seil
S. 186

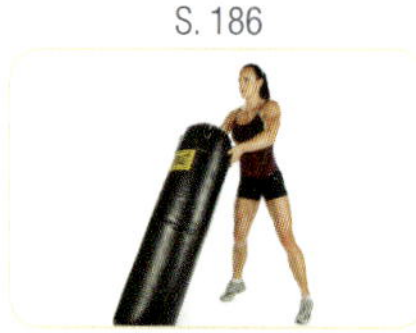

Sandsack-Flip
S. 50

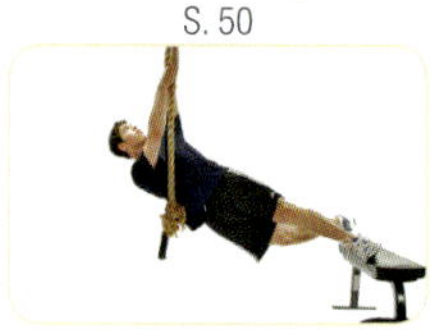

Fallen & Ziehen
S. 182

PROGRAMM IX

O
Woche 1–4

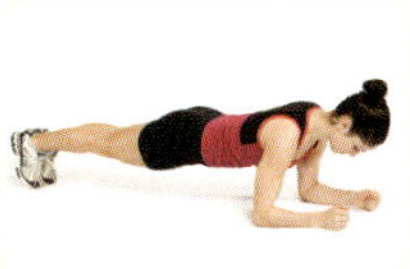

Unterarmstütz
S. 222

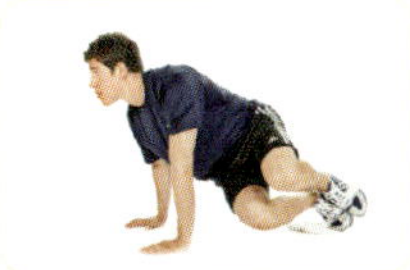

Pflug mit Rotation
S. 198

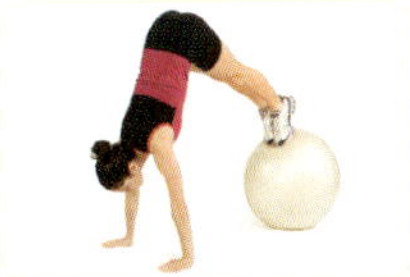

Plank to Pike
S. 226

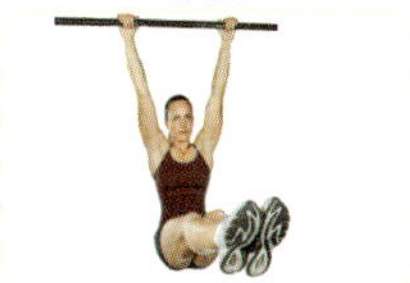

Beinheben im Hang
S. 202

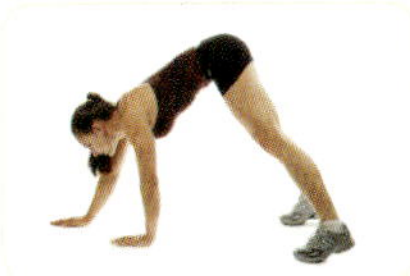

Handwandern
S. 218

D
Woche 1–4

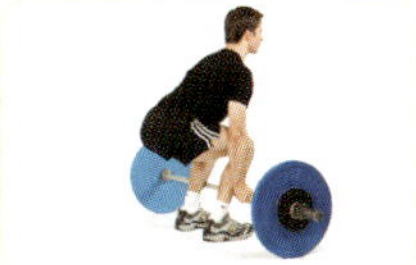

Kreuzheben mit der Langhantel
S. 16

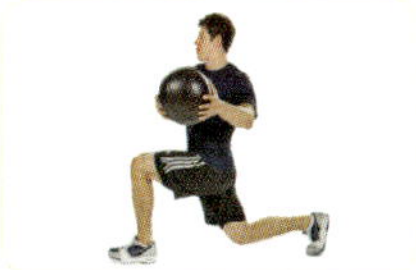

Ausfallschritt mit Drehung
S. 64

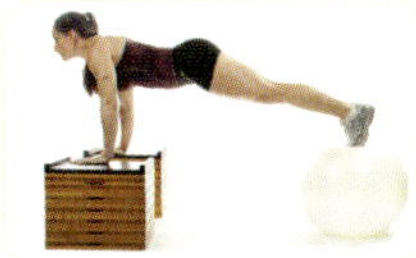

Liegestütz auf Gymnastikball
und Kästen · S. 108

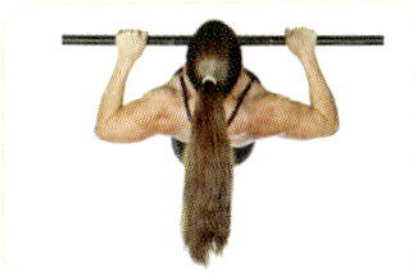

Horizontales Rudern
S. 160

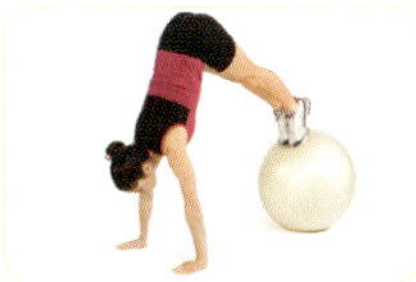

Plank to Pike
S. 226

PROGRAMM IX

PROGRAMM: IX
DAUER: 4 WOCHEN

Tage pro Woche: 4
Wochen insgesamt: 4
Typ: Profis

Wochen / Tage	1	2	3	4
1	M	N	O	D
2	M	N	O	D
3	M	N	O	D
4	M	N	O	D

ANLEITUNG

Woche	Sets	Wiederholungen	Gewicht/Fortschritt	Pause/Übung
1	3	8	Noch festzulegen	:75 / :75
2	3	10	Wie in Woche 1	:75 / :75
3	4	8	Wie in Woche 1	:75 / :75
4	4	10	Wie in Woche 1	:75 / :75

ÜBUNGSSEQUENZ

Ablauf / Workout	M	N	O	D
1	Ausfallschritt	Kreuzheben	Bauchrad	Kreuzheben
2	Liegestütz	Klimmzug	Bauchrad	Ausfallschritt
3	Ausfallschritt	Kreuzheben	Bauchrad	Liegestütz
4	Liegestütz	Klimmzug	Bauchrad	Klimmzug
5	Ausfallschritt	Kreuzheben	Bauchrad	Bauchrad
6	Liegestütz	Klimmzug		

Anmerkung: Diese Sequenz besteht aus drei Tagen Training und einem oder zwei Tagen Pause. Zwei Tage werden gesplittet, ein Tag ist nur dem Bauchrad gewidmet und einer dem ganzen Körper. Vor und nach diesem Tag müssen Ruhetage liegen.

EIGENE NOTIZEN

PROGRAMM X

Q Woche 1–4	R Woche 1–4
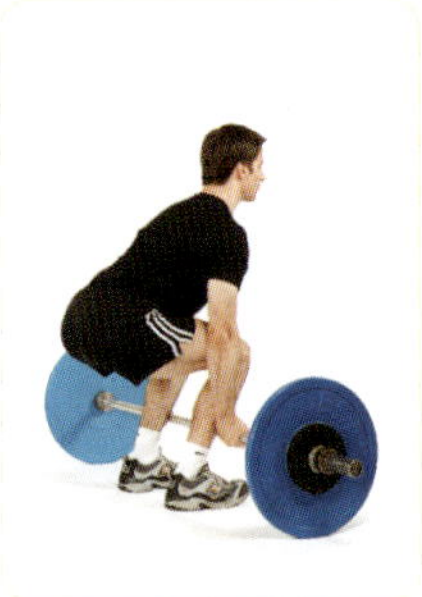 Kreuzheben mit der Langhantel S. 16	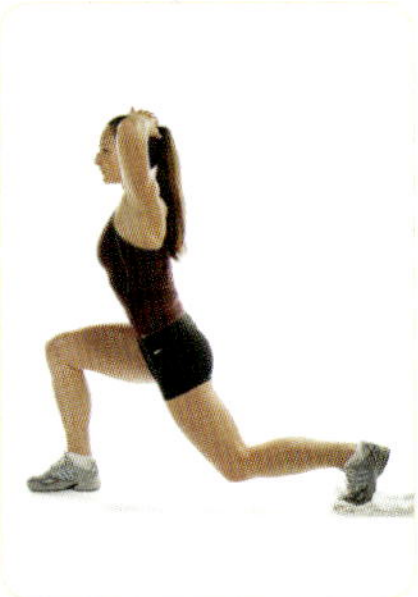 Slide mit Handtuch nach hinten S. 76
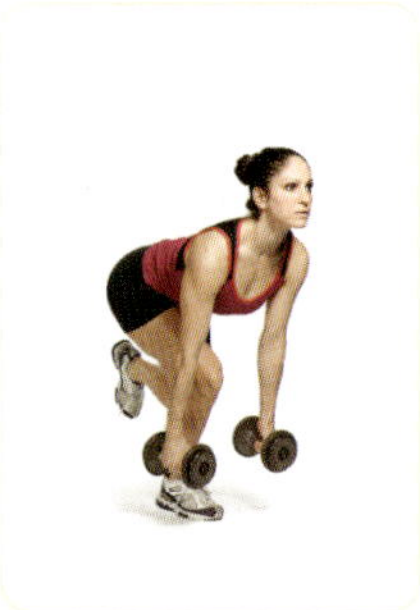 Einbeiniges Kreuzheben mit Kurzhanteln · S. 28	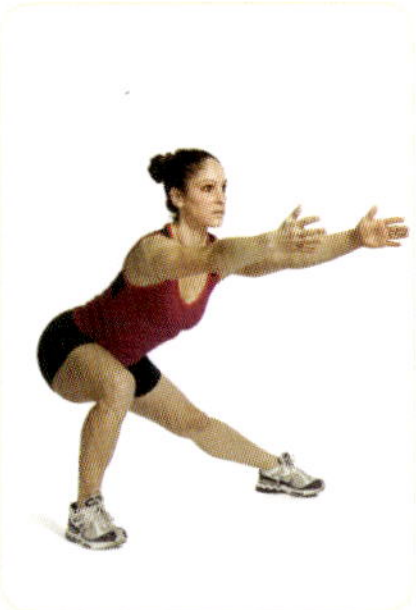 Seitlicher Ausfallschritt S. 68
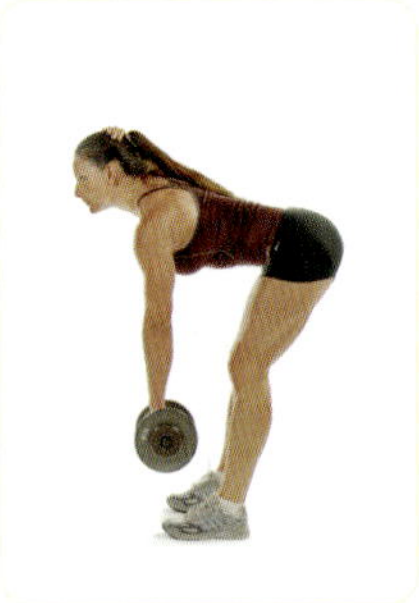 Kreuzheben mit gestreckten Beinen · S. 32	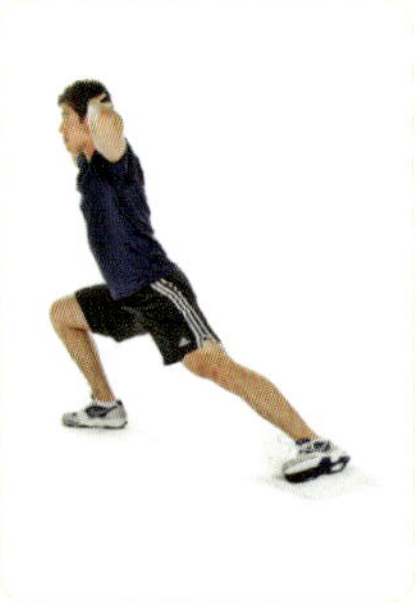 45°-Slide mit Handtuch S. 72

PROGRAMM X

S
Woche 1–4

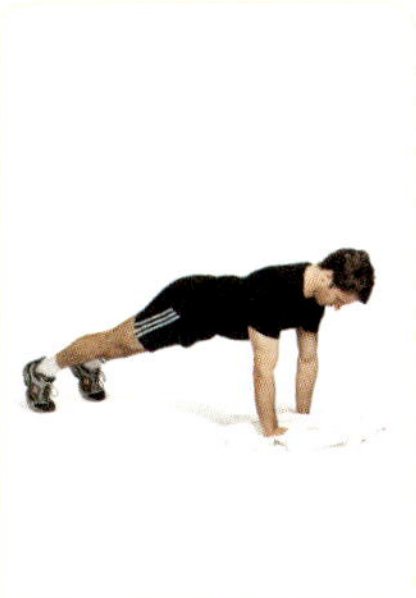

Handtuch-Gleiter
S. 116

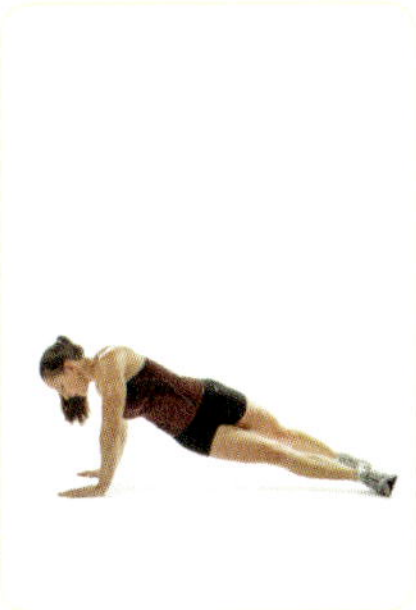

Liegestütz mit Rumpfrotation
S. 124

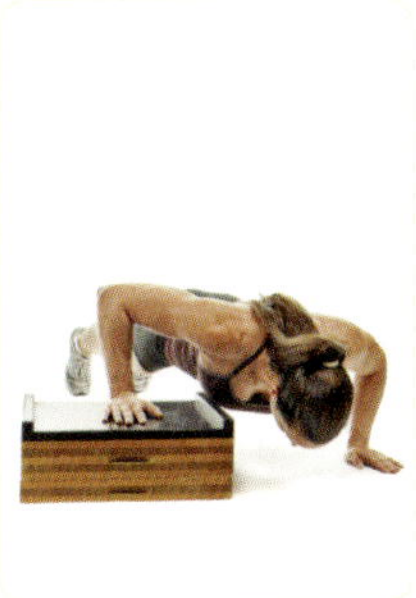

Liegestütz mit Handwandern
S. 136

T
Woche 1–4

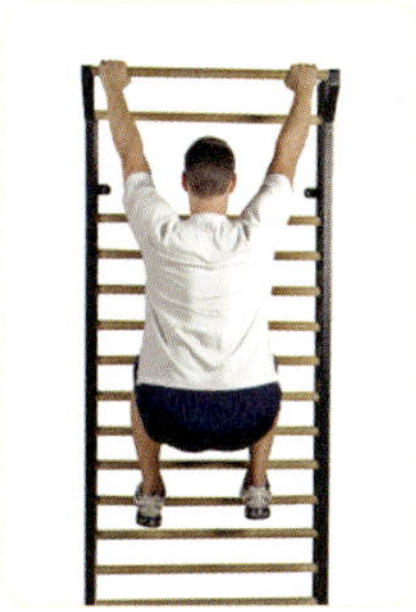

Klimmzug im Stand
S. 170

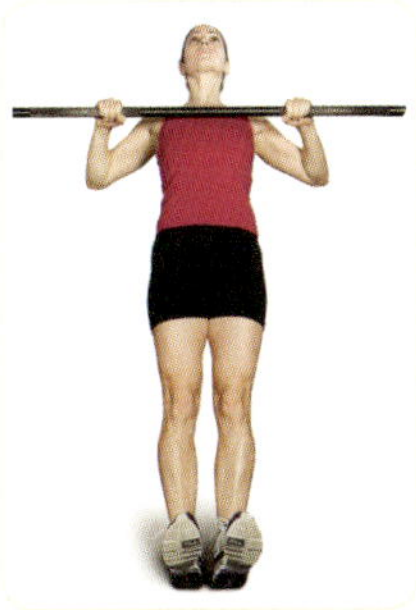

45°-Rudern
S. 156

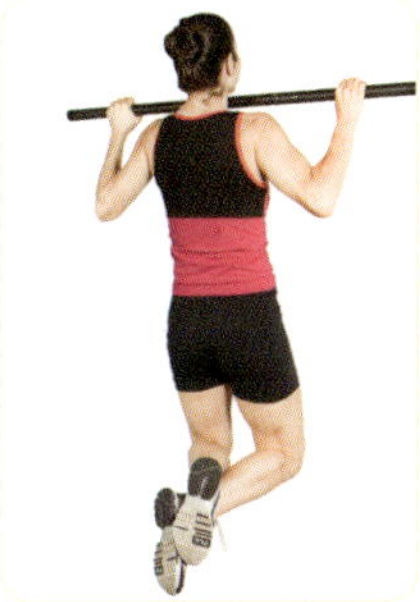

Klimmzug mit Obergriff
S. 168

PROGRAMM X

U
Woche 1–4

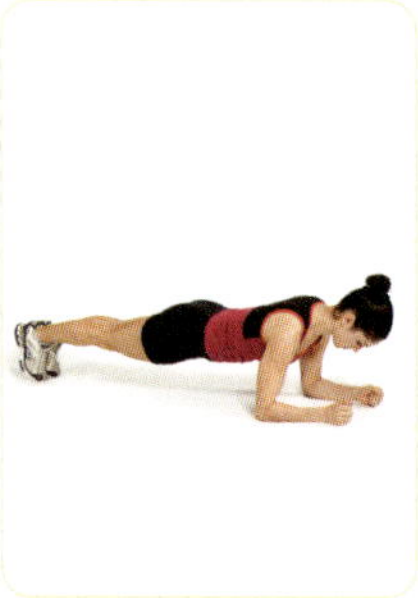

Unterarmstütz
S. 222

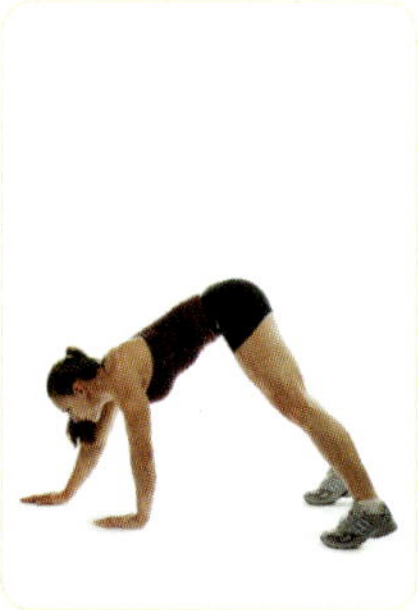

Handwandern
S. 218

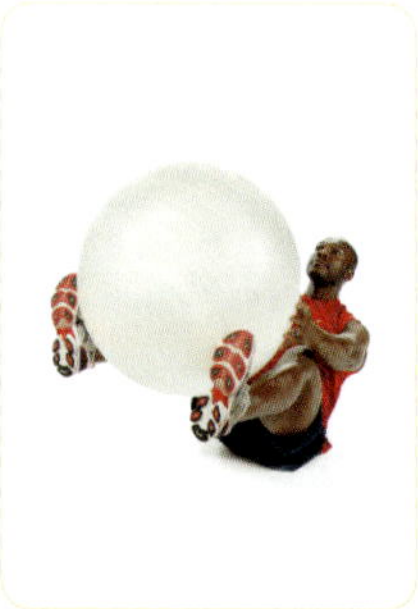

Klappmesser mit Gymnastikball
S. 214

PROGRAMM X

Tage pro Woche: 5
Wochen insgesamt: 4
Typ: Anfänger

Wochen \ Tage	1	2	3	4	5
1	Q	S	R	U	T
2	Q	S	R	U	T
3	Q	S	R	U	T
4	Q	S	R	U	T

ANLEITUNG

Woche	Sets	Wiederholungen	Gewicht/Fortschritt	Pause/Übung
1	3	6	Noch festzulegen	:75 / :90
2	3	8	Wie Woche 1	:75 / :75
3	3	10	Wie Woche 1	:75 / :75
4	3	12	Wie Woche 1	:75 / :90

ÜBUNGSSEQUENZ

Ablauf \ Workout	Q	R	S	T	U
1	Kreuzheben	Ausfallschritt	Liegestütz	Klimmzug	Bauchrad
2	Kreuzheben	Ausfallschritt	Liegestütz	Klimmzug	Bauchrad
3	Kreuzheben	Ausfallschritt	Liegestütz	Klimmzug	Bauchrad

Anmerkung: In Woche 3 und 4 sollte die Übungssequenz für jedes Workout umgestellt werden.

PROGRAMM XI

I Woche 1–4	J Woche 1–4
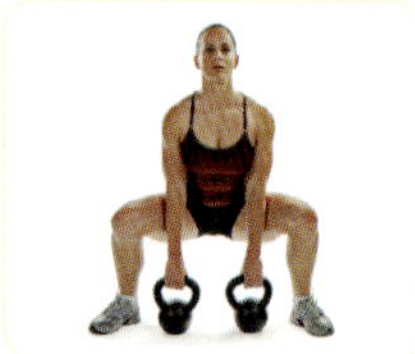 Sumo-Kreuzheben mit zwei Kettlebells · S. 26	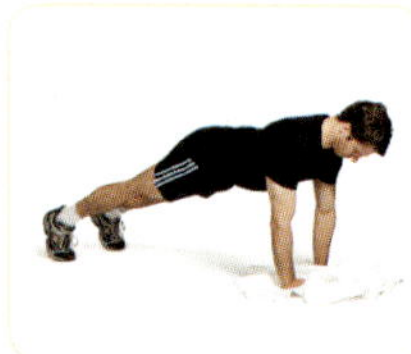 Handtuch-Gleiter S. 116
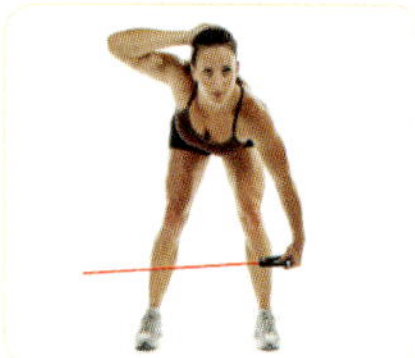 Kreuzheben am Seilzug mit gestreckten Beinen · S. 46	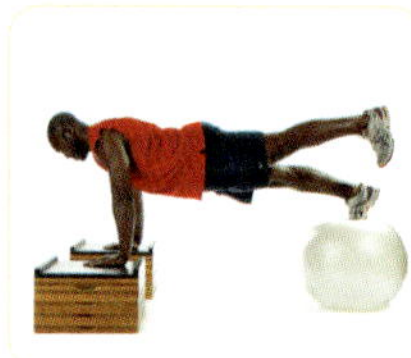 Liegestütz auf Gymnastikball und Kästen · S. 108
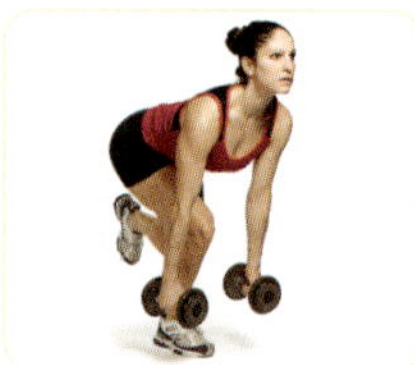 Einbeiniges Kreuzheben mit Kurzhanteln · S. 28	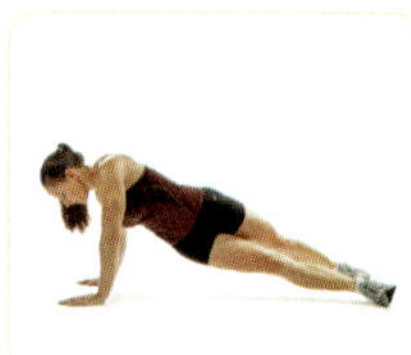 Liegestütz mit Rumpfrotation S. 124
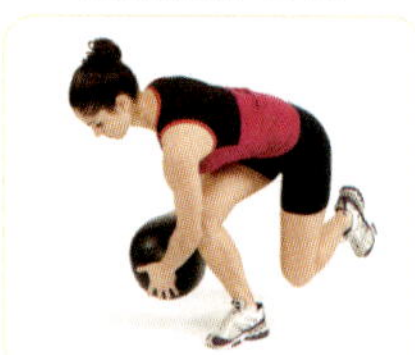 PNF-Heben mit Medizinball S. 38	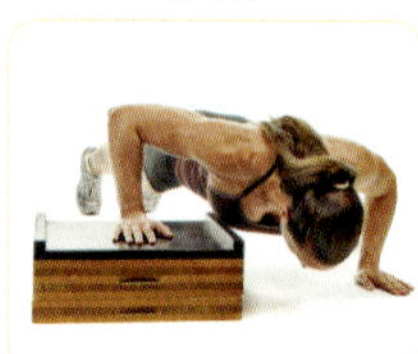 Liegestütz mit Handwandern S. 136

PROGRAMM XI

K
Woche 1–4

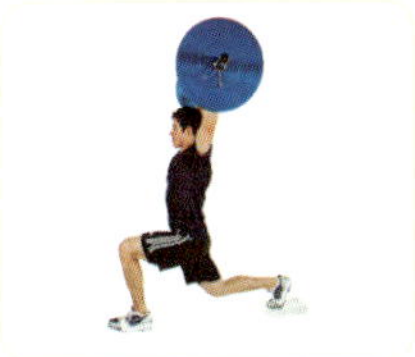

Slide mit Langhantel nach hinten · S. 84

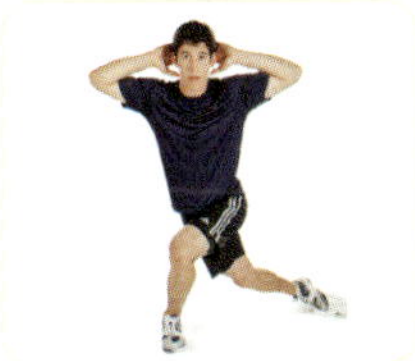

Überkreuz-Slide mit Handtuch
S. 80

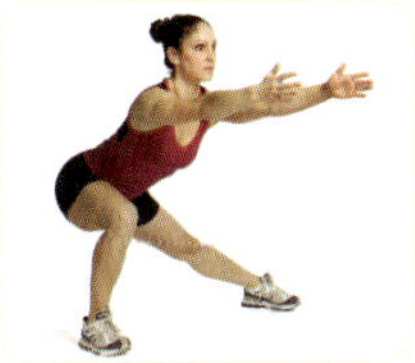

Seitlicher Ausfallschritt
S. 68

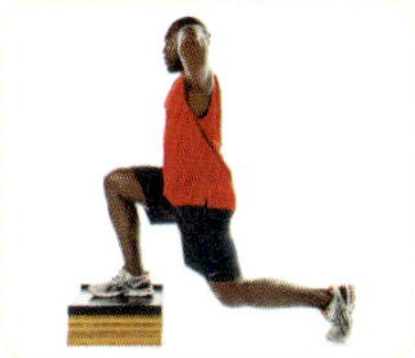

Ausfallschritt auf den Kasten
S. 92

P
Woche 1–4

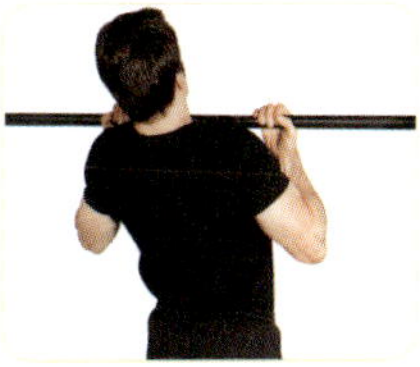

Klimmzug Grundform
S. 150

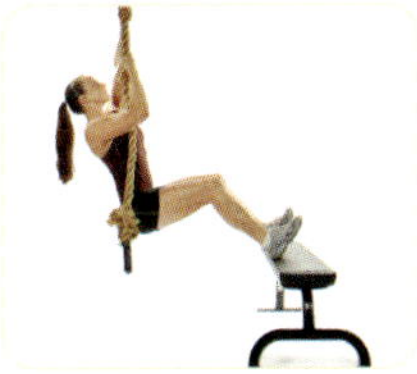

Klimmzug am Seil mit Wechselgriff · S. 178

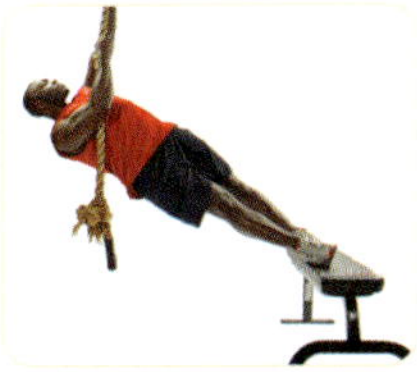

Seitlicher Klimmzug am Seil
S. 166

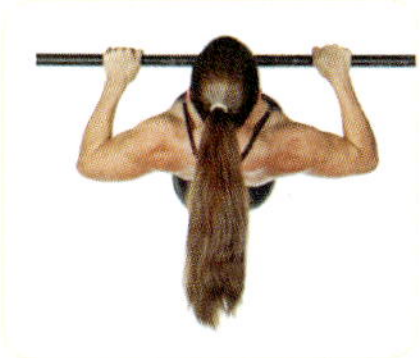

Horizontales Rudern
S. 160

PROGRAMM XI

Z
Woche 1–4

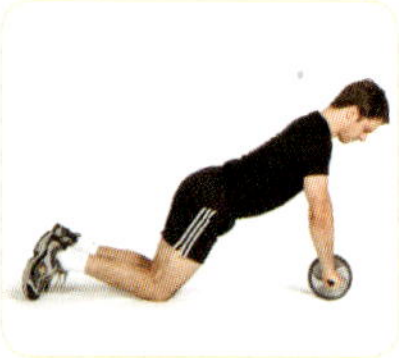

Bauchrad
S. 192

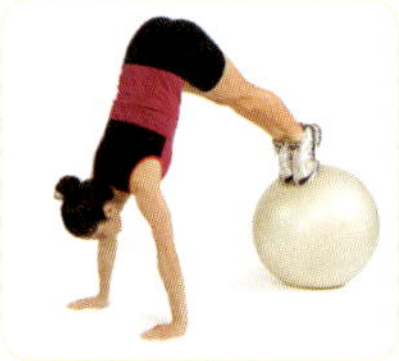

Plank to Pike
S. 226

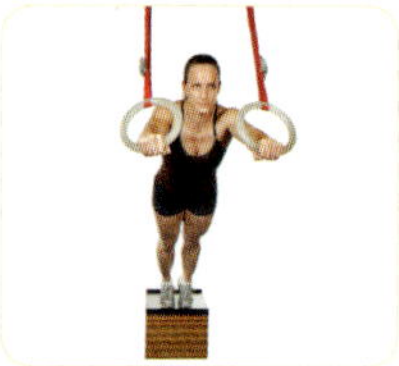

Layout an den Ringen
S. 230

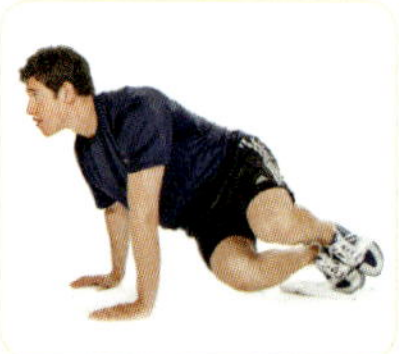

Pflug mit Rotation
S. 198

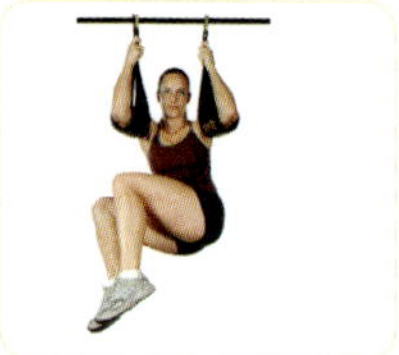

Beinheben im Hang mit
Drehung · S. 210

PROGRAMM XI

PROGRAMM: XI
DAUER: 4 WOCHEN

FORTGESCHRITTENE

Tage pro Woche: 5
Wochen insgesamt: 4
Typ: Fortgeschrittene / Kraft

Wochen \ Tage	1	2	3	4	5
1	I	J	K	P	Z
2	I	J	Z	K	P
3	I	J	K	P	Z
4	I	J	Z	P	K

ANLEITUNG

Woche	Sets	Wiederholungen	Gewicht / Fortschritt	Pause / Übung
1	4	8	Noch festzulegen	:120 / :120
2	4	8	Gewichtssteigerung 10% (2–5 Wh.)	:120 / :120
3	4	8	Gewichtssteigerung 15% (2–5 Wh.)	:120 / :120
4	4	8	Gewichtssteigerung 10% (2–5 Wh.)	:120 / :180

ÜBUNGSSEQUENZ

Ablauf \ Workout	Q	R	S	T	U
1	Kreuzheben	Liegestütz	Ausfallschritt	Klimmzug	Bauchrad
2	Kreuzheben	Liegestütz	Ausfallschritt	Klimmzug	Bauchrad
3	Kreuzheben	Liegestütz	Ausfallschritt	Klimmzug	Bauchrad
4	Kreuzheben	Liegestütz	Ausfallschritt	Klimmzug	Bauchrad

Anmerkung: Bei allen Workouts dieses Programms sollte die Sequenz eines bestimmten Tages niemals die gleiche sein, sondern von Tag zu Tag wechseln.

PROGRAMM XII

V
Woche 1–4

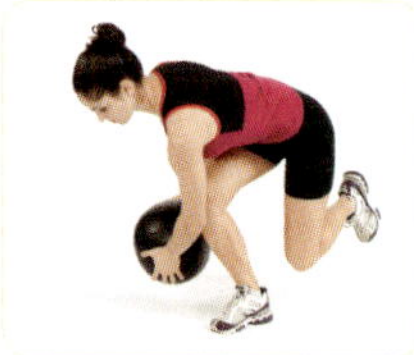

PNF-Heben mit Medizinball
S. 38

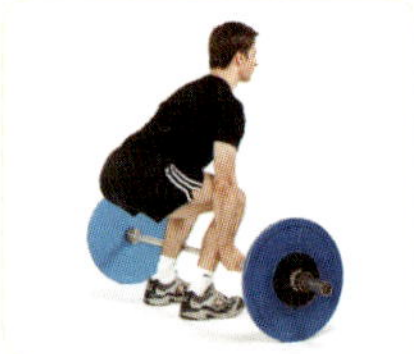

Kreuzheben mit der Langhantel
S. 16

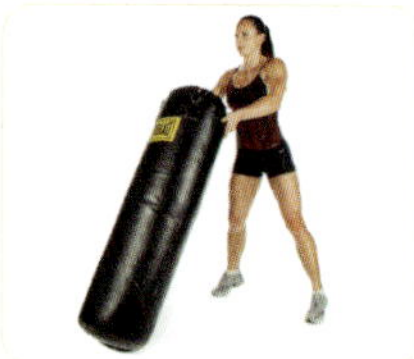

Sandsack-Flip
S. 50

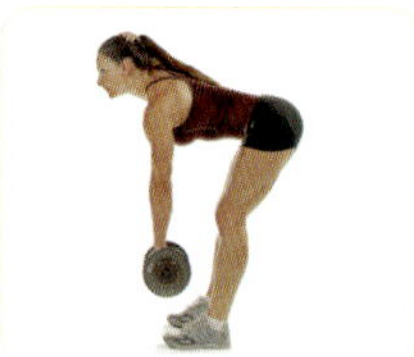

Kreuzheben mit gestreckten Beinen · S. 32

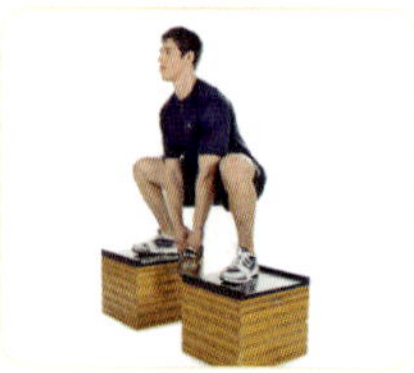

Sumo-Kreuzheben auf Kästen
S. 26

W
Woche 1–4

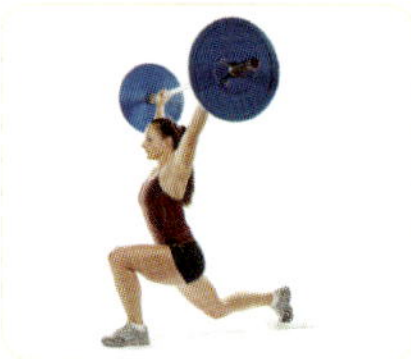

Slide mit Langhantel nach hinten · S. 84

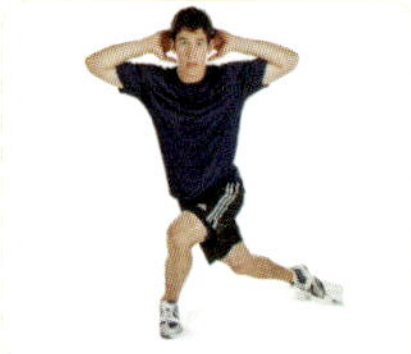

Überkreuz-Slide mit Handtuch
S. 80

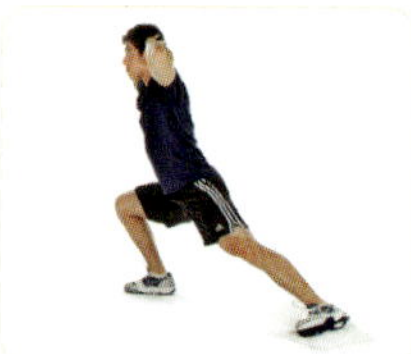

45°-Slide mit Handtuch
S. 72

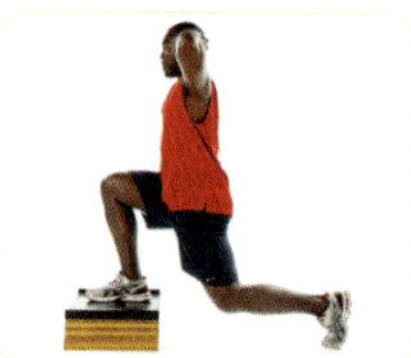

Ausfallschritt auf den Kasten
S. 92

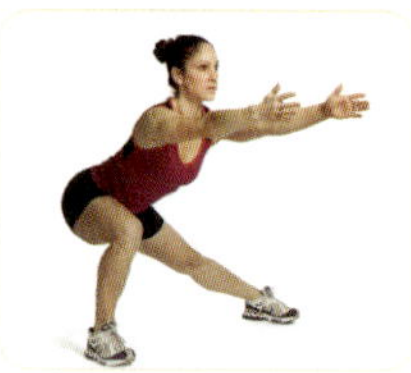

Seitlicher Ausfallschritt
S. 68

PROGRAMM XII

X Woche 1–4	Y Woche 1–4
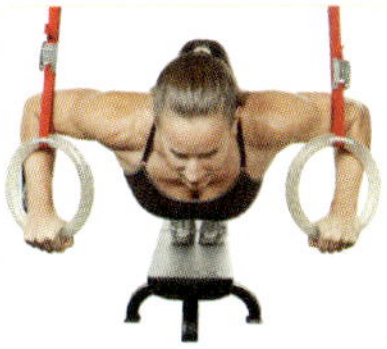 Liegestütz an den Ringen S. 140	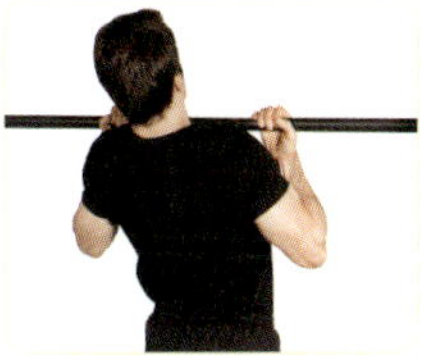 Klimmzug Grundform S. 150
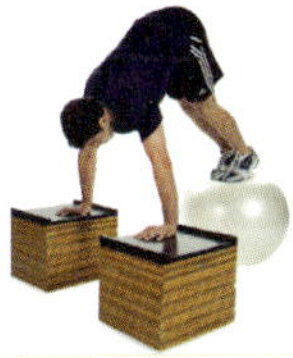 Pike & Press S. 120	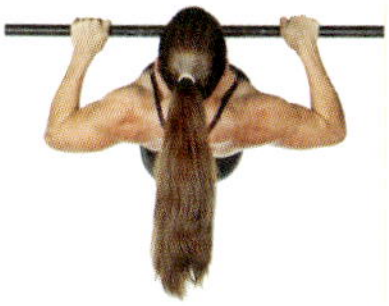 Horizontales Rudern S. 160
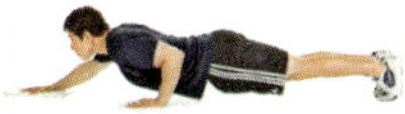 Einarmiger Slide S. 144	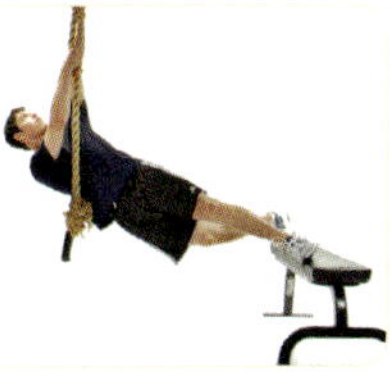 Fallen & Ziehen S. 182
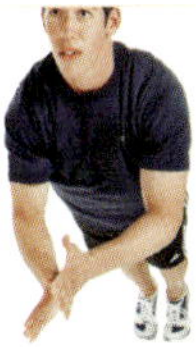 Liegestütz mit Klatschen S. 128	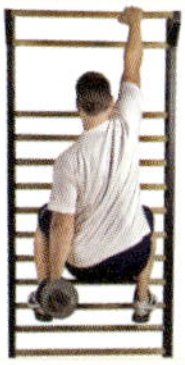 Standklimmzug mit Kurzhantel S. 176
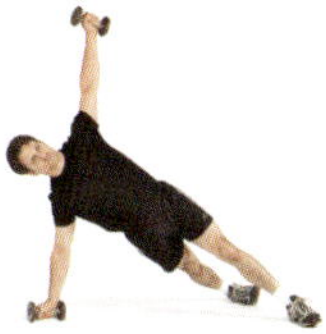 Santana-Liegestütz S. 112	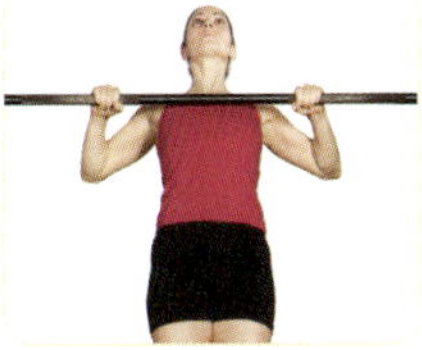 45°-Rudern S. 156

PROGRAMM XII

Z
Woche 1–4

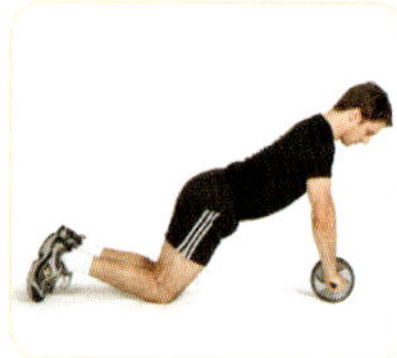

Bauchrad
S. 192

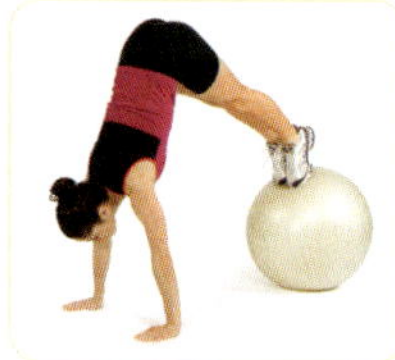

Plank to Pike
S. 226

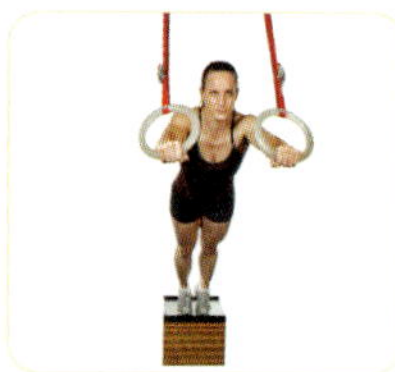

Layout an den Ringen
S. 230

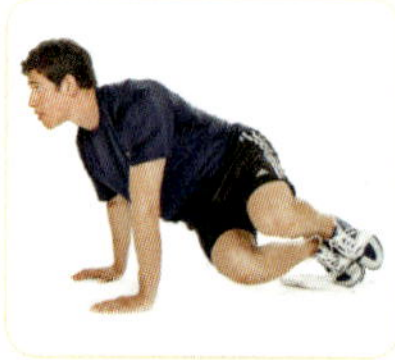

Pflug mit Rotation
S. 198

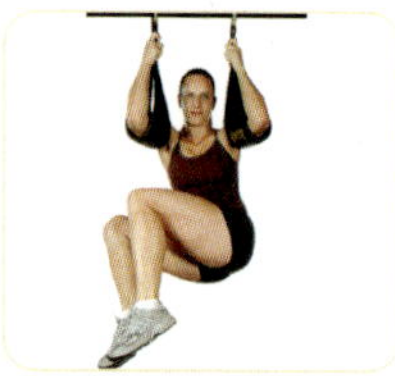

Beinheben im Hang mit
Drehung · S. 210

PROGRAMM XII

PROGRAMM: XII
DAUER: 4 WOCHEN

Tage pro Woche: 5
Wochen insgesamt: 4
Typ: Profis / Ausdauer und Kraft

Wochen	Tage 1	Tage 2	Tage 3	Tage 4	Tage 5
1	V	W	X	Y	Z
2	V	W	X	Y	Z
3	V	W	X	Y	Z
4	V	W	X	Y	Z

ANLEITUNG

Woche	Sets	Wiederholungen	Gewicht/Fortschritt	Pause/Übung
1	5	6	Noch festzulegen	:75 / :75
2	5	8	Die Gewichte bleiben im gesamten Programm gleich.	:75 / :90
3	5	10		:90 / :90
4	5	12		:90 / :90

ÜBUNGSSEQUENZ

Ablauf	Workout Q	Workout R	Workout S	Workout T	Workout U
1	Kreuzheben	Ausfallschritt	Liegestütz	Klimmzug	Bauchrad
2	Kreuzheben	Ausfallschritt	Liegestütz	Klimmzug	Bauchrad
3	Kreuzheben	Ausfallschritt	Liegestütz	Klimmzug	Bauchrad
4	Kreuzheben	Ausfallschritt	Liegestütz	Klimmzug	Bauchrad
5	Kreuzheben	Ausfallschritt	Liegestütz	Klimmzug	Bauchrad

Anmerkung: Das Training findet fünfmal pro Woche statt, sodass je ein Tag einer „Zutat" mit je fünf Übungen gewidmet werden kann. Es ist nicht ratsam, den gesamten Ablauf innerhalb einer Gruppe von Woche zu Woche zu verändern. Empfohlen wird, jede Woche die Reihenfolge von zwei Übungen pro Tag zu ändern.

GLOSSAR

Abduktion: die Bewegung eines Körperteils vom Körper weg

Adduktion: die Bewegung eines Körperteils zum Körper hin

Affengriff: Griff, beim dem die Daumen neben den Fingern liegen

Extension: das Strecken eines Gelenks

exzentrische Bewegung: die nachgebende Phase einer Bewegung, bei der ein Muskel angespannt und auseinandergezogen wird, etwa beim Absenken einer Hantel

Flexion: das Beugen eines Gelenks

Iliotibialband (tractus iliotibialis): Band, das von der Hüfte zur Außenseite des Schienbeins verläuft, trägt zur Stabilität des Kniegelenks bei

isometrische Kontraktion: Anspannung der Muskulatur gegen einen nicht zu bewegenden Widerstand

konzentrische Bewegung: die Bewegung, in der ein Muskel angespannt wird und sich verkürzt, etwa beim Anheben einer Hantel

neutrale Haltung der Wirbelsäule: Wirbelsäule in natürlicher S-Form (Vermeidung eines Hohlkreuzes im Lendenwirbelbereich)

PNF (Propriozeptive neuromuskuläre Fazilitation): physiotherapeutische Methode, die u. a. zum Ziel hat, über komplexe Bewegungsmuster Körperbewusstsein zu vermitteln

Rotation: Drehung

Standbein: Bein, das bei einer Bewegung Bodenkontakt hält und die Bewegung stützt

Wechselgriff: Griff, bei dem eine Handinnenfläche zum Körper zeigt, die andere von ihm weg

LATEINISCHES GLOSSAR

Das folgende Glossar erklärt die lateinischen Fachbegriffe für die Muskulatur des Körpers. Einige Wörter stammen aus dem Griechischen (gr.), was jeweils vermerkt wird. Jedem der lateinischen Begriffe muss der Vollständigkeit halber das Wort „musculus“ für „Muskel“ vorangestellt werden.

HALS

scalenes: Treppenmuskeln (gr. *skalénós* = schief, ungleichseitig)

splenius: Riemenmuskel (gr. *splénion* = Pflaster)

sternocleidomastoideus: großer Kopfwender (gr. *stérnon* = Brust, gr. *kleís* = Schlüssel, gr. *mastoeidés* = brustartig)

GLOSSAR

BRUST

coracobrachialis: Rabenschnabeloberarmmuskel (gr. *korakoeidés* = rabenartig, brachium = Arm)

pectoralis major: großer Brustmuskel (major = größer, pectus = Brust)

pectoralis minor: kleiner Brustmuskel (minor = kleiner, pectus = Brust)

SCHULTER

deltoideus: Deltamuskel (gr. *deltoeidés* = deltaförmig)

infraspinatus: Untergrätenmuskel (infra = unter, spina = Dorn)

levator scapulae: Schulterblattheber (levare = heben, scapula = Schulterblatt)

subscapularis: Unterschulterblattmuskel (sub = unter, scapula = Schulterblatt)

supraspinatus: Obergrätenmuskel (supra = über, spina = Dorn)

teres major: großer runder Muskel (teres = rund, major = größer)

teres minor: kleiner runder Muskel (teres = rund, minor = kleiner)

OBERARM

biceps brachii: zweiköpfiger Muskel des Armes (biceps = zweiköpfig, brachium = Arm)

brachialis: Oberarmmuskel (brachium = Arm)

triceps brachii: dreiköpfiger Muskel des Armes (triceps = dreiköpfig, brachium = Arm)

UNTERARM

brachioradialis: Oberarmspeichenmuskel (brachium = Arm, radius = Speiche)

extensor carpi radialis: speichenseitiger Handstrecker (extendere = strecken, gr. *karpós* = Handgelenk, radius = Speiche)

extensor digitorum: Fingerstrecker (extendere = strecken, digitus = Finger, Zeh)

flexor carpi radialis: speichenseitiger Handbeuger (flectere = beugen, gr. *karpós* = Handgelenk, radius = Speiche)

flexor digitorum: Fingerbeuger (flectere = strecken, digitus = Finger, Zeh)

KÖRPERZENTRUM

obliquus externus: äußerer schräger Bauchmuskel (obliquus = schräg, externus = äußerer)

GLOSSAR

obliquus internus: innerer schräger Bauchmuskel (obliquus = schräg, internus = innerer)

rectus abdominis: gerader Bauchmuskel (rectus = gerade, abdomen = Bauch)

serratus anterior: vorderer Sägezahnmuskel (serra = Säge, ante = vor)

transversus abdominis: querer Bauchmuskel (transversus = quer, abdomen = Bauch)

RÜCKEN

erector spinae: Aufrichter der Wirbelsäule (erectus = aufgerichtet, spina = Dorn)

latissimus dorsi: breitester Rückenmuskel (latus = breit, dorsum = Rücken)

quadratus lumborum: quadratischer Lendenmuskel (quadratus = viereckig, lumbus = Lende)

rhomboideus: rautenförmiger Muskel (gr. *rhembesthai* = drehen)

trapezius: Trapezmuskel (gr. *trapezion* = kleiner Tisch)

HÜFTE

gemellus inferior: unterer Zwillingsmuskel (geminus = Zwilling, inferior = tieferer)

gemellus superior: oberer Zwillingsmuskel (geminus = Zwilling, superior = oberer)

gluteus maximus: großer Gesäßmuskel (gr. *gloutós* = Hinterteil, maximus = größter)

gluteus medius: mittlerer Gesäßmuskel (gr. *gloutós* = Hinterteil, medius = mittlerer)

gluteus minimus: kleiner Gesäßmuskel (gr. *gloutós* = Hinterteil, minimus = kleinster)

iliopsoas: Lendendarmbeinmuskel (ilium = Leiste, gr. *psoa* = Leistenmuskel)

iliacus: Darmbeinmuskel (ilium = Leiste)

obturator externus: äußerer Hüftlochmuskel (obturare = blockieren, externus = äußerer)

obturator internus: innerer Hüftlochmuskel (obturare = blockieren, internus = innerer)

pectineus: Kammmuskel (pecten = Kamm)

piriformis: birnenförmiger Muskel (pirum = Birne, formis = Form)

quadratus femoris: viereckiger Schenkelmuskel (femur = Oberschenkel, quadratus = viereckig)

GLOSSAR

OBERSCHENKEL

adductor longus: langer Adduktor (adducere = zusammenziehen, longus = lang)

adductor magnus: großer Adduktor (adducere = zusammenziehen, magnus = groß)

biceps femoris: zweiköpfiger Oberschenkelmuskel (biceps = zweiköpfig, femur = Oberschenkel)

gracilis: schlanker Muskel (gracilis = schlank)

quadriceps femoris: vierköpfiger Oberschenkelmuskel (quadriceps = vierköpfig, femur = Oberschenkel)

rectus femoris: gerader Oberschenkelmuskel (rectus = gerade, femur = Oberschenkel)

sartorius: Schneidermuskel (sarcire = flicken)

semimembranosus: halbmembranöser Muskel (semi = halb, membrum = Gliedmaße)

semitendinosus: Halbsehnenmuskel (semi = halb, tendere = spannen)

tensor fasciae latae: Spanner der Oberschenkelfaszie oder Schenkelbindenspanner (tenere = dehnen, fascia = Band, latus = Flanke, Lende)

vastus intermedius: mittlerer breiter Muskel (vastus = breit, intermedius = dazwischen)

vastus lateralis: äußerer breiter Muskel (vastus = breit, lateralis = außen)

vastus medialis: innerer breiter Muskel (vastus = breit, medialis = innen)

UNTERSCHENKEL

extensor hallucis: Großzehenstrecker (extendere = strecken, hallux = große Zehe)

flexor hallucis: Großzehenbeuger (flectere = beugen, hallux = große Zehe)

gastrocnemius: zweiköpfiger Wadenmuskel (gr. *gastroknémía* = Kalb [des Beines])

peroneus: Wadenbeinmuskel (peronei = des Wadenbeins)

soleus: Schollenmuskel (solea = Scholle)

tibialis anterior: vorderer Schienbeinmuskel (tibia = Stock, Stab, ante = vor)

tibialis posterior: hinterer Schienbeinmuskel (tibia = Stock, Stab, posterior = hinterer)

DANKSAGUNG

Einigen Menschen möchte ich für ihren produktiven und substanziellen Beitrag zu diesem Buch persönlich danken. Da ich alle Texte in diesem Buch mit der Hand geschrieben habe (und meine Handschrift sich inzwischen zu „kaum noch lesbar" verschlechtert hat), möchte ich Shannon Plumstead nennen, die einmal mehr mein Gekritzel zuverlässig und schnell in getippte Seiten verwandelt hat. Greg Cimino danke ich dafür, dass er das Projekt unter Dach und Fach gebracht hat, da er es wie immer in einer Art und Weise getan hat, die für alle Beteiligten angenehm ist.
Folgenden Menschen möchte ich für ihre Beiträge zum Inhalt danken: Rico Wesley für seine Hilfe mit dem Text und Gillian Gaulthier für ihre Unterstützung bei der Entwicklung der Beispielprogramme. Ein großer Dank geht an Noah Emmerich, einen Klienten und Freund, und an meine Frau Deborah dafür, dass sie immer Zeit hatten, und dafür, dass sie dazu beigetragen haben, dass die Programme sowohl verständlich als auch benutzerfreundlich geworden sind.
Ich möchte auch Lisa Purcell von Hylas Publishing erwähnen, die sich sehr geduldig um die Zusammenstellung dieses Buches gekümmert hat, und Sean Moore, der die Idee aufgegriffen und etwas daraus gemacht hat.
Schließlich möchte ich noch, dass meine Familie – Ma, Mary, Jen, Tony, Milena und Deb – weiß, dass dies alles ohne sie keinerlei Bedeutung hätte. Wie immer widme ich Euch auch dieses Buch.